Max Höfler

Volksmedizin und Aberglaube

in Oberbayerns Gegenwart und Vergangheit

Max Höfler

Volksmedizin und Aberglaube
in Oberbayerns Gegenwart und Vergangheit

ISBN/EAN: 9783741173851

Hergestellt in Europa, USA, Kanada, Australien, Japan

Cover: Foto ©Lupo / pixelio.de

Manufactured and distributed by brebook publishing software
(www.brebook.com)

Max Höfler

Volksmedizin und Aberglaube

Volksmedizin und Aberglaube

in

Oberbayerns

Gegenwart und Vergangenheit.

Von

Dr. M. Höfler,

Arzt in Tölz (Krankenheil).

Mit einem Vorworte von Friedrich von Hellwald.

Neue Ausgabe.

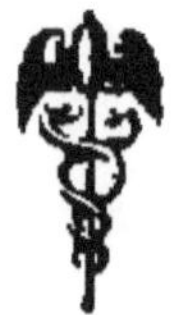

München.
Verlag von Otto Galler.
1893.

Vorwort.

Als ein Merkmal des erweiterten historischen Sinnes, welcher unser Zeitalter erfüllt, ist freudig die rege Theilnahme zu begrüßen, welcher die dem Kreise der Kulturgeschichte angehörenden Untersuchungen begegnen. Der Geschichtsschreibung im engeren Sinne, welche, fußend auf den erhaltenen Quellen, auf Inschriften, Akten, Urkunden und Diplomen, über die Geschehnisse der Vergangenheit berichtet und erzählt von den Thaten der Völker wie von dem Thun und Lassen einzelner Persönlichkeiten, tritt die Kulturgeschichte wahrhaft belebend zur Seite; den geschichtlichen Rahmen, wie die Ereignisse ihn abstecken, erst sie vermag ihn mit lebenswarmem Inhalte zu erfüllen, aus den Gepflogenheiten und Sitten, aus der Denkweise der Menge die oft unbegreiflichen Handlungen der Einzelnen zu erklären. Man fühlt, es ist ein weites, ja ein unermeßliches, unerschöpfliches Forschungsgebiet, welches sich unseren Blicken erschließt, denn, um mit Terenz zu reden, nichts Menschliches darf ihr fremd bleiben. Jugendlich wie die dahinzielenden Studien noch sind, ist die Kulturgeschichte heute doch schon ein kostbarer Edelstein, freilich noch vielfach roh und unpolirt, der aber all das Licht und Feuer ahnen läßt, welches er dereinst, in Facetten geschliffen, ausströmen wird.

Unter den vielerlei verschiedenen Ausflüssen des Volksgeistes, aus welchen die jeweilige Gesittung der Menschen sich unbewußt zusammensetzt und deren Ergründung die Aufgabe der kulturgeschichtlichen Forschung ist, hat ein und, wie ich denke nicht unwesentliches Gebiet bisher nicht die erforderliche Pflege, ja nicht einmal die gebührende Beachtung gefunden: ich meine die Volksmedizin. Und doch, wer möchte sich der Einsicht verschließen, welch tiefen Einblick in das Gedankenleben der Menschen das Studium gerade dieses vernachlässigten Stoffes eröffnet! In der That, frühzeitig mußte das Bannen körperlicher Schmerzen und Gebresten das Denken beschäftigen und die mit der Gesittung wachsende Fürsorge deren Verhütung und Milderung ins Auge fassen. So gibt es denn gar kein Volk der Erde, wie niedrig dessen Gesittungsstufe auch erachtet werden möge, dem nicht irgend welche wirkliche oder vermeintliche Heilmittel eigen wären. Diese Mittel sind nun sehr mannigfacher Art. Zum Theile holt das Volk sich dieselben aus der umgebenden Natur und verräth damit nicht selten empirischen Beobachtungssinn, zum andern und wohl größten Theile zieht es solche, die übernatürlichen Kräfte heran, welche seinen Vorstellungen vom Weltganzen entsprechen. Daß gar keinem Volke derartige, wenn gleich noch so rohe Begriffe fehlen, darf als erwiesene Thatsache behauptet werden. Damit tritt aber die Volksmedizin in die innigste Berührung mit dem Kreise jener Vorstellungen, welche uns im weitesten Sinne als „Religion“ gelten müssen und die im „Aberglauben“ selbst höher gestiegener Menschenstämme wichtige Spuren hinterlassen haben. Der Völkerkundige, welcher die Berichte der Reisenden aus den verschiedenen Welttheilen und Zeitaltern prüfend vergleicht, ist längst vertraut mit dieser Erscheinung, welche ihren sichtbaren Ausdruck in der Vereinigung des Heilkünstlers mit dem Vertreter der übersinnlichen Mächte, wenn man so will, des Arztes und des Priesters in einer Person, findet. Das ganze Wesen des weit verbreiteten Schamanenthums wurzelt nicht zum geringsten Theile in dem Heilbedürfnisse des Kulturarmen, hängt auf das Innigste zusammen mit der Volksmedizin.

Solche Erwägungen sind es, welche mich veranlassen, den nachfolgenden Blättern diese Worte voranzusenden, um die Wichtigkeit und Bedeutung des Studiums der Volksmedizin für die Kulturgeschichte im Allgemeinen in's rechte Licht zu rücken. Diese Blätter behandeln nun unsern Gegenstand, wie es füglich nicht anders angeht, in einem räumlich eng umgrenzten Gebiete, in diesem aber dafür desto umfassender, eindringlicher, und es ist ganz erstaunlich, welche Fülle von Belehrung sich schon aus diesem schöpfen läßt. Würden sie dazu aufmuntern, ähnlichen Untersuchungen in den übrigen Theilen der uns zugänglichen Erde nachzuhängen, so müßte der Gesammtgewinn ein riesiger sein. Das bayerische Oberland und insbesondere der Isarwinkel sind nun ein ganz ungewöhnlich fruchtbares Feld für derartige Forschungen; denn hier haust, vom Weltverkehr nur wenig gestreift, eine Bevölkerung, welche die Ueberlieferungen der Vergangenheit mit aller Zähigkeit der Gebirgsvölker in sich lebendig erhalten hat. In vielen Stücken, darf man dreist behaupten, leben, fühlen und denken die Menschen in den bayerischen Bergen heute noch wie vor Jahrhunderten. Und wie im äußeren Typus deutlich erkennbar noch Reste längst verschwundener Stämme unter ihnen sich bewegen, so denkt es in ihnen auch vielfach noch in alter Weise fort. Das geistige Erbe verflossener Tage ist hier gewissermaßen aufgeschichtet, ein frisch sprudelnder Quell für jenen, der es versteht, mit seinem Stabe den harten Felsen des Volksgeistes an der richtigen Stelle zu treffen.

Mehr denn irgend wer war der Verfasser dieser Blätter in der glücklichen Lage, dies zu thun. Selbst ein Sohn des Landes und vertraut mit dem Empfinden und Denken seines Volkes, in seiner Eigenschaft als Arzt in tägliche Berührung mit demselben gebracht, ausgestattet mit regem historischen Sinn und voll Verständniß für die Bedeutung seines Gegenstandes, hat er aus dem Vollen geschöpft. Alle mit Bienenfleiß gesammelten Angaben sind dem lebendigen

Munde des Volkes entnommen und durch Heranziehung und sorgfältige Sichtung der vorhandenen ortsgeschichtlichen Quellen zu einem Bilde vertieft, welches auch in weiteren Kreisen Beachtung verdient. Bedeutsame Streiflichter fallen dadurch auf die Geschichte der Kulturentwicklung in Deutschland überhaupt und an der Hand der Höfler'schen Untersuchungen lassen sich manche der feinen Fäden verfolgen, welche aus Italien nach dem deutschen Süden seit uralten Tagen sich herüber spannen und auf dessen Geistesleben nicht ohne nachhaltige Einwirkung blieben. Ich kann daher nur wünschen, daß Dr. Höfler's anregende Arbeit von allen Freunden der Kulturgeschichte nach Verdienst gewürdigt werde und den Berufenen ein Sporn sei zur Nachahmung.

Tölz, am 1. Oktober 1887.

Friedrich von Hellwald.

Register.

Motto:

Mihi quidem nulli satis eruditi videntur, quibus nostra ignota sunt.

Cicero: De finibus bonorum et malorum I 2.

Einleitung.

Der Standpunkt der neueren Kulturgeschichte wirft auch auf das, besonders dem Landarzte zugängliche Gebiet der Volks-Medizin neue Lichter, und es erscheint dadurch Manches von diesem sonst so dunklen Beobachtungsstoffe einer Betrachtung werth, sei es, daß wir dadurch auf eine alte Wahrheit aufmerksam gemacht werden, sei es, daß es uns vielleicht möglich ist, kleine Beiträge zur Landeskunde und Kulturgeschichte unseres Volkes zu liefern.

Wie sich die Geschichte eines Volkes nur aus lokalgeschichtlichen Vorarbeiten aufbauen kann, so sollen bei der Geschichte der Medizin die nach der Oertlichkeit verschieden sich ergebenden Forschungen nicht unberücksichtigt bleiben.

Es gab keine Kulturperiode, die nicht auch früher oder später bei der im bayerischen Oberlande wohnenden Bevölkerung in fort- oder rückschrittlicher Bewegung sich in der Volks-Medizin bemerkbar gemacht hätte.

Die Geisterfurcht, die erste Stufe der Religiosität, führte zum Seelen-, zum Sühnekult. So alt wie der Kult, so alt ist auch die volksthümliche Therapie. Mit der Versöhnung der verschwundenen Seelen, der Geister, welche die Krankheiten der Ueberlebenden herbeiführen, suchte der urzeitliche, heidnische Mensch die Krankheiten zu heilen.

Vom Gebete bis zum Rudimente des Menschenopfers finden sich in dem Heilmittelschatze jedes Volkes Ueberreste dieser Kulturperiode; auch im bayerischen Oberlande hat das Christenthum sie nicht mit der Wurzel auszurotten vermocht.

Hatten in früheren Zeiten die Beschwörungsformeln und die entsühnenden Kulthandlungen keinen Erfolg, so wurden die von dem Krankheitsdämon Geplagten, wenn deren Leben für die übrige Sippe nur zur Last geworden war, sich selbst überlassen. Die „Feld- und Sondersiechen" des 12. Jahrhunderts, die Siechendörfer, die „Ausmärkinger",[1]) d. h. „die von Gottes Gewalt mit dem Gebrechen der Lepra Geplagten" (1435) erinnern noch an diese Zeiten.

Erst mit steigender Kultur, nach reicherer Erfahrung durch den Verkehr mit den Nachbarvölkern und erst als der Werth des eigenen und des fremden, mithelfenden, mitarbeitenden und auch mittheilenden Lebens ein größerer, geschätzterer geworden war, wurde auch das Bedürfniß nach anderen Heilmitteln zur Beseitigung der Krankheiten ein größeres. Der Mensch früherer Zeiten war ja herzhafter, todesverachtender und waghalsiger, aber auch rücksichtsloser für sein und Anderer Leben, härter im Gefühle, aber sicher auch heiterer als der fürsorglichere, mitleidsvollere und ernstere Mensch der heutigen Kulturhöhe. Dieselbe Ursache, die das Bedürfniß nach besseren Heilmitteln schuf, d. h. der mit der steigenden Kulturhöhe auch gestiegene Werth des Menschenlebens, war es, welcher die Mittel zur Befriedigung dieses Bedürfnisses lieferte.

Die Noth, das menschliche Weh' und Ach, das es stets gab, aber zu verschiedenen Zeiten nur verschiedenartig empfunden

---

[1]) Archiv d. Hist. V. f. Oberbayern XXIV S. 348.

wurde (daher auch die Narkotika mit steigender Kultur stets an Verbreitung und Auswahl zunehmen), je nach der Kulturhöhe, die Noth, sie lehrte auch die Mittel zu ihrer Beseitigung auszuwählen; in Nothlagen unterscheidet das Volk gar wohl das Gute und Heilsame; selbst Päpste z. B. ließen sich im Mittelalter von den besseren jüdischen Aerzten behandeln. Die Noth macht erfinderisch[1]) und manche Völker, wenn auch roh und ungebildet, haben in der Zwangslage der unvermeidlichen Noth wirksame Mittel gefunden, die anderen, viel höher gebildeten Völkern unbekannt waren.

Manche Kultmittel wurden durch empirische Beobachtung zu thatsächlichen, rationellen Heilmitteln und die große Lehrmeisterin, die Natur, sie verschaffte dem beobachtenden Menschen eine Reihe von Mitteln. Gerade bei Sennern, Hirten, Wildschützen und Holzknechten, die Wochen, ja Monate lang auf sich allein angewiesen sind, erhält man darum sehr gute Aufschlüsse über Volks-Medizin.

Die Zermalmung des Widderhodens durch herabstürzende Steine führte zum absichtlichen Zerquetschen des Hodens mit Steinen, eine noch z. Z. Karl des Großen vorkommende Strafe. Diese natürliche Castration führte zum Bruchschnitte.

Die Schienung der gebrochenen Gliedmassen mittelst Rinde, das Ausbrennen der inficirten Wunden durch das Schmiede-Glüheisen, die Wirkung des Zinnobers auf luetische Bergwerks-Arbeiter, der Erfolg beim Trinken des Schmiede-

---

[1]) Der Superi (P. Superior) im Klösterl Hinter-Riß wurde einstmals zu einem schwerkranken Senner geholt, diesen zu providiren. Da er nach der Provisur den Leib des Senners hart und aufgetrieben fand und ein Clysma ihm indicirt erschien, so rieth der erfinderische Geistliche, das auf der Alm stets vorhandene Pfeifenrohr des Senners zu nehmen, den mit Wasser gefüllten Tabaks-Beutel (Schweinsblase) daranzubinden und das Pfeifen-Mundstück in rectum zu führen; das ausgedrückte nicotinhaltige Clysma wurde so in der Noth zum Lebensretter. (Gefällige Mittheilg. d. H. Dr. Roth in Länggries.)

Wassers (Eisenoxydhydrat) gegen Arsenikvergiftung und Blutleere sind solche *empirische Mittel*. Auch die Erfahrung der Mehrgebärenden führte zu einer Art von Geburtshilfe.

„Die Beobachtung des natürlichen Geburts-Verlaufes und die hiermit gesammelten Erfahrungen bestimmten die Summe des Wissens und Könnens, welche sich eine Bevölkerung auf dem Gebiete der Geburtshilfe erwirbt; die gediegenere Kultivirung der Geburtshilfe in Deutschland beginnt erst mit dem 16. Jahrhundert; bis dahin waren es nur Vorbereitungen zu einer besseren Gestaltung derselben."[1])

Der Mensch, der Alles aß und Alles versuchte, mußte offenbar auch leicht zum Genusse der giftigen Pflanzen und zu Beobachtungserfahrungen über deren Wirkungen kommen (Mutterkorn, Abführmittel rc.). „Die Heilkunde wäre, neben dem wirthschaftlichen Zwange, am frühesten berufen gewesen, die Menschheit aus dem Dämonen-Kult in eine neue Weltanschauung hinüberzuführen, wenn sie nicht wieder da, wo sie den Dämonismus verließ, fast ausschließlich der Empirie des Verfahrens gefolgt wäre, so daß die Erforschung der realen Causalität erst einer sehr späten, im Großen erst unserer neuesten Zeit vorbehalten blieb." Lippert.[2])

Der rohen Empirie verdanken wir auch die Kataplasmen, die pflanzlichen Arzneien, die Massage (Schmieren), die Balneotherapie rc.; aber sie lastete über die verschiedenen Kultmittel zunächst noch weiter weg, um erst allmählig und sehr langsam, nachdem die Erfahrung ein Urtheil gesprochen, in rationeller Weise nach dem physischen Kausalnexus zu forschen.

Der Kult hatte also empirische Heilmittel geschaffen, ebenso die Noth der Lebenslagen und die Naturbeobachtung; für unser bayerisches Oberland aber war es besonders die *Nähe der Klöster* (Tegernsee und Benedictbeuern vor Allem), welche als Brennpunkte der christlichen Kultur ihre Lichtstrahlen der ganzen Umgegend schon sehr früh zu Gut kommen ließen und

[1]) Ploß: „Das Weib".
[2]) Kulturgeschichte.

wo die medizinische Wissenschaft, nach den Bibliotheken zu schließen (Tegernsee z. B. hatte im Jahre 1500 bereits 287 medicinische Werke), damals auch unter den Klosterbrüdern ihre Vertreter hatte. Vor Errichtung der Universitäten waren es ja meist Geistliche und Juden, die ärztliche Kenntnisse hatten; die Klostergeistlichen aber überragten an allgemeiner Bildung im frühen Mittelalter die Weltgeistlichen sehr bedeutend, und deshalb führen auch die Tegernseer Nekrologien schon früh (1497) die Namen solcher mit medizinischen Kenntnissen ausgestatteter Klosterbrüder,[1]) die Aerzte und Wundärzte waren, auf.

Schon im 12. Jahrhundert gab es in Tegernsee unter dem Scholasten Werinher († 1197) botanische Gärten für officinelle Pflanzen, da dieser Sämereien aus Tegernsee für Nutz- und Heilpflanzen in's nahe Kloster Benediktbeuern sandte.

Aber unendlich langsam drangen im Laufe der Zeit neue Anschauungsweisen, berechtigte und falsche, durch das Bedürfniß wie durch die Empirie und Wissenschaft geweckte und namentlich durch den Verkehr mit Italien (Venedig, Padua, Salerno) vermittelte, in das Volk ein; in der Regel erst nach 3 Generationen hatten sie Wurzel gefaßt, um in der Mehrzahl aber auch ebenso langsam aus demselben, wenn sie werthlos und nutzlos geworden, zu verschwinden.

Jede Kulturperiode hatte somit ihre Spuren hinterlassen, jedes ärztliche Schulsystem (wie z. B. die Signatura rerum) spukt darum da und dort jetzt noch.

Die Kenntnisse der Alten über die Signatura rerum standen freilich in einem oft sehr naiven Verhältnisse zur Heilkunde; die Gestalt und Farben der Naturdinge haben aber auch oft, ob zufällig oder nicht, zu einer richtigen und hilfreichen Anwendung derselben geführt.

Wurden nach und nach die Beschwörungsformeln (Zauber- und Segensprüche) und sonstige mit dem alten Dämonen-

---

[1]) Noch im Jahre 1808 waren am Spitale der barmherzigen Brüder (späteres Allgem. Krankenhaus l. J.) in München die betr. Ordensbrüder zugleich auch Ober- und Unterchirurgen, Apotheker &c.

Glauben zusammenhängende, wahn- und abergläubische Heilversuche auch im Volke immer mehr zurückgedrängt in die Stille und Heimlichkeit einzelner, besonders getreuer Anhänger, so trat dafür der Reliquien-Glauben, der im Reliquien-Diebstahle seine stärkste Ausartung hatte, auf.

Später waren es die Anschauungen über den Einfluß der Gestirne und Jahreszeiten, die durch die Schullehren veranlaßt, nach und nach dem Volke eingeimpft wurden und noch heutzutage ihre unheilvolle Existenz (rudimentär allerdings) fortfristen. Wie es nämlich Rudimente früherer Kultheilmittel gibt, so gibt es in der Volksmedizin auch Rudimente früherer medizinischer Schul-Anschauungen; es sind z. B. gewisse Zeiten für das Einsammeln der offizinellen Kräuter nothwendig, für die Vornahme einer früheren Kulthandlung, wie des Aderlasses 2c. Die ärztliche Beschäftigung war eben zu einer gewissen Zeit des Mittelalters die Astrologie; das Kalendermachen, das Kuriren nach Mondphasen und die ärztliche Rathertheilung nach Himmelszeichen gehörten zur Hauptthätigkeit der mittelalterlichen Aerzte, die ein handgreifliches mechanisches Eingreifen in den Organismus für unter ihrer Würde hielten und dieß den Chirurgen, den „ehrlosen" Badern, Bruchschneidern, Scharfrichtern, Abdeckern (Wasenmeistern) oder Einrichtern 2c. überließen, während sie, die gelehrten „Buchärzte", Physici sich nennen ließen und mit Aderlaß und Abführmitteln meistens operirten.

Von diesen galt so recht, was Goethe sagt:

> Der Geist der Medizin ist leicht zu fassen.
> Ihr durchstudirt die groß' und kleine Welt,
> Um es am Ende geh'n zu lassen,
> Wie's Gott gefällt!

Wie das Pflaster das Wappenzeichen des mittelalterlichen Chirurgen, so wären die Aderlaß-Schüssel und das Abführ-Tranll das des mittelalterlichen Physicus.

Alle diese verschiedenen ärztlichen Schulanschauungen assimilirte das Volk nach mehreren Generationen in seinen therapeutischen Heilschatz.

Dann folgte die Zeit der überschwenglich großen und combinirten Arzneien=Dosen (Abführkuren), die ihre Reaktion in der Homöopathie erfuhr, eine Behandlungs-Methode, die gegenwärtig durch gewisse Kreise volksthümlich gemacht, neben dem Lourdes-Wasserkult die eifrigsten Anhänger noch findet im Volke, weil sie wenig Wissen und viel, sehr viel Glauben voraussetzt.

Man darf den Einfluß des Glaubens, der Psyche, (des Willens) durchaus nicht unterschätzen bei Krankheiten. Wenn durch Suggestion (Hypnotismus, Braidismus rc.) an bestimmten Tagen Menstrualblutungen nach jahrelanger Amenorrhoe hervorgerufen werden, wenn an gewissen, vorausbestimmten Tagen bei Louise Lateau akute Hautblutungen eintraten, wie alle Zuschauer bestätigten, wenn Warzen und Erysipele nach der Anwendung von sog. Sympathie-Kuren verschwinden, wenn wir beobachten, daß psychische Veränderungen einen weitgehenden Einfluß auf rein körperliche Vorgänge haben, warum sollten wir es für unmöglich halten, daß der feste und unerschütterliche Glaube an den Arzt („die halbe Kur," nach der Volksmeinung), an ein Heilmittel, an eine therapeutische Handlung, daß die feste Concentration des Willens bei nahezu vollständigem Ausschlusse der übrigen vegetativen Vorgänge (Krankenbett) auf einen bestimmten Organtheil oder dessen Funktion einen verändernden, vielleicht auch heilenden Einfluß habe?

Sollte das „Versehen der Schwangeren" eine reine Phantasie sein? Warum stellten die alten Griechen schöne Statuen in den Gemächern der Schwangeren auf, um hübsche Kinder zu bekommen? Wie soll man die frappirenden Heilungen der Bauchwunden der Boke-Lama erklären? — Daß man durch intensive Derivation der Gedanken und Empfindungen, durch festen Willen einen guten Theil von Schmerz überwinden kann, ist bekannt. Amerikanische Aerzte wollen sogar (!) eine neue Methode der Heilung von Krankheiten durch den bloßen, festen, nach und nach gestählten Willen, nicht krank zu sein, in Scene setzen. Semper aliquid haeret.

Aus allen diesen Perioden der Medizin-Geschichte hat, wie gesagt, auch das Volk einzelne Rudimente bewahrt; im Großen und Ganzen aber fristen auch diese nur noch ein kümmerliches Dasein.

Hat in den untersten Kulturstufen die Krankheit als solche, d. h. ihre Beseitigung und Behandlung durch Mittel des Kultes den Mittelpunkt des Kulturlebens ausgemacht, so ist es heutzutage die Fürsorge gegen das Krankwerden (Prophylaxis, Hygiene, Unfallversicherung, Alters-Versorgung rc.); auch diese unsere Zeit wird nach vielen Generationen ihre, wie zu hoffen ist, nachhaltenden und segensreichen Eindrücke in der Volks-Medizin hinterlassen; ja, schon jetzt ist dieser Uebergang bemerkbar durch die Auswahl des „Gesunden" (in Nahrung, Speise, Luft, Klima, Kleidung rc.). Wenn auch nicht Alles, was das Volk heute als „gesund" bezeichnet, in der That gesund erhaltend, i. e. nicht schädigend oder doch nur unter gewissen Bedingungen dieß ist, so ist der Uebergang vom „Gesundmachenden" zum „Gesunderhaltenden" bereits in dem Gedankengange des Volkes gegeben und ein werthvoller Fortschritt gegenwärtig in der Volks-Medizin ebenso vorhanden, wie er zu der Zeit da war, als das gewöhnliche, von Dämonen und Schelmen rc. reinigende Bad zum gesundheitbringenden Bade, „Gesundbad", wurde und sich so von einer Stufe zur anderen hinüber schwang.

Und haben sich die Vorfahren vor den Plagegeistern, den Krankheitsdämonen gefürchtet, so sind es heute die Mikroben, welche die Rolle des Krankheits-Schelmes in effigie spielen. Auch unser heutiges gesammtes Wissen wird gelebt und getragen von Hypothesen (wenn sie auch nicht immer als solche erkennbar sind) wie früher und der Kulturkampf zwischen Glauben und Wissen dauert auch in der Heilkunde noch an.

I.

Frühere Kult-Handlungen und Gegenstände als Volks-Heilmittel.

Der Kult ist je nach der geistigen Entwicklung des Volkes auf verschiedenen Stufen stehen geblieben oder hat aus den früheren Entwicklungs-Epochen manche Kultvorstellungen und Handlungen zum Theil rudimentär in die neuere Kultur mitherübergenommen.

Die Herrschaft des Rudimentes gilt auch in der Volks-Medizin. Das *kulturelle Menschenopfer* in verkümmerter Form werden wir später noch kennen lernen; die Blutentziehung, das Blutopfer, welches an Stelle des Menschenopfers trat, sollte den Göttern den übermenschlich kräftigenden Göttertrank des rohen, warmen Blutes liefern; das Blut wurde zum Heilmittel durch das *kulturelle Blutopfer*; es gab übernatürliche Kraft und Schutz auch gegen Krankheiten und Verwundungen, es gewährte Zauber gegen Hechsen, Wetter und Geister; es verhalf zu allem Glück und Reichthum und noch heute gilt dem Jäger das warme Gemsblut als Panacee für Kraft und Muth und als Mittel gegen Schwindel; noch heute sind die warmen Ochsenblut-Bäder ein Volksmittel gegen Kraftlosigkeit und lähmungsartige Schwäche der Gliedmaßen (Capitel XXXIII).

Schon der arme Heinrich sollte durch das Blut einer reinen Jungfrau von seiner Miselsucht (Lepra) geheilt werden durch Ueberleitung des Blutes (Transfusion). „Auf dem Glauben der Blut-Transfusion beruht eine Reihe von Sagen und halbgeschichtlichen Erzählungen." Schlosser, s. Capitel XVII. (In Amerika selbst wird das Blut in den städtischen Schlachthäusern von Kranken getrunken.)

Im Kulte erhielt sich natürlich der Genuß des rohen, warmen Blutes am längsten, „selbst dann noch, als das Leben schon in einer kunstvolleren Combination das Ziel der Ernährungstechnik erkannte" (Lippert); aber gegen das Trinken[1]) des Blutes mußte die Kirche noch im 11. Jahrhundert ankämpfen; dieser Genuß hat sich als rudimentäres Kultmittel, deshalb auch als Volksheilmittel länger erhalten und als das Menschenblut zu genießen längst nicht mehr gestattet war, nahm das Volk Ochsenblut, Tauben=, Gemsenblut, rohes Fleisch oder das Blut Hingerichteter rc. (Cap. XXXIII).

Der Kultpriester war es zuerst, welcher die zur Blutgewinnung vorgenommenen chirurgischen Eingriffe (Aderlaß, Blutsaugen) als Eigenthum seines Wissens betrachtete und zu medizinischen Zwecken verwendete; von den Kultpriestern theilte sich diese Wissenschaft den Kulturvölkern (Griechen, Römern, Germanen) mit; die kulturelle Wunde wurde zum Kult-Bundeszeichen, welches durch eingelegte Fremdkörper offen erhalten wurde; das Volk legte in solche offene Wundstellen hochheilige Gegenstände in der Meinung, die übernatürliche Kraft desselben heile mit in die Wunde ein und übertrage sich dadurch dem Träger des Gegenstandes; solche hochheilige geweihte Gegenstände waren die Hostien, welche noch in unseren Tagen von Wildschützen, die sie beim hl. Abendmahl heimlicher Weise ausspuckten, in selbstgemachte Arm- oder Handwunden eingelegt werden, um sie einheilen zu lassen und sich selbst übernatürliche Kraft, vor Allem Unsichtbarkeit und Sicherheit vor den Kugeln der Jäger, zu verschaffen. Wer Christi Leib in solcher Weise verwendete,[2]) wurde vom Volke als ein Bundesgenosse des Teufels angesehen und die vernarbte Wunde, „die Masen", wurde so zum

[1]) Qui sanguinem aut semen biberit, tres annos poeniteat. Uxor, quae sanguinem viri sui *pro remedio* gustaverit, XL dies poeniteat. Hoefler Concilia Pragens. XI. XII.

[2]) S. auch die sog. Zwingmessen, S. 26.

Kultzeichen des Teufelsbundes, zu dem vom „Hechsenhammer“ gesuchten Hechsenmal; das Volk aber glaubt heute unerschütterlich, daß solche Leute, die mit dem Teufel auf die eben erwähnte Weise sich verbündet haben, nur sehr schwer sterben können.

„Schießt der Jäger doch auf den Wildschützen, so trifft er nur eine Kranawittstaude.“ (Originalmittheilung aus Beirawies.)

„Der Förster von Gmund hat sich am St. Martinstage (St. Martin ist der dem Wotan untergeschobene Heilige) unter die Haut der Hohlhand eine hl. Hostie eingeschoben und hat's einwachsen lassen. Die Wildschützen haben ihn nimmer getroffen und hab'n ihn auch nimmer derschlagen können; er hätt' gar nimmer sterben können, wenn nicht der Geistliche ihm die hl. Hostie wieder herausg'schnitten hätt'.“ (Originalmittheilung aus Wackersberg.)

„Die N. N. in Tölz hat auch so schwer nur sterben können; die hat auch so was einmal gemacht g'habt.“ (Mittheilung aus Tölz.)

Man legte auch Blätter und Holzkugeln vom „immergrünen“ Epheu in die Wunden (Fontanelle s. Cap. XLIV) ein, wobei jedenfalls die Meinung zu Grunde lag, die Signatura rerum werde sich hiebei übertragen und ewige Jugendfrische und Lebenskraft erworben werden.

Solche aus dem Heidenthume übernommene Kultmittel erhielten sich in den Händen des conservativeren, heil- (weil pflanzen-) kundigeren Weibes viel länger, unterstützt durch die mündliche Tradition von Großmutter auf Enkelin und durch die Macht der Gewohnheit in der alltäglichen Benützung.

II.

Saligen-Fräulein-Kult.

Daß gerade das weibliche Geschlecht die Nornen-Eigenschaft hatte als Heilräthinen, Schicksals-Schwestern, welche über Leben, Geburt und Tod entscheiden, lag wohl in der kulturgeschichtlich begründeten größeren, häuslichen Fürsorge und besseren Pflanzenkunde,[1] der das Weib von den ersten

---

[1] Bei der Frage nach den verschiedenen Kranzlkräutern verweist heute noch der Bauer auf die besser kundige Bäurin oder andere „Weiberleute“.

Keimen der Kultur an oblag; daß der Kult derselben bis in's Christenthum weit herein (wenn auch unter anderer Bezeichnung) andauern mußte, ist bei der Beständigkeit der volksthümlichen Kult-Heilmittel leicht erklärlich.

Die Erinnerung an die 3 saligen Fräulein[1]) bewahren noch manche oberländischen Volksgebräuche und Sagen; u. A. ein Holzgemälde (1648) aus einer alten, hölzernen Feldkapelle bei Leutstetten (2 der Jungfrauen tragen (Pest-?) Pfeile, 1 ein Buch).

In Schlehdorf wurden Ainpel, Wilpel und Wolpet namentlich zur Pestzeit (1348) verehrt. Desgleichen sah das Volk die 3 Fräulein in Pestzeiten mit einem schwarzen Hunde begleitet (Todes-Göttin Hella[2]); in Igling bei Landsberg sind die 3 Heilräthinen auf dem Jungfern-Bühel unter dem Schlosse als große Wohlthäterinen der Gemeinde im Andenken; in der Filialkirche Schildern der Pfarrei Zeitlarn wurden bislang als Votiv-Gaben der Wöchnerinen kleine Wiegen[3]) aus Holz, Wachs oder Silber geopfert.

In Suffenloh bei Oberwarngau (915 Suffrinloh) wurde auf dem Frauenberge Flachs geopfert, der von den 3 hl. Fräulein geholt wurde;

---

[1]) Sie heißen auch: Ainpel, Ainbet, (Cuerpel,) Wilbet, (Wilipel,) Fürpel, Wolpel (Walpel); das Fest der hl. Wilpet fällt in die Zeit nach dem Frauendreißiger (16. Sept.); die Mutter Anna und die hl. Maria werden wohl oft an deren Stelle gesetzt worden sein; die Namen Maria Schnee, Maria Schrei, Maria Wasch, Maria Brunn deuten darauf hin; es gibt übrigens in Oberbayern eine Kapelle „Maria Handl-ab" und in der Bretagne eine „Sainte Marie de la haine". Es wurde sogar eine Marienkapelle in Sternform 1618 gebaut, weil eine Henne ein gesterntes Ei mit einem gekrönten Frauenbilde auf einen Ziegelstein gelegt hatte. (Kloster Taxa. A. d. h. V. v. Oberb. VII., S. 182.)

[2]) Die Erinnerung an die Göttin Hella bewahrte der Höllstein am Hackensee; aus der jetzt durch Steinbrucharbeiten verschwundenen Höhle erschien nach der Volkssage zeitenweise eine Jungfrau mit einem Hunde und zu Pferd; in der Nähe soll ein Kloster einst gestanden sein, das aber später versunken ist.

[3]) Die Berührung gewisser Wiegen, die an hl. Orten aufgestellt waren, galt bei den Germanen als prophylaktisches Mittel für leichte Entbindungen.

auf dem Schlosse über der Rachelwand bei Flintsbach, der untersten Stufe des Madronberges, einer früheren heidnischen Kultstätte (Quitzmann), walteten die 3 Jungfrauen, die auch in der Kapelle von Humbach, nördlich von Tölz, verehrt wurden. Auch sonst finden sich Sagen vor, die von den 3 Schwestern oder Jungfrauen zu erzählen wissen, so in Sachsenkam, Reichersbauern[1]) und Hoheneck bei Tölz, Wolfratshausen, Grünwald, Tegernsee, Auerburg, Polling, Wessobrunn rc. (Professor Sepp); in Mailenbeth bei Wasserburg erbauten 3 reiche Jungfrauen die Kirche; in Gaden bei Waging, wo über einer Quelle ein heidnischer Tempel stand, wurden viele Eier geopfert rc. (s. auch Capitel XIII); den Pöckelhof am Berg haben 3 Edelfräulein gebaut, die in Bayerrain begraben sind; sie sollen unterirdische Gänge, Kerker und ein Kirchlein besessen haben; auf dem Hofe ging es so lange um, bis er umgebaut wurde, wobei viel Schatzgeld gefunden worden sein soll, sogar im einem alten Thurm und Backofen soll solches „hergegangen“ sein. (Original-Mittheilung.)

Die 3 Heilräthinen (Fräulein) werden noch in der Erinnerung bewahrt in Igling, im Walde zu Eilaching, in Westerhofen, ferner auf dem Burgstall bei Auchheim am Parsberg, dann bei der Burg zu Tengling an der Biberschwelle, auf dem Schloßberge in Grünwald, bei Grünholzmühl bei Forst, am Glockenbach zu München; die 3 Truscherinnen in Tegernsee. (Prof. Sepp.)

Länger als viele andere Gottheiten erhielt sich im Volke dieser Nornenkultus wegen seiner Beziehungen zu Krankheit und Sterben, während die Erinnerungen an Kultstätten größerer germanischer Gottheiten viel weniger sind.

O. A.: Alahmunting[2]) (804 Allmannshausen) und Allach bei Dachau.

Man denke sich z. B. die trostlose Hilflosigkeit einer gebärenden Bajuwarin, deren Frucht wegen regelwidriger Lage und

---

[1]) Im Schlosse zu Reichersbeuern sitzen 3 Jungfrauen in einem unterirdischen Gewölbe auf einer eisernen Truhe; sie lassen sich auch in den sog. Loosnächten (Thomas-, Christ- und Rauhnächten), an denen man sein Loos im Brunnen schauen kann, auch außerhalb des Schlosses noch sehen. Zur Heidenzeit haben 3 Fräulein auf einer Burg bei Sachsenkam gewohnt, die mit Tempeln und Häusern umgeben am jetzigen Kirchsee gestanden, aber wegen Lasterhaftigkeit der Bewohner plötzlich in den See versunken sei.

[2]) Riezler Gesch. Bayerns I. 68.

Mangels einer richtigen Geburtshilfe nicht von ihr entbunden werden konnte; wird sie nicht die Runengebete und Kult-formeln für die früheren, seit Urzeiten angerufenen Gottheiten, für die Nornen oder saligen Fräulein auch dann noch in Anwendung gebracht haben, als sie selbst schon Christin war?

Die 3 Schicksalsgöttinen finden sich bei vielen Völkern des indo-germanischen Stammes und diese Uebereinstimmung deutet darauf hin, daß die Völker von gemeinschaftlicher Abstammung seit alter Zeit ihren mystischen Vorstellungen mit geringen Abweichungen treu geblieben sind." (Ploß.)

Beziehung mit dem 3-Fräulein-Kultus haben wahrscheinlich auch die in Langwinkel (Pf. Beuerbach bei Griesbach) vom Herrn Hauptmann Arnold aufgefundenen Gesichts-Urnen, welche vom Spender mit dreierlei Korn (Weizen, Roggen, Gerste) gefüllt wurden; das Korn durfte aber nicht gekauft sein, sondern nur geschenkt. Die Mannsleute opferten sie, um die Braut, die Mädchen, um die Heirath, die Weiber, um eine glückliche Geburt zu erhalten; beide Geschlechter opferten sie auch gegen Kopfweh.[1])

Die Alpenflora trägt ferner in den verschiedenen Blumennamen noch manche Erinnerung an den Frauenkult; z. B. der Venus-Wagen (Aconitum Napellus), Frauenblümele (Polygala alp.), Frauenäuglein (Primula farinosa). Unserer lieben Frauen Schühel (Polygala chamaebuxus, Cypripedium calceolus, Anthyllis vulneraria, Orchis), Frauenlappel (Anthyllis vulner.), Fräulischlößli (idem), Unser Frauen Kräpflein (idem), Frauenthrän (Orchis, Anthyllis v.), Frauenzopf (Rhodiola rosea), Frauenmantel (Alchemilla montana), Mänteli-kraut, Unser Frau'n Mantel (A. m.), Frauenhaar (Thesium alpinum), Unser Frauen Haar (Linaria alpina), Haarmantel (Anemone), Frauenraute, Wildfräuleinraut (Valerian. celtic.), Wildfräuleinkraut (Alchem mosch.) ꝛc.

Der Frauendreißiger, die altgermanische Kult-

---

[1]) Gefällige Mittheilung des Herrn Hauptmann Arnold.

zeit, in welcher die Heilkräuter besonders wirksam sind und „eingetragen“ werden sollen, 15. August bis 14. September, der Frauenthaler als Amulet (siehe Cap. X.), als Wehen- und Blutungs-Mittel (Cap. XLVI) und als Natternköpfungsmittel (s. Cap. XXIX.) 2c. sind noch Ueberbleibsel dieses Kultus in der Volksmedizin.

Neben dem Kultus der weiblichen Nornen erhielt sich

III.

der Frô-Cultus

d. h. der des männlichen Liebe- und Fruchtbarkeits-Gottes Frô (Freyr), in Oberbayern als St. Leonhard, St. Michael oder St. Georg meist fort in christlichem Gewande, wahrscheinlich wegen seiner Beziehungen zum heidnischen Roßopfer (dem höchsten und nächsten nach dem Menschenopfer, welche beide das Christenthum nicht duldete) und zu den Viehkrankheiten. Namentlich aber ist es St. Leonhard, der Patron der Gefangenen, der große „Entbinder“, welcher eine besondere Verehrung genießt. An sein „Rumpfbild“ und seine Attribute (Nägel, Gürtel und Ketten) knüpfen sich lange Reihen von wunderthätigen Heilungen von Vieh- und Menschenkrankheiten. In Tirol ist er Schutzpatron für die Entbindenden und Wöchnerinnen, „der menschen ball buot entbinden“; in Bayern hing man ihm früher große Rosen-Ketten um. In der St. Leonhards-Kapelle bei Inchenhofen (Oberbayern) wird der große Leonhards-Nagel von den Büßern getragen; auch befindet sich daselbst eine Abbildung der 242 Pfund schweren Leonhards-Kette.

Im Nationalmuseum zu München ist auch der sog. Leonhards-Kloß (Rittertorso aus Eisen) zu sehen, durch dessen Hebung gebüßt oder die Unschuld bewiesen wurde. Ebenbilder dieses aus Gwagoern stammenden Klotzes befinden sich am Friedhofe zu Braunau und in Aign (s. Beilage z. Allg. Ztg. 1883 Nr. 320, 17. Nov.), darunter eines, welches Mannerlienol genannt wird (nach Panzer aus manalihho = Bildsäule entstellt); die Sage erzählt, daß das älteste Leonhardsbild auf dem Innstrome herabgeschwommen und in den Wirbeln des Wassers solange umhergeschwommen sei, bis die Tochter eines Burgherrn zu Aign sich ihres dem Heiligen gemachten, jedoch in Vergessenheit gerathenen Gelübdes erinnert, zum Danke für ihre Befreiung aus der Gefangenschaft eine Kirche zu erbauen. (Nach Hauptmann Arnold l. c.) Dem hl. Leonhard opferte man Gänse, Enten, Hühner, eiserne Fesseln, Schlüssel, Leibringe, Hufeisen, Pflugschaaren, Pferdefüße, Sensen, kolossale eiserne und vergoldete (1721) eiserne Nägel.

St. Leonhards-Figuren findet man als Haus-Patrone in Dorfschmieden und an Einzelhöfen (z. B. Buchen und Wolfsöd); St. Leonhards-Capellen befinden sich in Oberbayern auf den Höhen und Hügeln bei Harmating und bei Tölz, am „Wonneberg" bei Laufen, bei Siegertsbrunn, Jesenwang und an vielen anderen Orten. Waren derartige Wallfahrts-Orte besonders wegen Viehkrankheiten beliebte Votiv-Stätten, wie die üblichen „Leonhardifahrten" [1]) darthun und namentlich die vielen in den Kapellen aufgestellten wächsernen ex-voto-Thierfiguren bekunden, so wurden sie doch auch bei Menschenkrankheiten (u. a. auch bei der Hundswuth) aufgesucht, was auch die zahlreichen übrigen Votiv-Wachsfiguren beweisen, welche die Augen mit dem Optikus-Chiasma, Herzen (auch von Silber), Arme und Beine, Kindsköpfe à la Jupiter Ammon darstellen; selbst Haarzöpfe werden von den Entbindenden und Wöchnerinnen geopfert, sowie Kinderhemdchen und seidengestickte Strümpfe aufgehängt; am meisten fallen aber auf die krötenähnlichen, wächsernen „Muttern", die in Tölz heute noch dargestellt und geopfert werden; auch in der Hohenburger Kapelle sieht man noch solche Wachskröten; in den niederbayerischen Leonhards-Kapellen zu Aign, Genacker und Grongörgen ꝛc. wurden ebenfalls eiserne Kröten geopfert; die Kröte soll die Gebärmutter darstellen, vermuthlich ist sie die Personifikation derselben. (Ueber die Geburtshelferkröte Alytes obstetricans s. Cap. XXIX.)

---

[1]) Eine treffliche Schilderung dieser Fahrt ist zu finden in der 2. Beilage z. Allg. Ztg. 1883, Nr. 320.

Sieben eiserne Kröten (geschmiedet) bewahrt das Nationalmuseum in München noch, und eine Kröte aus einem Römergrabe bei Sauersdorf (siehe Lichtdruck Taf. I) enthält das histor. Museum des Geschichts-Vereins in Tölz. Schmeller vermuthet, die Krötenfigur stelle deshalb die Gebärmutter dar, weil sie das Hin- und Herkriechen eines kalten Gegenstandes empfinden läßt. (?)

Die eisernen Leonhards-Rößlein, welche in den Leonhardskapellen und sonst geopfert werden, gleichen vollständig den keltischen Bronzefiguren auf dem berühmten bronzenen Judenburger Opferwagen, der im histor. Museum zu Graz aufbewahrt wird (s. Lichtdr. Taf. II); der Bauer stellte sie wahrscheinlich in seiner eigenen Ehhaften Schmiede her oder der Dorfschmied, der erste Metallkünstler, der den hilfesuchenden Leuten zur Verfügung stand, fertigte sie an in traditioneller Form. Bei der großen Zähigkeit, mit der die Landbevölkerung an althergebrachten und gewohnten Bildern, Sitten und Gebräuchen hängt, ist es nicht unwahrscheinlich, daß diese eisernen Opferthierchen noch genau in derselben Weise hergestellt wurden, wie dies in der Zeit der heidnischen Vorfahren der Fall war; auch zu Zeiten des bajuwarischen Heidenthums hingen ja schon die Leidenden hölzerne Hände und Füße in den Tempeln oder am Kreuzwege auf, um die Götter zur Heilung zu bewegen. (Riezler, Geschichte Bayerns I., S. 98.)

Die Erinnerung an das Roßopfer der Bajuwaren bewahren in Oberbayern noch u. A. die Schimmelkapelle[1] (Bühlenkapelle) bei Ascholding, die „umgehenden" Schimmel-Reiter z. B. bei Habichau ꝛc. Das Roßfleisch (hier zu Lande „Bani" genannt), dessen Genuß unter dem Einflusse des Christenthums[2] allmählich auf das noch 732 wildlebende Pferd eingeschränkt war, wird heute nur noch von den armen Leuten verzehrt (Wohlhabendere scheuen die durch seinen Genuß erfolgende, widerliche Haut-Ausdünstung). Die von den Zimmerleuten an den Firstenden der Bauernhäuser angebrachten Rößlein erinnern ebenfalls noch an die germanische Sitte, Roß-Schädel an Hütten und Häusern anzubringen, welche vor dem Einflusse böser Dämonen schützen sollten.

---

[1] Der Schimmel war wegen seiner Farbe ein den Göttern besonders gefälliges Opfer der Germanen.

[2] Der teuflische Pferdefuß deutet das Verbot des heidnischen Pferdeopfers an.

IV.

Eine ganz eigenthümliche Kult-Art ist die Verehrung der heiligen Kümmerniß.

Solche Bilder, die eine mann-weibliche, gekreuzigte und bärtige Figur darstellen, befinden sich in Spöllberg nördlich von Tölz und in Georgenried bei Gmund; auch das historische Museum in Tölz bewahrt ein solches.

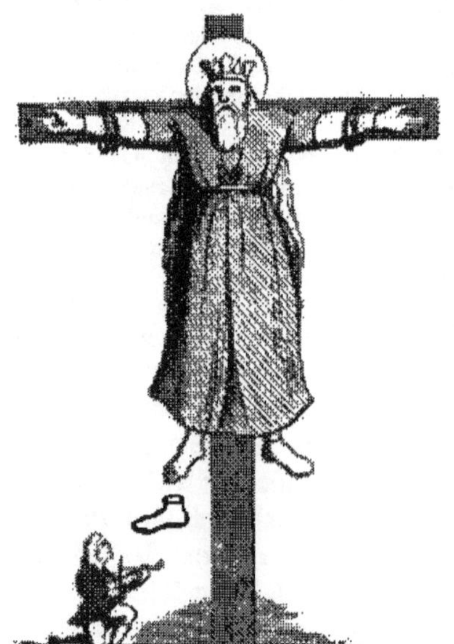

Auch in Unterhausen, Hofhegnenberg, Hofstetten, Kempfenhausen, Wolfratshausen, Maria Aich, Bergham, Helfendorf, Wiesen, St. Agatha, Wilpaling, Rosenheim, Trostberg, Polling, Elbach, Emmertsham, Schleching, Neuötting, Altötting, Leoprechting, Burghausen, St. Bartholmä, Wang, Freising, Dorfen, Neufahrn bei Freising (1661) und in Töllern bei Weilheim befinden sich solche Kümmernißbilder. In der Nomenclatur der Alpenflanzen findet sich auch eine Kümmernüßl (Silene pumilio, Zwerg-Leimkraut, in Kärnthen auch San-Peter-Stamm genannt).

Dieser Kultus scheint erst (wie in der Schweiz) im 15. oder 16. Jahrhundert bei uns aufgekommen zu sein; er hat sich namentlich bei solchen Orten erhalten, die mit „Helfen, Hilf" in ihrem Namen zusammenhängen, was sich namentlich auf die Hilfe bei Krankheiten des Menschen bezogen zu haben scheint und zwar vor Allem auf Augenkrankheiten, wegen des erblindeten Geigerleins, das wieder sehend geworden sein soll durch den hinabgeworfenen Schuh oder Pantoffel. Prof. Sepp gibt in seinem „Altbayerischen Sagenschatz" eingehende Aufschlüsse über diesen sonderbaren vorchristlichen und verchristlichten Aphroditen= (?) Kultus. Das Heidenthum ging eben unmerklich in den Sagen ins Christenthum über und manche solche heidnische Sage bekam einen christlichen Mantel.

Nach der Sage haftet die Heilkraft der Kummerniß an ihrem sternbesäten Gewande; in Tyrol hängt ihr Bild häufig in der Schlafkammer und wird sie um Ehesegen angerufen; in Altbayern hat sie den Namen „Weiberleonhard".

Auch in diesen Kummerniß=Capellen werden die „Muettern", d. h. die krötenähnlichen Wachsfiguren, aufgestellt neben den übrigen Figuren, welche das Herz, das Ohr, das Zahngebiß, männliche und weibliche Köpfe, männliche und weibliche Gestalten, Kindsköpfe, Fatschenkinder, Einauge, Doppelaugen, Hände und Füße ꝛc. darstellen.

Wir haben schon oben wiederholt auf die Weiblichkeit als Eigenschaft der bevorzugten, um Hilfe angeflehten Gottheiten aufmerksam gemacht. Gerade in den mythologischen Mittelwesen, den Nornen, den Schratten, Schrätten, Schrätzen, Schratzen,[1]) der Norken und den Truden lebte der altheidnische Glaube länger fort, als in den vom Christenthume wirkungsvoller angegriffenen germanisch=bajuwarischen, eigentlichen Gottheiten (Frô, Wodan, Tor, Ziu, Perchta, Freya, Nanda), von denen uns die Sitten und Gebräuche, wie die Sagen= und alten Ortsnamen des von den heutzutage rascher führenden Culturwegen etwas abgelegeneren Gebietes noch Manches zu erzählen wissen (s. Prof. Sepp's altbayer. Sagenschatz).

---

[1]) Ihre Erinnerung bewahren noch die Namen verschiedener Alpen=Pflanzen wie Bergmannl, Graumandl, Mandeln, Mannlwurz, Schaudermann, Wildmännl=Raute, Haariger Mann.

Wenn wir in hochgelehrten Zeitschriften unserer Tage spiritistische Geister und Mittelpersonen waltend und schaltend vorgeführt lesen, ohne uns eine Erklärung für den Hypnotismus und was Alles damit zusammenhängt vorerst geben zu können, so darf uns auch der Glaube früherer Jahrhunderte an die Hechsen nicht Wunder nehmen. „Der Aberglaube ist Nichts als ein neben dem Christenthum und der modernen Kultur einhergehender und zum Theil bewußt oder unbewußt mit ihr verschmolzener Gegenglaube, ein Nachhall des urzeitlichen Lebens in der Gegenwart.“ (M. Busch, deutscher Volks-Glaube.)

V.

Hechsen.[1])

(Unholdinnen, Waizenfahrerinnen, Wettermacherinnen.)
Dieser schon zur Zeit Karl d. Gr. bestandene Aberglaube ist noch heute, wenn auch in sehr verkümmerter Form, im Volke zu finden; er ist so alt, wie das Menschengeschlecht und nur eine Fortsetzung des Teufel-Glaubens (die erste Hechse war ja des Teufels Großmutter), der selbst wieder in älteren Vorstellungen, die in das indische und ägyptische Alterthum hinaufweisen,[2]) wurzelt.

In Oberbayern geht der Hechsen-Aberglaube wohl in die heidnische, keltische Druiden-Zeit zurück. Noch heute heißt's: „die Trud[3]) hat ihn erdrückt,“ und „die Trud wird abgebetet.“ Als Truden werden ältliche Weiber bezeichnet, welche schlafenden Personen den Hals zuschnüren, so daß sie nur mehr ächzen können. Wenn bei der Taufe eines Mädchens im Taufceremoniell der Name Johannes Baptista ausgelassen wird

[1]) Nach Weigand (II, 685): das zum Hag fahrende Waldweib (Hech-se); ahd. hagasissa.

[2]) Lippert, Kulturgeschichte.

[3]) „Trud“ kommt von „treten“.

(was aber immer der Fall ist), dann muß nach dem Volksglauben der Täufling im Alter die Leute als Trud „drucken". Die Truden dringen durch die engsten Fensterritzen in die Schlafgemächer. Durch den Trudenfuß kann man ihnen den Zutritt versperren, daher findet man auch denselben an den Bettstellen der Leute.

Gegen den „Trudendruck" hilft dem Volke der Spruch:

Alle Steine klauben!
Ueber alle Wasser schwimmen!
Auf alle Bäume klimmen!

Noch wird im Isarthale Milchmangel der Kühe dem Hechseneinflusse zugeschrieben, weshalb auch manche Bäuerin die Milch nicht verkaufen will; verkaufte Milch, welche beim Kochen übergeht, macht durch die Hechsenkraft auch die Milch im Kuheuter gerinnen; noch heißt ja das Milchhäutchen „die Hechs"; noch werden die „Hechsenbesen" auf Flachs- und Getreideäckern aufgesteckt (geweihte [Palm-] Weidenzweige); noch werden die verschiedenen starkriechenden „Hechsenkräuter" in die todten Winkel des Stalles aufgesteckt oder gar der schwarze, stinkende Bock eingestellt, um die Hechsen aus dem Stalle und damit nach dem Volksglauben auch die Krankheiten fern zu halten; noch heute soll derjenige, welcher Hechsenverdacht hat, 3 Tage lang Nichts ausleihen aus dem Hause, und jene Person, welche nach dieser Zeit zuerst ins Haus kommt, um etwas zu borgen, das ist die Uebelwollende (Unholdin); noch wird beim Umschütten des Tischsalzes ein Theil desselben kopfüber nach hinten geworfen mit den Worten: „Hechs, bleib hinter mir!"; noch wird vom „Hechsenschuß" und vom „Hechsenmehl" gesprochen; noch heute glauben Bäuerinnen bei Tölz fest, „daß sie (scil. die Hechse) nicht Allen ankann" (scil. aber doch Einigen, sie dürfen es nur nicht laut sagen). „Der verstorbene „Hechsenmartl" von Wackersberg, ein Tiroler, der beim Gabriel am Erlhofe im Dienste war, der hat chimizzen (blitzen) und thoren (donnern) und rieseln lassen, daß 's g'rad a Freud war; er hat aber die Fenster zugemacht in der Stube;[1]) auch die Mäuse hat er bleichen können (weiße

---

[1]) Da der Saamen des Bilsenkrautes (s. Cap. XXXIX) als Zaubermittel zum Regenmachen galt, so könnte man hier wohl an eine durch dieses Mittel (Räucherung auf der Ofenplatte) veranlaßte toxische Hallucination des Gehöres und des Gesichtes denken, wie ja auch Carbolsäure-Intoxikation täuschende Regenfall-Hallucinationen macht. Oder sollte der Hechsenmartl bereits das Hypnotisiren verstanden haben (Suggestion)?

Mäuse); wenn die Buben, die ihm zugschaut haben, eine solche gebleichte Maus durchilhan hätten (getödtet), wär's gefehlt g'wesen um den Marll." (Originalmittheilung.) Der Hechsenmarlel hat auch in der Kirche „unter der Wandlung" in seinen Stock ein Loch gemacht und in das Loch ein Stück Kuhklaue gesteckt; mit dem Stock hat der Marll auf der Alm gleich alles Vieh zusammengetrieben, wenn's auch noch so weit auseinander war; er hat bloß seinen Hut auf den „verhechsten" Stock gehängt und ihn oben herumgedreht (kreisförmig) und gleich ist ihm 's Vieh zugelaufen." (Originalmittheilung.)

Noch lebt das Andenken an die sagenhafte, schon 1327 im Volke des Isarthales besprochene „Durlhechse von Hohenwiesen" bei Lenggries fort. „Die ist auf einer Nudlmollen[1]) und auf einer Ofengabel am Palmsonntag, während man zur Messe geläutet hat, nach Venedig[2]) (nach anderer Version nach Altötting), um's Wachs zu holen (nach anderer Version zur Palmenweihe), gefahren und ist doch noch recht zur Kirche in „Gaißach" (also vor der Erbauung der Lenggrieser Kirche) gekommen." (Originalmittheilung.) „Der alte Krautenkaspar vom Arzbach, der ist auch einmal mit der Durlhechs von Hohenwies auf der Nudlmollen mitgefahren, aber a . . . lings ist er d'raufgesessen, sonst wär' er erstickt, so schnell ist's gegangen." (Originalmittheilung.) „Der „rundscheibige" Tisch, um den die Durlhechs gefahren ist, ist noch am Hof z'Hohenwiesen" (idem).

1599 wurde eine solche angebliche Hechse aus der Hofmark Hohenburg verbrannt und der Schongauer Richter Friedrich Hörwart von Hohenburg ließ innerhalb 2 Jahren nicht weniger als 63 angebliche Hechsen aus Schongau den Feuertod sterben;[3]) das Werdenfelser „Landl" heißt noch im Volksmunde das „Hechsenlandl".

Der Zeitraum zwischen der ersten historischen Hechsenverbrennung in Bayern (1091 an der Isar bei Freising) und der letzten (1749, die 90jährige Nonne M. E. von Senger in Würzburg) beträgt 658 Jahre; aber noch[4]) lebt der Hechsen-Aberglaube, wie oben gezeigt, im Volke fort — ein Beweis, wie zäh das Volk am Ueberlieferten festhält —; sind ja unsere heutigen Begrüßungs- und Beglückwünschungs-Formeln: „Helf'

---

[1]) Von molitura, Nudeltrog.

[2]) Venedig wird in den Hechsenprocessen öfters als Versammlungsort der Hechsen angegeben. Ueber das Venediger Männlein s. Cap. XXXVII.

[3]) Siehe Archiv d. h. V. v. Oberbayern XI, S. 356.

[4]) Um das Jahr 1484 war er wohl im höchsten Schwange.

Gott!" und „Grüß Gott!" mit dem Teufels- und Hechsen-Aberglauben früherer Zeiten noch im Zusammenhange stehend.

Man denke sich nur die Bewohner eines Einzelnhofes im Mittelalter in ihrer Teufels- und Hechsenfurcht und man wird den Ruf „Grüß Gott!" erklärlich finden, wenn z. B. Fremde nächtlicher Weile in's Haus traten.

Die Angst und Furcht vor den bösen Geistern war ja unter den Bauern des Isarthales noch vor wenigen Dezennien so groß, daß sie, ehe sie in die Stadt (München) fuhren, vor der Reise ihr Vieh mit geweihtem Salze oder mit geweihten Kräutern fütterten, um es „während ihrer Abwesenheit" vor dem Einflusse der Hechsen rc. zu sichern.

An die Bettstätten und Stallthüren empfiehlt die hierzulande öfters zu findende „geistige Schildwach" (s. Cap. IX) folgenden Spruch anzuschreiben gegen Hechsen und Gespenster:

Trollenkopf! (Trud.) Ich verbiete dir mein Haus und meinen Hof. Ich verbiete dir meinen Pferde- und Kuhstall. Ich verbiete dir meine Bettstatt, daß du nicht über mich trottest; in ein anderes Haus! und steige über alle Wasser, über alle Berge und Zaunstecken, so kommt der liebe Tag wieder in mein Haus!

Solche Hechsen arbeiteten meist mit den traditionell ihnen überkommenen Rudimenten von heidnischen Kultmitteln oder sonstigen damit in Zusammenhang stehenden Mitteln gegen Krankheiten der Menschen.

In dem oben erwähnten Hechsenprozesse, welcher sich 1589 in Schongau (Oberbayern) abspielte und der 63 älteren Weibern das Leben kostete, wurde z. B. der Gebrauch von Mitteln konstatirt, die heute noch größtentheils volksthümliche Heilmittel sind; allerdings ist die Leiche eines „unschuldigen Kindes", welche ausgefallen und aus dessen „Faist" die Alles tödtende schwarze Teufels-Salbe bereitet wurde, heutzutage bei der strengeren Handhabung der Polizeigewalt nicht mehr zu haben; dafür aber begnügt sich der Wilderer oder der Dieb, der sich unsichtbar und kugelsicher machen will, mit dem Rudimente des unschuldigen Kindes, nämlich dem Nagelgliede desselben (s. Cap. XXXV).

„Noch vor wenigen Jahren wurde im Friedhofe zu Tölz der Versuch gemacht, das Grab einer „reinen Jungfrau" nächtlicher Weile zu öffnen; die als unheimlich geltenden Leute, welche sich durch den Besitz eines Leichentheiles derselben großen Reichthum zu erlangen erhofften, wurden aber verscheucht." (Originalmittheilung.) „Der alte Holzer am Arzbach wollte mit Anderen die Cassa des Rentamtes Tölz stehlen; zu diesem Zwecke suchten sie sich sicher zu machen durch den Besitz des linken 2. Fingers einer „reinen Jungfrau", deren Grab sie in der Mitternachtstunde öffneten; sie hatten einen Erdspiegel[1]) bei sich und hielten ihn vor sich; da aber der Teufel vor ihnen gestanden und ihnen aus dem Spiegel zugeschaut hatte, so haben sie die Flucht ergreifen müssen und haben so von dem Gelde aus der rentamtlichen Cassa Nichts erhalten." (Originalmittheilung.)

Man sieht, das Volk schreibt dem Rudimente des früheren, heidnischen Mittels heute noch „übernatürliche Kräfte" zu, an welche die (angeblichen) Hechsen selbst glaubten.

Das Wettermachen war eine besondere Kraft und Eigenschaft derselben.

Vor wenigen Dezennien wurde in Tölz noch das Wetter ausgesteckt. „In Tanning wurde durch einen im Wettermachen besonders kundigen Pfarrer eine Wetterhechse zum Sturz von den Wetterwolken auf einen Misthaufen gebracht." (Originalmittheilung.)

Die Schongauer Hechsen wollten durch folgendes Mittel Gewitter erzeugt haben: In einem Hafen wurden die Körpertheile eines „unschuldigen" Kindes (das Rudiment des Menschenopfers, das den Göttern am meisten angenehm sein mußte) mit Menstrualblut (dem Rudimente der „reinen Jungfrau"), Kopf- und Schaamhaaren gesotten und umgerührt (die wahre Hechsenküche); dann schüttete die Hechse den Hafen mitsammt der Suppe um und das Gewitter war — für die Zuschauer bei diesem Kochgeschäfte[2]) — fertig.

Das Rudiment herrscht also auch hier. Das nächste Ersatzmittel für das unschuldige Kind war die Nachgeburt. Vor mehr denn 100 Jahren war die Nachgeburt einer I. para (getrocknet) offizinell[3]) in Deutschland und wurde (in Steiermark[4]) lege artis dispensirt; sie ist das Rudiment des kultu-

---

[1]) Ueber Erdspiegel s. Cap. Metalle.

[2]) Also auch hier die Möglichkeit einer toxischen Hallucination oder einer hypnotischen Suggestion.

[3]) Most, Encyklopädie der Volksmedizin, 1843, S. 502.

[4]) Fossel, Volksmedizin in Steiermark, 1885, S. 57.

rellen Opfers der Erstgeburt. „Das Opfer des Erstlingkindes, durch das der Mutter zu früh die Lebenskraft entzogen wurde, ist (nach dem Glauben der verschiedensten Völker) eine Bedingung künftiger Fruchtbarkeit“; an Stelle der menschlichen Nachgeburt traten bald lebende Thiere, Taubenblut, das Blut Hingerichteter (s. Cap. XVII); an Stelle der „reinen Jungfrau“ tritt das Menstrualblut, das Hemd der Katamenien, das Hemd allein oder gar nur der Hemdsaum. An Stelle des Menschenopfers trat in den Urzeiten schon das Opfer der Kriegs-Gefangenen, später das der Verbrecher oder Armensünder, dann der Galgenstrick, die Todtenbahre, der Sarg, der Sargnagel, der Todtenschädel (s. Cap. XVII) ꝛc.

VI.

Auch die Zauberer, Handseher, Absprecher, Abbeterinnen, Leutefresser, Wildenmänner, Wahrsager, Looserinnen (1460), Zigeuner[1]) und sonstiges „letzes Leut“ manipulirten im Mittelalter und insgeheim heutzutage noch unter dem Deckmantel der christlichen Gebete mittelst der Rudimente früherer heidnischer Kultmittel, denen sie übernatürliche Kräfte zuschrieben oder mittelst „hochheiliger“ christlicher Gegenstände des Kultus (Chrysam-Wasser, Osterwasser, Kirchenöl, Kirchenwachs, Glockenschmalz, Hostien, Glockennachbildungen, Lorello-Glöckl) ꝛc., um Krankheiten der Menschen oder Thiere zu heilen.

---

[1]) Urkundlich kamen die Zigeuner erst 1417 nach Deutschland. — Der im Waldesdunkel der Jachenau liegende „Zigeunerbrunnen“ hat wohl seinen Namen von dem mittelalterlichen Zaubererunwesen. Die „Gaukler“ haben ihren Namen vom lateinischen caucalus, Zauberermacher. — Die schöne Badertochter Agnes Bernauer wurde in Straubing am 12. Okt. 1435 wegen „böser Zauberey“ gen Himmel gefertigt; Folter und Flammentod waren den Zeitgenossen der Agnes Bernauer ein alltägliches Schauspiel. (Heigl, Wittelsbacher.)

Jäger und Wildschützen[1]) halten das Fingergliedchen eines noch nicht entbundenen oder im Mutterleibe abgestorbenen oder eines durch die Sectio caesarea entfernten, also sicher unschuldigen, sündlosen Kindes für ein unfehlbares Amuletmittel, um sich kugelfest zu machen; die Diebe tragen dasselbe bei sich, um unsichtbar stehlen zu können. Im Frankenwalde[2]) ist dieses Kindes-Rudiment bereits auf den abgeschnittenen Nagel eines noch nicht 6 Wochen alten Kindes zusammengeschrumpft.

An Stelle des „unschuldigen Kindes" tritt auch hier oft die „reine Jungfrau", aber auch nur rudimentär als 2. linkes Fingerglied einer solchen. Solche Mittel waren es u. A., welche die „Leutefresser" oder Zauberer auch bei Menschenkrankheiten anwandten.

Der Einfluß solcher Zauberer war in Bayern im 8. Jahrhundert trotz aller wiederholten Gesetze (leges populares 771 z. B.) so groß, daß solche Leute, d. h. Zauberer, Weissager und Wettermacher, nur durch die mächtigeren, christlichen Priester nach dem Beschlusse der Provincialsynode zu Reisbach (799) bestraft wurden, da die auf ihre Befugnisse sonst so eifersüchtigen und bedachten weltlichen Richter sich nicht getrauten, solches „letzes Leut" zu bestrafen. (Riezler: Gesch. Bayerns.)

Als besondere Wettervertreibungsmittel galten von jeher die „hochheiligen" uralten Glocken z. B. die von Cappelsberg und Kirchbüchel; später traten die geistlichen Herren, welche solche Glocken in ihren Kirchen hatten, in den Ruf, daß sie das Wetter besonders gut vertreiben könnten. Man erzählt sich, daß Gemeinden um andere Seelsorger nachsuchten, weil der letzte „Herr" das Wetter gar nicht gut vertreiben konnte. Wenn der Geistliche bei einem sehr schweren Gewitter den Wettersegen nicht gut geben kann, weil ihm das Allerheiligste in der Hand fast niedergedrückt wird, dann seufzen die Leute: „Wenn nur das Beiratwieser hochheilige Glöckerl läuten thät'!" (Originalmittheilung.) — Einem Wallgauer Flößer waren an einem Tage 3 Kühe erschlagen worden. „Wenn damals der neue Herr Benefiziat dagewesen wäre, hätte ich meine Kühe noch!" sagte der Flößer

---

[1]) In der Volkssage erscheint der Teufel nicht selten als Jäger.

[2]) Dr. Flügel, Volksmedizin im Frankenwalde, S. 26. Das Kind unter 6 Wochen hatte nach früherer Volksmeinung noch keine Seele.

zu Dr. Noë. (In d. bayer. Voralpen. S. 180.) „O! Sie, das ist ein frommer Herr, der betet alle schweren Wetter weg. Seit der da ist, kommt gar keines mehr herein nach Wallgau; wir beten aber auch alle Tage, daß nur der dableibt." Das Volk nennt solche Geistliche „wettergerecht".

Welche Eigenschaften das Volk den Priestern heute noch zuschreibt, lehrt Folgendes:

Fest glaubt das Volk im Isarwinkel an die sog. „Zwingmessen", welche die Tölzer P. P. Franciaci allein zu halten befähigt sein sollen. Am Charfreitag[1]) soll der betr. zur „Zwingmesse" beauftragte oder sich herbeilassende Pater im Stande sein, bei der Wandlung den Aufenthaltsort der Seele eines gestorbenen Angehörigen (Himmel, Hölle, Fegfeuer) erkennen oder auch bei Unbeerdigten (z. B. erschossenen Wilderern) in Erfahrung bringen zu können, wo im Gebirge der Leichnam liegt.[2])

Das *Absprechen*, *Besprechen* mittelst Worte wird wie im Mittelalter, so heute noch geübt von der ländlichen lattuchiera; unter 100maligem Bekreuzen betet sie eine Reihe von Segen- und Zaubersprüchen[3]) hervor, das sogen. „Trud-Abbeten".

Für „Leibesnöthen" wurde auch in Mittenwald das Gebet des uralten Rosenkranz-Mädchenbundes in Anspruch genommen; die Mädchen trugen dabei cylinderförmige, mit „schwarzen" Perlen besetzte Kränze auf dem Kopfe (jedenfalls ein aus dem Heidenthum in's Christenthum übertragener *Abbeterinenbund*).

---

[1]) Da am Charfreitag keine Messe gelesen werden darf, so ist nach der Volksmeinung ein solcher Geistlicher im Bunde mit dem Teufel, den er durch diese antichristliche Handlung *zwingt*, ihm den Aufenthaltsort der Seelen zu verrathen, oder sogar Diebe ausfindig zu machen.

[2]) Gefällige Mittheilung des Herrn Dr. Roth in Länggries.

[3]) Schon 718 soll eine Art von „Doktorbäuerin" in Freising des bayer. Herzogs krankes Knäblein mittelst Zaubersprüchen geheilt haben. (Riezler l. c. 101.)

VII.

Der Vieh-Schelm

hauste früher am Schleimserjoch bei der Hinterriß, auf der Kothalpe (Jachenau); auch der Schelmenbüchel bei Kochel erinnert durch seinen Namen an ihn.

Er bringt Viehkrankheiten unter strichweise bemerkbarem bestialischen Gestanke. (Ob hier nicht das Aas der am Milzbrande gefallenen Thiere, das durch Füchse oder Vögel verschleppt wurde, den Viehschelm darstellte?)

Auch die Pestseuche wurde die „schelmische Krankheit“ genannt und der Rauschbrand heißt im Isarthale noch „der gelbe Schelm“.

VIII.

Der Wehrwolf.

Die Sage vom Wehrwolf hat sich nur noch in dem bekannten Kinderschreckmittel erhalten. Nach dem Vesperläuten wird der Wolf ausgelassen, der alle Gassenkinder frißt, d. h. der in einen blutgierigen Wolf umgewandelte „wilde Mann“ (die Menschenseele) fröhnt im Leibe des Raubthieres durch die Stunden der Nacht, nach dem Vesperläuten, in welcher Zeit alle bösen Geister mehr Gewalt haben, noch seiner durch gesellschaftlichen Zwang und Christenthum unterdrückten kannibalischen Mordlust.

IX.

Gegen solche böse Geister und Schelmen, welche die Krankheiten der Menschen und Thiere verursachten, brachte das Volk nun eine Reihe von Mitteln in Anwendung, die sich bis auf unsere Tage noch zum Theil erhalten haben; dieselben waren aber nicht blos beschwichtigende, beruhigende Kultopfer oder Gebete, sondern auch beschwörende, austreibende Mittel; noch heute werden ja die verschiedensten Krankheiten mit Exorcismen behandelt.

Die schon längst in den Bisthümern Salzburg und Prag verbotenen Exorcismen durch die Geistlichkeit haben endlich auch hierzulande aufgehört. Die Namen der 3 Weisen aus dem Morgenlande C + M + B wehren aber noch immer den bösen Geistern den Eingang.

Zu den Krankheiten, welche am längsten als Folgen von Besessenheit oder Behextsein erschienen, gehörten die schelmischen Krankheiten, die plötzlich hereinbrechenden Epidemieen, dann die in neuerer Zeit erst auch ärztlicherseits richtiger aufgefaßten Nervenkrankheiten (s. Cap. XLIX. g.); jede Heilung von Epilepsie, Hysterie, Chorea, Paralysen, Geisteskrankheiten rc. war nach der Anschauung früherer, nicht besonders entfernter Zeiten eine Dämonen-Austreibung (Exorcismus), die durch Beschwörungs-Formeln, Räucherungen, Salbungen, Abringelungen rc. geschah; auch durch Versprechungen suchte das Volk den bösen Geist aus dem „Besessenen“ herauszulocken.

„Es ist ein recht kannibalistischer Zug, irgend einem Geiste für die Hilfeleistung die Seele irgend eines Opfers im Voraus zu versprechen. Aeltern setzten darum, wenn sie über nichts Anderes zu verfügen hatten, die Seelen ihrer Kinder ein; wenn aber Jemand so arm wäre, daß er nur über seine eigene Seele zu verfügen hätte und ein entsprechend großer Preis (Geld, Gesundheit, Kraft, Glück) ihn reizte? Hier steht der Leser vor der Quelle der im Mittelalter berühmt gewordenen Teufelsbündnisse.“ (Lippert.) Wenn das Kind, welches nach dem jetzt noch üblichen Volksausdrucke „vermeint“ ist (d. h. dem Teufel von einer Unholdin oder Hechse versprochen ist als Lohn für dessen verschiedene Dienste), so wird dasselbe durch Beschwörungsgebete behandelt; ein solches (dem Teufel „vermeintes“) Kind „kann noch nicht selbst beten“, ist launig, schläfrig, halb gesund, halb krank rc. (Vorläufer-Stadium des akuten Hydrocephalus, dessen spätere Convulsionen für das Volk die Anzeichen der Besessenheit sind); der böse Geist will schon Besitz ergreifen von der Seele des Kindes, aber noch kann derselbe durch Exorcismen veranlaßt werden, aus dem Kinde auszufahren in einen schon früher besessenen Gegenstand oder in die Thiere, deren Unheimlichkeit dem Volke als Sitz eines bösen Geistes gilt (s. Cap. XXIX), in die giftigen, stinkenden, nicht ganz geheuren kriechenden Thiere; ein „schwarzer" Bock zieht deshalb am besten die Krankheiten der Thiere im Stalle an, oder die aufgespießte, zum Selbstabsterben gebrachte Kröte (der Basilisk) ꝛc.

In den volksthümlichen Rauchnächten zwischen Weihnachten und heil. 3 Königen (hl. 3 Königs-Rauch) liegt sicher die frühere Absicht zu Grunde, die bösen Geister, die die schelmischen Krankheiten (Pest z. B.) erzeugen, durch den Rauch zu vertreiben.

Auch durch das „fließende" Wasser (Bäder) wurden die bösen, krankheiterzeugenden Geister gebannt (s. Cap. XIV); noch häufiger aber wurde die Krankheit eines Dämons durch einen anderen, letzteren überlegener gedachten Geist ausgetrieben, welcher mit dem Kranken durch Berührung oder Einreibung (Salbung) in Verbindung gebracht wird; so soll auch der Verhechste durch die Salbung mit Kirchenöl, Glockenschmalz, Teufelssalbe mit einem mächtigeren Geiste so in Verbindung und Contact gebracht werden, daß der schwächere, schädliche Geist weicht.

Die Salbung wurde sogar ein rationelles Verfahren; in der Volksmedizin aber erhielt sich auch die mit der Salbung verbundene Bannung der Krankheitsgeister durch das Wort — das Besprechen, Absprechen.

Nicht der Kranke selbst soll die Krankheit absprechen, sondern nur derjenige, welcher „diese Wissenschaft der schwarzen Schule" besitzt. (Originalmittheilung.)

„krut, stein unde wort
„hant an kraeften grôzen hort". (Freydank.)

Solche Bannungssprüche, Segen, Beschwörungsgebete sind ihres hohen Alters wegen äußerst interessant. Aus dem Kloster Tegernsee stammt der in christliche Formen eingekleidete heidnische „Hunds- und Wurmsegen“, eines der ältesten Sprachdenkmäler Bayerns.[1])

Der große Meister germanischer Sprachforschung, J. Grimm,[2]) sagt: „Gerne pflegen Eingänge der Segen etwas Erzählendes voranzustellen, eine Handlung, aus welcher sich dann die Kraft der Hilfe ableitet und dabei haften vorzüglich heidnische Wesen.“ Die Reimform (die sich selbst noch im umgedeuteten Neu-Hochdeutsch oft vermuthen läßt), die negative Anwünschungsform und Beschwörung, die Fiction der christlichen Heiligen, welche mit heidnischen Kulthandlungen oder Kultgegenständen in Verbindung gebracht sind, das Auftreten der 3 Frauen ꝛc. sind wohl auch Beweise für den heidnischen Ursprung dieser volksthümlichen, meist in Abschriften von Haus zu Haus noch cirkulirenden Beschwörungsgebete, von denen wir nachfolgende mittheilen wollen.

1.

N. N.! Gicht und Gichtern[3]) waren über einer grünen Auen; begegnete ihnen St. Anna[4]) und unsere lieben Frauen.[5]) H. Anna sprach: † „Gicht und Gichtern, wo wollt Ihr hin?“ Die Gichtern sprach: „Wir wollen dahin zu N. N. in des Menschen Leib fahren und wollen ihm in sein Fleisch und sein Blut aussaugen.“ Da sprach die hl. Frau Anna: †: † Gicht und Gichtern! Ich gebiete Euch bei der Kraft Gottes und bei dem höchsten Banne! Du laufende Gicht! † Du stete Gicht! † Du raffende[6]) Gicht! † Du habende Gicht! † Du kalte Gicht! † Du hitzige Gicht! † Du Hirngicht! † Du Hauptgicht! † Du Fleischgicht!

---

[1]) Riezler, Gesch. Bayerns I, S. 307.

[2]) Grimm, deutsche Mythologie II, S. 1195.

[3]) Plural von Gicht. Gicht kommt von gigen = geigen, zittern, zucken. Das Volk nahm früher 99 Gichtformen an.

[4]) Nanda? Die germanische Göttin Nanda wurde in Oberbayern verehrt: Nandesbuch, Nandelholzen, Nandelstatt.

[5]) Die 3 saligen Frauen werden hier zur hl. Maria, Elisabeth, Brigitte und Mechthildis, die hl. 3 Frauen sind es auch, welchen eine göttliche mündliche Offenbarung nach der geistl. Schildwache zu Theil wurde.

[6]) Raffende = zuckende, geschwind ergreifende.

† Du Blutgicht! † Du Markgicht! † Du markolische[1]) Gicht! † Du „über alle“ Gicht und Gichtern! Ich gebiete Euch bei der Kraft Gottes und bei dem höchsten Banne in das wilde Granat[2]), daraus Ihr gekommen seid! Dahin sollt Ihr wieder gehen. Dieß wähle ich Dir zu einer Buße! † † †[3]) (Original aus Beirawies.)

2.

Gegen das „Schwinden“

wird ein Stein[4]) unterm Dachboden genommen, in der Hand behalten und dabei folgender Spruch gebetet: O Stein! O Stein! Ich habe Klagen über Nerven und Bein; Schwindest aus Fleisch und Blut. Schwindest aus Haut, Nervenmark und Bein. Du N. N. sollst schwinden so wenig als das Wort Gottes schwindet und wie dieser Stein. Es helfe Dir † Gott Vater † Gott Sohn † Gott hl. Geist † † †. (Dann wird der Stein wieder gerade so hingelegt, wie er war.) (Original aus Beirawies.)

3.

Für das „Fieber“

hatte eine Pseudo-Hebamme eines Dorfes in Oberbayern, die sich mit „Absprechen“ beschäftigte, folgenden 3 mal zu wiederholenden Spruch, der sicher helfen sollte:

† Im Gottes Namen bin ich wegen Deiner hierhergegangen und in Deinem Namen säe ich den Saamen[5]) über 70 Fieber und Fieberinen; diese sollen sich meiden, bis Du hieherkommst zum Schneiden. Es helfe Dir † Gott Vater † Gott Sohn rc.

(Originalmittheilung.)

---

[1]) Nach Prof. Sepp = die merkulische Gicht von Mercurius, der schon bei den Talmudisten vorkommen soll.

[2]) Lapis granatus, der gekörnte Edelstein, wurde vermuthlich als Amulet gegen Gicht getragen oder es ist hier der Granatapfel (Fiebermittel) gemeint.

[3]) Bei jedem † bekreuzt sich die Abbeterin; bei N. N. nennt sie den Namen und Vornamen des Kranken. Die Gebete sollen fast immer 3 mal wiederholt werden und 3 mal 3 Kreuze gemacht werden.

[4]) (Donner-) Thorsteine? Die keilförmigen Steinkelte waren nach dem früheren Volksglauben vom rothbärtigen Thor im Gewitter geschleuderte Steine (Donnerkeile); Steinkelte (Trudensteine) bewahrte man gegen Gewitterschaden unterm Dachboden. Im Harze helfen die Donnerkeile für die Rose und andere „Entzündungen“; der Schleifstein ersetzt sie heutzutage.

[5]) Im Harz wird dabei Salz in ein fließendes Wasser geschüttet.

4.

Für die Gicht.

O Gicht! o Gicht! Wie marterst du mich; das klag' ich Gott über dich und dem höchsten Namen, der den Tod am Stammen des hl. Kreuzes unschuldig hat leiden müssen.

(Originalmittheilung.)

5.

Für's Blutstillen.

Unser Herrgott ist gestorben; er stirbt nicht mehr.
Unser Herrgott hat geblutet; er blutet nicht mehr rc.

(Originalmittheilung.)

6.

Bei Geburtsblutungen.

Heiligste Wunde, heiligste Stunde, heilig ist der Tag, an dem Jesus geboren ward. So wahr diese 3 hl. Worte sind, N. N.! so stell ich dir dein Blut. Blut steh still! und rinn nimmermehr! (3 mal zu wiederholen.) † † †

(Originalmittheilung aus Hechenberg.)

7.

Gegen das Fieber

soll nachfolgender 3 mal wiederholter Spruch helfen:

Fieber hin, Fieber her,
Laß dich blicken nimmermehr,
Pack dich in die wilde Au,
Dies schafft dir eine alte Frau,
Sonst mußt weichen in die Kuderfleck[1])
Wirst dann sehen, wie dir die Herberg schmeckt.

(Originalmittheilung aus Hechenberg.)

8.

Für's Fieber.

Bete erstlich früh; dann kehre das Hemd[2]) um, den linken Aermel zuerst und sprich: „Kehr dich um, Hemd, und du Fieber, wende dich! N. N.! das sage ich dir zu einer Buße † † † Amen." 3 Tage zu wiederholen, dann (!) vergeht das Fieber.

---

[1]) Kuterfleck (von cutis) Rindsmagenhautfleck: Wursthautfleck 1429. Stück eines zertheilten Rindsmagens, Schm. From. II, S. 345.

[2]) Das Hemd ist ein mittelalterliches Kleidungsstück; die frühere Schafwoll-Kleidung umzukehren, zu wenden, kann vielleicht eher heilsam gewesen sein. Ueber Hemd (Pfaid) s. Cap. XXXI.

Abschriften aus der „geistigen Schildwach" [1]) circuliren hierzulande vielfach; da sie sicher auch benützt werden, so lassen wir einige daraus nachfolgen.

9.

So ein Mensch die Mund-Durchfäule [2]) hat, so spreche man Nachfolgendes, es hilft gewiß. „Job zog über Land, der hatte den Stab in der Hand; da begegnete ihm Gott der Herr und sprach zu ihm: Job, warum trauerst du so sehr? Er sprach: Ach Gott, warum soll ich nicht trauern? Mein Schlund und mein Mund will mir abfaulen. Da sprach Gott zu Job: Dort in jenem Thal, da fließt ein Brunn, der heilet dir N. N. (hier bläst [3]) man dem Kinde 3 mal in den Mund) dein Schlund und dein Mund. † † † (Wird 3 mal Morgens und Abends gebetet.)

10.

Für Zahnweh und Mundfäule.

„St. Peter [4]) stand unter einem Eichenbusch; da sprach unser lieber Herr Jesus Christ zu Peter: Warum bist du so traurig? Petrus sprach: Warum sollte ich nicht traurig sein? Die Zähne wollen mir im Munde verfaulen. Da sprach unser Herr Jesus Christ zu Peter: Peter, geh' hin in den Grund und nimm Wasser [5]) in den Mund und speie es aus im Grund! † † † Amen.

11.

So Jemand Würmer hat.

Petrus und Jesus fuhren aus gen Acker; ackerten 3 Furchen, ackerten auf 3 Würmer, der 1. war weiß, der andere schwarz, der 3. roth; da waren alle Würmer todt. † † † (3 mal zu beten.)

---

[1]) „Der wahre geistliche Schild, so vor 300 Jahren von dem hl. Papst Leo X. (1513—1521) bestätigt worden, wider alle gefährlichen bösen Menschen sowohl als aller Hexen- und Teufelswerk entgegengesetzt ꝛc. Ao. 1647 impress. (1802)." (Mundus vult decipi.)

[2]) Diphterie?

[3]) Ueber die Ceremonie des „Anblasens" s. Cap. XII. In den Tempeln der Isis und des Serapis, im Aesculap-Tempel zu Delfi, Kos und Knidos bestanden schon die allgemeinsten Heilmittel in Bädern, Reibungen, Räucherungen, Anblasen, Anhauchen und Handauflegen.

[4]) St. Peter wird oft dem Donnergotte untergeschoben wegen des rothen Bartes.

[5]) Siehe Cap. XIII.

12.

Vor die Geschwulst.

Es gingen 3 reine Jungfrauen; sie wollten eine Geschwulst und Krankheit beschauen; die eine sprach: „Es ist Heisch"[1]); die andere sprach: „Es ist nicht!" und die 3. sprach: „Ist es denn nicht, so komm' unser lieber Herr Jesus Christ!" † † †

13.

Es wird auch ein christliches Gebet, z. B. das Vaterunser, in folgender Wiederholung gebetet: Vater unser † Vater unser † Vater unser † der du bist † der du bist † der du bist † im Himmel † im Himmel † im Himmel † ꝛc. Dabei muß aber der Hauch des Abbetenden den kranken Theil berühren: „anblaseln".[2]) Daß es dem Volke nicht um den Sinn des Gebetes, d. h. den Inhalt, zu thun ist, sondern um die „spezifische" Art eines bestimmten Gebetes, lehrt Folgendes:

14.

Um sich kugelfest und unsichtbar zu machen (beim Wildern), beten die Wildschützen 3 mal das „Vater unser", jedoch umgekehrt, d. h. von rückwärts nach vorwärts: Amen! Uebel dem von uns erlöse ꝛc.[3])

Wie man aus dem letzten Beispiele entnehmen kann, ist es dem Volke nicht so fast um den Sinn und Inhalt des Gebetes oder Spruches zu thun, vielmehr um die Art und Weise, wie es gesprochen wird; ein umgekehrt gesprochenes Gebet ist ein Zugeständniß an den Teufel (das richtig gesprochene Gebet fleht ja den Gegner des Teufels an) und darin liegt dann die Macht eines solchen Gebetes.

Es ist sehr erfreulich, bei dieser Gelegenheit zu konstatiren, daß die katholische Geistlichkeit mit allen ihr zur Verfügung stehenden Mitteln u. A. auch durch die Presse, gegen diesen Aberglauben ankämpft.[4])

Erwähnenswerth sind hier auch die durch gewissenlose Ausbeuter des Volksaberglaubens zur Verbreitung gelangenden sonstigen, bei Krankheiten ꝛc. gebräuchlichen, gedruckten Gebete,

---

1) Unrein.

2) Siehe Cap. XII.

3) Gefällige Mittheilung des Herrn Oberförsters Laurer in Vorder-Riß.

4) vide: „Hexerei, Zauberei und Wahrsagerei und 100 andere Geheimnisse von Pater G. Kobold, Ingolstadt 1885"; ein sehr originell geschriebenes Schriftchen, welchem eine sehr große Verbreitung unterm Volke zu wünschen wäre.

z. B. die 7 heiligen Schloß-[1]) Gebete, welche in Jerusalem in goldenen Buchstaben gefunden worden sein sollen; die heiligen 7 Himmelsriegeln (1760), die ein frommer Einsiedler von einem Engel bekommen hat; die goldene Schatzkammer; wer sie bei sich trägt, dem kann nicht abgeschlagen werden sein Begehren vom Herrn, von der Frau, von Knechten oder Jungfrauen; die Läng' Christi; eine Schwangere, welche diesen 6' langen Papierstreifen bei sich trägt, soll ohne Schmerzen gebären; die 15 geheimen Leiden (zu finden in München bei der Kerzlerin in der Gruft 1801); die Länge und Dicke Mariä, welche 7' lang und 7' dick gewesen wäre nach diesem Papierstreifen, welcher sich „absonderlich in Kindsnöthen" bewährt haben soll; die geistliche Bekleidung Mariens; der himmlische Hof der hl. Luitgard (Fugger in München) ꝛc.

Das „Abringeln" ist eine alte Kultform zu Geister-Beschwörungen und Dämonen-Vertreibungen. Um Leichen auf dem Felde wurde z. B. mit dem Schwerte ein Ring gezogen; der Benedictbeurer Chronist erzählt von einer Verschwörung der Jachenauer Holzbauern gegen den Abt des Klosters Benedictbeuern: Fuit quidam, qui manu circulum duceret caeterosque Jachenaugienses induceret ut immisso illuc digito quasi dicto sacramento quisque condiceret. (1574.[2]) Der mit der Hand geführte Kreis ist die Beschwörungs-Art, mit der die „Abringlerin" Fußgeschwüre oder sonstige kranke Stellen des Körpers behandelt, wobei sich dieselbe hütet „vür den Schaden aus", d. h. über den Umfang der kranken Stelle hinauszukommen mit dem kreisenden Finger; am sichersten soll seine Wirkung sein im letzten Viertel des Vollmondes und bei dreimaliger Wiederholung.

Ein solches Graulieschen (N. in Tölz) war vollständig davon überzeugt, daß sie im Stande sei, durch ihr beschwörendes

---

[1]) Die volksthümliche Nomenclatur der Alpenpflanzen führt auf: Frauen-Schlössel, Himmelsschlüssel, Peterschlüssele.

[2]) Chronicon Benedictoburanum I, 258.

Abringeln jede Krankheit und Leibesgefahr zu beseitigen; „sie mache blos in die rechtsseitige Lebensfurche der Hohlhand mit einem sicherwirkenden Gebete bei abnehmendem Monde und nicht um's Geld und nicht angesprochen einen Kreis 3 mal hintereinander, und jede Lebensgefahr sei beseitigt," namentlich könnte sie den „gefürchteten" Brand (gangraen oder acoma), nicht aber den schon bestehenden Brand auf diese Weise verhüten.

Wir haben nun gesehen, durch welche Mittel das Volk die krankmachenden Geister zu beschwichtigen oder zu vertreiben und so vor Krankheiten sich zu schützen wußte; es liegt nun ganz nahe, daß dasselbe diesen Schutz beständig um sich oder bei sich haben wollte. Als einen solchen Schutz lernten wir bereits die beständig offen erhaltene Kultwunde kennen, die sich zum Kult-Mal (Hechsenzeichen) und andererseits zu den, sogar in die Volks- und rationelle Medizin übergegangenen Mitteln, der Fontanelle und dem Haarseile, ausbildete (siehe Cap. XLIV). Solche in die Kultwunde eingelegte oder in die Haut eingehängte Fremdkörper wurden dann zum Schmucke für Arme, Finger oder Ohren; in den Urzeiten waren es Blätter, Blattstiele, Blüthen, Wurzeln, Muscheln[1]); später Zähne, Kultsteine, Edelsteine und Metalle ꝛc., welche zum Schmucke dienten, dessen Zweck auf alle Fälle das Auszeichnende, Hervorhebende des Trägers vor Andern wurde; erst später kam die Absicht des Gefallens hinzu. Als längst die ursprüngliche Kult-Bedeutung dieser Anhängsel verloren gegangen war, als der Schmuck, welcher älter ist als die Kleidung, nicht mehr blos in der Haut, sondern auch an Ringen und Kettchen am Halse, in den Ohren und an den Armen getragen wurde und als der Ahnenkult sich bereits ausgebildet hatte, wurden

---

[1]) In den bayer. Reihengräberfunden sind solche Muschelkleinodien aufgeführt (s. Nationalmuseum in München, im I. Saal Nr. 6).

X.

Amulet und Talisman zu Volksmitteln.

(Beide Worte stammen aus dem Orient; Amulet aus dem lateinischen Amuletum vom arabischen Hamâlat und Talisman aus dem persischen tilismân oder dem byzantinischen τέλεσμα = Verrichtung zauberischer Einweihung.)

Theile der Ahnen (Haare, Zähne, Gebeintheilchen, Kleidungsstücke) wurden zum Erinnerungszeichen und durch das Alter zum „heiligen“ Gegenstande, welcher (durch das „Tabu“) vor dem Einflusse der übelwollenden oder krankmachenden Dämonen oder vor Verwundung schützen sollte; der dämonistische Kult ist es eben, der zu Grunde liegt. „Wenn die Leute dafür halten, daß zum Schutze gegen allerlei Gefahren und zur Abwendung schon vorhandener Krankheiten, z. B. Augenleiden, ein Durchstechen der Ohren mit nachfolgender Einlegung eines Metallknöpfchens helfe, so beruht auch dies noch ganz auf der Vorstellung eines besonderen Kultbundes, der auf diese Weise zum Nutzen eines Menschen geschlossen wurde; der ursprüngliche Sinn und Zweck dieses Schmuckgebrauches ist nicht zu verkennen.“ (Lippert.[1])

Wie das Sebaceum (Haarseil), so war auch der Ohrring ursprünglich ein Kult-Bundeszeichen; er wurde zum Kultmittel, zum Schmucke und damit zum empirischen Volksheilmittel, das heute noch gegen scrofulöse Augenkrankheiten gebraucht wird.

Aus dem Ahnenamulete wurde später das Reliquien-Amulet (s. Cap. XI). Die häufigsten hierzulande gegen Krankheiten oder Lebensgefahr getragenen Amulete sind: die Benedictus omnibus-Münze, das Skapulierfleckl, der Georgsthaler (namentlich bei Soldaten[2]), der „Palm“ (Palm- oder Weidenkätzchen) und die Kranzlkräuter; Frauen und Hebammen

---

[1]) Kulturgeschichte.

[2]) St. Georg (Irch, Jörg) wurde wohl dem bajawarischen Kriegsgotte Irch (Irchtag = Dienstag) untergeschoben.

tragen mit Vorliebe grüne (Malachit-) Steine in Ringen oder an Ketten, um das Zahnen der Kinder zu erleichtern oder Glück in der Kundschaft zu haben; vielleicht ist dies das Rudiment eines früheren grünen Kultsteines (Nephrit?). „Der Adamas und der rothe Schwalbenstein ist auch gut den mondsüchtigen Leuten, die ihren Sinn verkehren nach des Mondes Lauf," sagt ein altes Buch.

(Schon im Talmud kommt der Adlerstein, aetites, vor, welcher von Schwangern getragen wird. In Neugriechenland schützte das Umhängen des Jaspis vor der Gewalt der den Schwangeren feindlichen Neraiden.)

Der sogen. „Hasenlauf", d. h. der Sehnenansatzknochen eines am 1. „Freitag" im März geschossenen Hasen ist ein Talisman gegen Lumbago bei den Jägern des Isarthals; er gibt Kraft und stärkt die Lenden.

Solche Ringe und Ketten werden auch vom Volke dazu benützt, Theile von Thieren, die das Gift anziehen (s. Cap. IX), daran zu befestigen oder um die Eigenschaften des Thieres, des Steines oder eines festen Gegenstandes auf den Träger dieser Talismane überzuleiten. Auch werthvolle Metalle werden in Ringform getragen, damit krankmachende Einflüsse, z. B. Hechsenschuß, abgehalten werden.

Fahrende Schüler und sog. Zigeuner waren es namentlich, die (1630) Amulete, Talismane und die hierzulande unbekannte Alraunwurzel in Bayern verkauften. Hieher gehören auch die irchenen, sogenanten „Schwindbeutel", welche am kranken Theile getragen werden als Talismane, um das gefürchtete Schwinden desselben zu verhüten. Sie enthalten meistens Theile von Thieren, welche in Cap. XXIX erwähnt sind, oder Gegenstände, welche Rudimente des früheren Menschen-, Kindes- oder Jungfrauen-Opfers darstellen.

Das Festhalten von Bluteisenstein (Röthel)[1]) während der Geburt durch die Gebärenden selbst, die sich dadurch vor

---

[1]) Der Röthel wurde bei den schweizer. Pfahlbauten (cc. 400 Jahre vor Chr.) gefunden.

Blutungen sichern wollen, ist ebenfalls, weil fürsorglich gebraucht, eine hierher gehörige Beobachtung.

XI.

Der Reliquienkult

und die Benützung der Reliquien zu volksmedizinischen Zwecken, begründet sich, wie schon berührt, auf den Ahnenkult. Der Benediktbeurer Chronist[1]) sagt mit Recht: „Studium obtinendi reliquias est antiquissimum"; der Reliquienkult zeigt sich bei jedem Volke unter irgend einer Form; in Europa hatte er seine höchste Ausartung in den Reliquien-Entwendungen vom 9.—11. Jahrhundert; namentlich waren es die pia fraude erworbenen Reliquien, auf die man damals in Europa einen besonderen Werth und Wirksamkeitsglauben legte; es wurden z. B.[2]) Daumen, Arme, Hände, Hirnschalen, ganze Gerippe, Asche, Zähne, das beim Verbrennen der Heiligen abgetropfte Fett und Kleidungsstückchen entwendet; den eigentlichen Verkauf der Reliquien hatte die Kirche ausdrücklich vorher verboten.

Eine besondere Verwendung gegen veneficia erfuhren im 17. Jahrh. schwarztaffene Häubchen, die während der Messe mit dem Kopfe der hl. Anastasia in Benediktbeuern (eine Reliquie, welche aus einem Kloster zu Verona pia fraude nach Benediktbeuern gekommen war) berührt worden waren, die sog. „Anastasia-Häuberln", welche am Hofe zu München 1621 unter Herzog Albrecht in besonderem Rufe von Wunderkraft standen; auf den Wunsch desselben Fürsten wurde auch das Haupt dieser Heiligen selbst für eine erkrankte Person nach München gebracht.

---

[1]) Meichelbeck, Chron. Benedictob. II. 250, 254.

[2]) S. Beilage zur Allg. Zeitung 1886: „Ueber die Reliquien-Diebstähle im Mittelalter".

In Tegernsee wird die wohl älteste Reliquie des bayer. Oberlandes in einem Kelche aufbewahrt, nämlich das Blut des hl. Quirin, eine consistente zähe Masse.[1])

Jeder größere Ort wollte früher seine besonders wirksame Reliquie besitzen, oder einen besonders wunderthätigen Heiligen seiner Kirche verehrt wissen. Unter diesen sind deshalb erwähnenswerth:

XII.

Die sonstigen Schutzpatrone in Krankheitsfällen.

Bei der Auswahl seiner Krankheitsbeschützer war es dem Volke oft sehr wenig um den christlichen Kern der Anrufung um Fürbitte zu thun, als vielmehr recht naiv um den Namen oder um die symbolischen Beigaben, welche den betr. Heiligen als besonders empfehlenswerthe Vortheile zur Seite standen oder eigen waren. Die Signatura rerum und der homöopathische Grundsatz: Similia similibus, gallen bei der Auswahl der Hilfevermittler schon antecipando; so wird in Hechenberg bei Tölz „St. Valentin" sehr verehrt von den „fallenden" Leuten (Epilepsie, Hysterie, Chorea); St. Valentin wird ja schon in einem alten Kräuterbuche als Ordinarius in epilepsia, d. h. Specialist für Epilepsie, bezeichnet; der hl. Augustin wird von den Augenkranken angerufen; der hl. Blasius von den Halskranken; vor zwei kreuzweise gehaltenen Kerzen wird die vor Halskrankheiten zu schützende Person von dem Priester angeblasen; die Ceremonie des „Anblasens"

---

1) Die Rombogner Petroleum-Quelle (St. Quirins Wunderöl) war ursprünglich nur bei Brandwunden benützt worden. Später wurden die wunderbarsten Heilungen gegen alle möglichen Krankheiten dem Oele zugeschrieben; namentlich bei Podagra wurden Petroleum-Fußbäder genommen: den Tobsüchtigen bestrich man das Hirn (Stirn) und legte Kraut (Veilchen) darüber; „so vertreibt es das Hauptweh und behellt die Vernunft". (Wetzinger A. d. O. B. 42 Bd. 1885). Die von dem Lokalhistoriographen der Pfarrei Gmund berichteten Wunderheilungen durch dieses Oel werden heute nicht mehr beobachtet.

wird in Mittenwald,[1]) München und Tölz noch geübt am 3. Febr. (auch in Neapel findet sie noch statt). Die hl. Apollonia, welche eine Zange trägt, wird von den Zahnleidenden angerufen, die hl. Ottilie von Augenkranken, weil sie auf dem Buche die zwei Augen liegen hat, welche sie um ihren Vater sich ausgeweint hat.

Manche Wallfahrts-Capellen haben bei verschiedenen Krankheiten einen besonderen Werth, begründet in früheren mit der Oertlichkeit zusammenhängenden heidnischen Gepflogenheiten; ein alter Baum (Eiche, Linde, Birnbaum), eine frische Quelle, vielleicht dreifach oder gar siebenfach entspringend, dabei ein dichter Wald oder eine den Sonnenaufgangsblick ermöglichende Höhe, an der Quelle oder dem Baume später ein Liebfrauenbild, nach den Pestzeiten eine Kapelle, später eine Kirche, dieß wiederholt sich in den Kirchenchroniken Oberdeutschlands (und auch Italiens) wohl hunderte Mal und ist begründet in dem Glaubensdrange der Völker; aber selbst in dem dunkelsten Waldesschatten und an den abgelegensten Gebirgspfaden finden sich solche Wallfahrts-Kapellen in Oberbayern, ein deutliches Zeichen der tiefen Gemüthsfülle des Volkes, das gerne im Stillen seinem Hilfeflehen nachkommt. — Nulla propheta in patria; die Tölzer wallfahrten z. B. zur Abwendung von Leibesnöthen (namentlich die Frauen vor oder nach der Entbindung) nach Birkenstein bei Fischbachau oder bei Gemüthsbeschwerden nach „Maria Elend" bei Dietramszell, wo das Betreten eines ausgemauerten Erdloches hinter dem Altare das Müdsein und Kränken vertreibt. Zu Trostberg kriecht man durch ein 3' hohes Loch bei der St. Wolfgangskirche, um von Kreuzweh (lumbago) frei zu werden. (Prof. Sepp. Altbayer. Sagenschatz.)

Schon bei den Germanen war der Glaube sehr verbreitet, man könne bösen Zauber dadurch abstreifen, daß der Leidende sich durch ein enges Erdloch zwängte (eine Wiedergeburt durch die Mutter Erde).

---

[1]) Baader, Chronik von Mittenwald, S. 332.

Die Miesbacher hinwieder gehen auf den Tölzer Calvarienberg, die Mittenwalder zogen (1693) nach Sendling. — St. Alban bei Diessen am Ammersee schützt vor Kopf- und Halsschmerzen, Stein und Gries, Leibschaden, hinfallende Krankheit und — Ungewitter; am Berge bei Walchensee steht eine Fieberkapelle; das Fischbacher Taufbrunnenwasser wird von den Augenkranken aufgesucht. — In allen Beschreibungen solcher Wallfahrtskapellen wird der betreffende verehrte Heilige als „rastend" in derselben bezeichnet; nach dem Volks-Glauben „rastete" selbst Christus auf dem Büchelsteine[1]) und auch die den heidnischen Göttern untergeschobenen Heiligen wandern segenbringend und hilfespendend unter den Menschen und da und dort im Gebirge haben sie ihre „Rast".

Zu den Mitteln, durch welche das Volk die krankmachenden Plagegeister wegzubringen versuchte, gehört:

XIII.

Das Wasser.

Ἄριστον μὲν ὕδωρ.

„Das G'sündest is 's Wasser," sagt heute die Sennerin, der Bauer, der Holzknecht, die Dirne, nur nicht der Flößer, der Gerber oder die Wäscherin, die auch die schlimmen Seiten desselben zur Genüge kennen, Hautkrankheiten und Rheuma z. B.; auch das menstruirende Weib scheut die Berührung mit dem Wasser.

Namentlich aber hält unser Volk viel auf „die Bergwasser; „die ziehen Alles aus; helfen (die überflüssigen Mengen von) Schmalz verdauen und sind auch (wie viele unzählige andere Mittel) gut für die Lungensucht und für kranke Augen." „Der kalte Trunk in die Hitze hinein" erzeugt dagegen Lungensucht und namentlich werden die sogen. „rauhen" Wasser, das Schnee-

---

[1]) Bavaria I, 304.

wasser[1]) und die „Wasserläus" gefürchtet, welche Husten oder den „Baumhackl" veranlassen sollen.

Der Reichthum des bayerischen Oberlandes an Quellläufen („Fluß", auch das Grundwasser heißt so) und die manigfaltige Abwechselung dabei spiegelt sich wieder in den vielen trefflichen Benennungen derselben, z. B. Kaltenbrunn, Gutbrunn, Surbrunn, Klingbrunn, Keckbrunn (quek=vivum, z. B. Quecksilber), Schönbrunn &c. Im Werthe steht aber der „Fluß" höher als der Brunnen. Das „fließende" Wasser ist ein uraltes Mittel im Kampfe gegen die Geister und Schelmen; diese scheuen das Wasser des „Flusses", in welches man im 17. Jahrh. noch die Selbstmörder, wie zur Heidenzeit die Leichen der eigenen Leute warf (z. B. Seinsklamm bei Mittenwald); in's Flußwasser wirft man, wenn es irgend möglich ist, heute die placenta,[2]) das Aderlaßblut, den Urin, während die materiae peccantes, Eiter, Stuhlgang, die exarticulirten oder amputirten Gliedmassen, die Verletzungs-Instrumente, der foetus, die Nabelschnur und öfters auch die placenta vergraben werden.

Die heidnische Vorstellung des Reinigungsaktes im Fluß-Wasser[3]) erleichterte die christl. Kirche noch mehr durch den symbolischen Akt der Taufe und der Besprengung mit dem Weih-„Brunnen"; es hat sich deshalb von allen heidnischen Kulten der Wasserkult am ausgeprägtesten erhalten. Den Taufbrunnen, den Weihbrunnen und die dazu benützte Quelle, in welche sich der Erwachsene untertauchte, „täufte", um symbolisch von der Erbsünde befreit zu werden, nahm der naive Sinn des Volkes für thatsächlich vom Teufel und Dämonen, damit

[1]) Oefters finden sich Kapellen von Maria Schnee an Brunnen- und Quellenorten (Wessobrunn, Rigi, Trafoi); der Schneemangel mancher Winter hatte wohl auch schwere Wassernoth zur Folge; die Feier Maria Schnee im Gebirge ist deshalb erklärlich; sie fällt auch mit der Feier anderer Wasserpatrone zeitlich ziemlich nahe zusammen.

[2]) „Das Unrein muß fließen über 9 Stein".

[3]) Karl d. G. ließ die Sachsen durch Massenbäder im Flusse taufen.

auch vor Krankheiten sichernd an. Nicht selten fallen deshalb mittelalterliche Badestuben oder Badehäuser örtlich mit dem Taufbrunnenwasser zusammen.

In Tölz z. B. befand sich das Gemeindebadhaus über einem Kirchenbau, d. h. einer romanischen Capelle mit Gewölbe; in die Apsis derselben fällt der Ursprung eines Quellbrunnens, der sehr wahrscheinlich der Taufbrunnen für Tölz war vor dem 14. Jahrhundert. — In Oberwarngau bei Tölz stand 1494 eine Badstube neben der Urtaufcapelle am Taufbrunnenbächlein. Der Nachweis, wie und wann diese Badstube an die Taufcapelle gekommen, konnte trotz Aufforderung durch den Abt von Tegernsee damals nicht mehr erbracht werden (s. Westermayer's Statistische Beschreibung des Erzbisthums M.-Fr.); in Burghausen verkauften 1420 „Hanns aus dem Holz und Grünn und seine Hausfrau an Friedrich, den Peterlechner, Kirchherrn zu Bischofsdorf, ihre Badestuben, Haus und Hofstatt und die Fleischbank in demselben Badhaus, das gelegen ist zu Burghausen in der Stadt an dem Büchel und an dem Brunnen, der in die Badstuben geht und sich bei St. Johannes (Taufbrunnen) mit Ursprung erhebt;“[1]) in der Urtaufkirche zu Fischbach (St. Johannes) ist noch der alte Taufpumpbrunnen, dessen Wasser für körperliche Gebrechen benützt wird; in Laufen bestand schon vor 1300 ein Badhaus neben der Stiftskirche an der Salzach; auch im Kloster zu Indersdorf gehört die Badstube zur Kirche und hat der Bader alle Badarbeit in dem Gotteshause zu thuen, wie von alter Gewöhnlichkeit her.“ (1468.)

Es ist sehr erklärlich, wenn das Volk den symbolischen Reinigungsakt mit einer thatsächlichen Dämonen- und Krankheits-Befreiung identificirte und deshalb auch die Wirkung der heilsamen Wasserquellen früher dem Wallen der segenspendenden Nornen, Frauen oder dem der Schratten, Schrätzen, zuschrieb. Einzelne Brunnen waren ja schon vor der Heidenzeit Kultbrunnen, z. B. Betprunn, Adelholzen (Nanna), Schoenprunn bei Schwindkirchen, Gaden bei Waging, Tannenquelle bei Oberlaufkirchen, wo erst 1687 eine Badhütte gebaut wurde und vorher noch Flachs, Butter, Leinwat, Wachsfiguren an die Tanne gehängt wurden.

---

[1]) Siehe Schmeller sub voce I, Badstuben.

Unter den verschiedenen Brunnenorten des Erzbisthums München-Freising befinden sich 2 Anna-Brunnen (untergeschoben der Nanna?), 4 Frauen-Brunnen, 6 Marien-Brunnen, 2 Heilbrunn, 1 Heiligbrunn, 1 Helfenbrunn (Erphanesbrunn), 1 Hellsbrunn (Hella?), 1 Schrätlenbrunn, 1 Götzenbrunn (1373).

Außerdem kommen vor einige Ullrichsbrunn (d. h. Ullrich gilt in manchen Gegenden als Patron gegen die Ratten; man ruft ihn an, wenn man sich erbrechen will oder nach Wasser Verlangen hat).

Petersbrunn (am St. Peterslage oder am Montage hernach gehen alle Würmer in's Wasser oder in die Brunnen und verunreinigen die Gewässer).

Johannesbrunn (meist christliche Urlaufbrunnen).

Georgsbrunnen (Georg oder Jörg, Irch ist oft der dem Erch, dem bajuwarischen Kriegsgotte, untergeschobene Heilige oder der Ersatz des Schimmelgottes Wodan).

Wolfgangsbrunnen, Gangolfsbrunnen; an sie knüpfen sich ebenfalls Volkssagen.

Einige Brunnen sind sogar als fontes nobiles (Apian) befestigte Plätze (arces); darunter auch Bayerbrunn (Peigiribrunnen d. h. der Brunnen eines Bayern,[1]) andere sind „Urtel-Brunnen", wo man Weissagungen und Urtheile („Urtel") sich erholen konnte.

Dieß sind Andeutungen genug, welchen Werth die Bajuwaren auf gewisse Brunnen legten; über der Mehrzahl der heidnischen Kultbrunnen sind wohl später christliche Votivkapellen gebaut worden. Sicherlich nicht ihrer chemischen Zusammensetzung verdanken solche Brunnen ihre volksthümliche Bevorzugung (denn die meisten solcher Kapellenbrunnenwasser enthalten, soviel die vorhandenen Analysen dieß zu sagen erlauben, nur

---

[1]) Sollten hier noch andere, nichtbayerische Stämme, Alemannen oder Walchen, gesessen sein, die ebenfalls Brunnen inne hatten?

viel Kohlensäure, kohlensauren Kalk und Magnesia und sind deshalb blos wohlschmeckender und frischer), sondern nur dem traditionellen Glauben; die meisten dieser Votivbrunnenkapellen sind zur Pestzeit (1634) entstanden, als der Nothschrei nach Hilfe ein allgemeiner war und als das Volk die gewöhnlichen Brunnen für vergiftet hielt (den thatsächlichen Beweis des Gegentheils wollten ja bekanntlich die Metzger durch den in Oberbayern üblich gewesenen Metzgerbrunnensprung liefern). andere Brunnenkapellen jedoch haben ein höheres Alter als die in der Pestzeit entstandenen, wie z. B. die „Capella St. Dionysii ad fontem" mit einer (im germanischen Alterthum den heidnischen Kultorten zukommenden) Kette im Inneren, welche die Schäftlarner Mönche bei Hohenburg im Isarthale eingeweiht hatten und deren Wasser vom Volke heute als heilsam gegen Augenleiden gerühmt wird; sie verdankt wahrscheinlich dem heidnischen Quellenkulte ihre Entstehung, der namentlich an 3fach, oder 7fach entspringenden Brunnen haftete.

Einige Sagen deuten den Zusammenhang des Quellen-Kultus mit der Drei-Nornen-Verehrung an, so z. B. (nach Prof. Sepp's „Altbayer. Sagenschatz"):

Die weiße Frau, die man im Brunnen sieht, bringt unheilbares Hinfallen; in besonders heiligen Zeiten kommt in Garmisch das „Badweibl" zum Vorschein; im Karlsberge bei Schongau sind 3 weiße Fräulein eingeschlossen, die immer noch auf ihre Erlösung harren; lassen die Umwohner ihre Wäsche am Wasser Nachts stehen, so kommen die Fräulein und waschen sie unter Weinen und Wehklagen; bei Wessobrunn waschen ebenfalls 3 weiße Fräulein; die wilden Fräulein am Staufen machen Wäsche; die Capellen Maria Schnee an Brunnencapellen; die bayerischen Sagen, wie sie Panzer zusammengestellt hat, wissen noch Vieles von den himmlischen Wäscherinnen etc. zu erzählen.

Diese Reminiscenzen an die Herrschaft heidnischer Brunnen-Geister blieben der Volks-Medizin des 19. Jahrhunderts ebenso wenig erspart, wie die an die christlichen Wasser-Jungfrauen (vide Marpingen und Lourdes). Kann es uns heutzutage noch in Erstaunen versetzen, wenn auch in Tölz und an verschiedenen Orten des bayerischen Oberlandes das Wasser von Lourdes schon viele neue wächserne Kröten, Augen, Arme und Beine in die Kapellen hineinbrachte?

Wann kein Hilf bei Arzt und Bader,
(D. h. wohl: bei Aderlaß, Brech-[1]) und Abführtrankl.)
Wird der Brunn' uns Beistand thuen.
(Thiermayer 1674.)

Von unermeßlicher Heiligkeit ist dem Volke um Dießen das Mechthildenbrünnl am Schloßberg, wo die 3 Jungfrauen in der Sage noch leben; mit seinem Wasser wäscht man sich die Augen. Wunderbare Heilungen berichtet auch der Chronist (1470) von dem Wasser bei St. Quirin am Tegernsee.

Der Name „Nüchternbrunn" (am Taubenberge) läßt vermuthen, wie das Volk früher solche heilsame Wasser benützte; aller Wahrscheinlichkeit nach benützte das Volk die Kapellenbrunnen vor dem Aufkommen der Wildbäder nie zu Vollbädern, sondern nur zum Trinken, zu Anwaschungen der Augen mit dem „lâhhi" (= Arzt) benannten[2]) Goldfinger (12. Jahrh. goltvinger), wobei das Augenwasser stets aus einem Flusse (s. o.), niemals aus einem gestandenen Wasser, genommen wurde, zu Gesichts-Waschungen, zu Mundausspülungen (s. o. S. 33,[3]) vielleicht auch zu örtlichen (Hand- oder Fuß-) Bädern. Das äußerliche Berühren der kranken Augen, Hautstellen ꝛc. reicht auch heute dem Gläubigen aus, um die Krankheitsplage wegzubringen und vor Vollbädern hat auch heute noch der Bauer einen gewissen horror, den selbst der rigoroseste Wasser-Medikaster nicht leicht zu überwinden vermag.

---

[1]) Volksthümliche Brechmittel außer den Finger in den Hals stecken, gibt es nicht; wenn der Bauer zum Brechen einnehmen will, geht er immer zum Bader oder Arzt, die über solche Mittel verfügen.

[2]) Siehe Wackernagel, sub v. lâhhi.

[3]) Dr. Flügel, Volksmedizin im Frankenwalde, führt ähnliche Sprüche wie die S 33 und 34 angegebenen auf, welche an Brunnen gesprochen werden sollen.

Das profane Wasser verwendet das Volk als „abgeschrecktes“ Wasser beim Husten, das Regenwasser und Märzenschneewasser zur Hautverschönerung; eine Egelflasche (Egerbrunnen-Flasche) mit heißem Wasser gefüllt, wird bei Erkältungen in's Bett gelegt; eine Schüssel mit Wasser und einem großen Kieselsteine (Stellvertreter des das Wasser am Verdunsten hindernden Salzsteines) stellt man unter's Bett, um das Aufliegen zu verhindern.

Daß das hl. 3 Königs-Wasser, das Johannes-Wasser, Chrysam-, Oster-Wasser ꝛc. als geweihtes Wasser von Abbeterinnen, Abringlerinnen ꝛc. und früher von Hexen benützt wurde und noch wird, haben wir schon oben angeführt.

Ueber die Salz-Quellen (Hallbrunnen) s. Cap. XXXVI und LII.

Dem Sinne für Reinlichkeit in Bezug auf Kleidung, Bett- und Leibwäsche, auf Tisch und Haus, der sich beim oberbayerischen Volke so vortheilhaft bemerkbar macht, steht der Sinn für Haut-Reinigung geradezu diametral entgegen.

XIV.

Bäder (Badhäuser, Badstuben).

Die mittelalterliche Vorliebe für Bäder hatte eigentlich mit der Haut-Reinlichkeit wenig zu thun. Das Bad (nach Wackernagel mit baehen im Zusammenhang) war ursprünglich nur eine Befreiung von krankmachenden Dämonen durch die bähende Dunstwärme[1]) und relativ sehr spät erst wurde das Bad als Gesundheitsbad betrachtet, mit welcher Auffassung das Volk in eine neue Kulturphase eintrat. Das Römerthum mit seinem entwickelten Badewesen hatte trotz des über 500 Jahre dauernden Bestandes in Oberbayern in Bezug auf Bäder im zurückgebliebenen Volke (Romanisci,

[1]) Vielleicht ursprünglich nur am Zeltheerde oder Hausherde.

Walchen) keine Spuren hinterlassen; nur die Sage[1]) läßt Julius Cäsar am Säuling *ein Bad* gehabt haben.

Im frühen Mittelalter wechselte der gemeine Mann seltener seine Thierwoll- oder Thierhautkleidung (s. Cap. XXXI), aber er badete sich häufiger, während heutzutage der bäuerliche Stand sich nach dem letzten Kinderbade soviel wie gar nicht mehr badet, aber die Leibwäsche öfters wechselt.

An vielen älteren Bauernhäusern des Oberlandes befinden sich die zum Hofe gehörigen (aber wegen Feuersgefahr für das Holzhaus vom letzteren etwas abseits gelegenen) sogenannten „*Badstuben*".

Bei anderen germanischen Volksstämmen befindet sich diese Badstube innerhalb des Hauses; das barbarisch-lateinische Wort Stuffa wurde (1291) zur Stupa, und Stube ist schon früh der Ausdruck für balneum, hypocausticum, sudatorium; die heizbare Wohnstube dagegen hieß früher kaminate, keminaten (Kamin).

Nach ihrer ganzen Bauart und namentlich nach ihrer vom Wasser oft weit entfernten Lage zu schließen, konnten diese von alter Zeit her so genannten *Badstuben* auf dem Lande niemals zu Wasser-Vollbädern benützt worden sein; vielmehr ist es sehr wahrscheinlich, daß sie (wie bei den verwandten Skythen und anderen Völkern des arischen Stammes und wie noch bei niederstehenden amerikanischen Stämmen) *Dampf- oder Dunstbäder* waren, die durch Aufgießen von Wasser auf glühende große Steine und Einwickeln in Flachs- oder Hanfwerg ꝛc. entwickelt wurden.

Der arme Tirolerbauer und Bauernknecht, dem die Reise in's „Badl" (Bad mit Wasserschäffeln) zu theuer kommt, geht heute noch auf die Alm und legt sich in's neue Heu, um eine

---

[1]) Bavaria I, 297. In neuerer Zeit wurden römische Badeanlagen gefunden in Westerhofen, Machilfing, Regensburg.

mehrtägige *Schwitzkur* in diesem dünstenden Lager durchzumachen; er kriecht blos zu seinen menschlichen Verrichtungen heraus aus demselben; auch hier zu Lande ist das erste therapeutische Handeln des Bauern bei akuten innerlichen Krankheiten ein *Schwitzbad* im Bette, unterstützt durch eine oder mehrere, die heißen Steine der Badstube ersetzende heißgefüllte Egelflaschen (s. Cap. XIII), zu nehmen oder sich dabei in Hanfwerg, Flachswerg (sog. *Haarbad*) einzuwickeln; an manchen Orten gaben auch nach dem Aufhören der öffentlichen Badestuben die *Bäcker* solche Schwitzbäder und Krätzige werden noch manchmal in den *Backofen* gesteckt.

Schon die leges bajuwariorum kennen die zum bayerischen Holzblockhause gehörigen Badstuben, die heute, nachdem sie längst nicht mehr benützt werden, zu Flachsdörren, Haarbrechstuben Verwendung finden, aber noch immer Badstuben genannt werden.

Aus diesen privaten Badstuben der einzelnen Höfe entstand in den geschlossenen Ortschaften nach den den Verkehr mit dem Islam und dem Orient einleitenden Kreuzzügen das gemeinschaftliche Badhaus „*Gemeinbad*“, in welchem neben den volksthümlichen Dunst- und Schwitzbädern („Gesundbädern“) auch *Wannenbäder* mit Badelauge[1]) gegeben und benützt wurden.

Diese Badestuben der geschlossenen Ortschaften wurden, wie bereits Seite 44 erwähnt, öfters und mit Absicht an die Tauf-Flüßchen und -Brunnen angebaut, vermuthlich deshalb, weil das Volk dem Taufwasser als solchem eine besondere Wirkung gegen die Dämoneneinflüsse zuschrieb und solches Badwasser für besser hielt.

Badstuben und Badhäuser gab es: 1329 bereits in Holzkirchen, wo für das Benehmen des Bürgers in dem Badhause eigene

[1]) Das Wort „Lauge“ ist bisher noch nicht erklärt, ahd. louge, louga, lauga. Wackernagel (l. c. S. 187) meinte: zum lateinischen lavare?

polizeiliche Vorschriften erlassen wurden; 1330 das Bad des Meisters Johann in München; 1332 das Spitalbad daselbst; 1336 das Täckenbad am Täckenthor ebenda, und das Türkelnbad; 1337 das Bad des Meisters Friedrich in München; 1359 das „Frauenbadstübl" und das „Jungfrauenbadstüblein" im alten Hofe zu München, wo um diese Zeit neue Bretter, Nischen, Oberdielen, Oefen, Bänke, Schäffel etc. aufgestellt und hergerichtet wurden. 1355 das Badhaus, das man nennt das „Gulbin Bad", und das gelegen ist zu Schongau in der Stadt; 1365 Conrad, der Bader, kauft ein Bad in Schongau; 1365 ein Badhaus in Ebenhofen bei Dachau; 1387[1]) Badstube zu Mauerkirchen; 1391 das obere Badhaus zu Schrobenhausen; 1420 Badhaus zu Greifenberg; 1423 Padhaws in der aw (Schenkenau); 1457 das Würzbad in München; 1446 Badstube zu Vielkirchen; 1463 das Herzogsbad hinter dem Schlosse von Burghausen;[2]) 1468 Badstube im Kloster Indersdorf; 1483 ein Badhaus in Miesbach; 1485 ein Badhaus in Kaltenbrunn bei Mittenwald, welches einem Meister Brunn im Brunnthal gehörte; 1493 Badstuben des Peter Heberlin, Baders in Peuting; 1494 Badhaus in Oberwarngau bei Tölz; 1500 Badstuben zu Armbach; 1509 die Badstube des Kaspar Birling, Baders in Schongau; 1515 Bademagd in Reichenhall erwähnt; 1515 Badstube in Peuting, dem Hans Riegl gehörig; 1531 Gemeindebad in Tölz; 1543 Bad-Anger zu Brannenburg: 1544 Badstube zu Höhenrain (E-Bad) und ein Feilbad (öffentliches, gegen Geld benützbares) im Schlosse Waldberg; 1544 Badstubenordnung in Sonthofen; 1553 Badstube in Gerold bei Mittenwald; 1553 hat ein Sebastian Klingenstein, Bader und Bürger zu Schongau, „ein eigenes Badhaus daselbst unten in der Stadt"; 1584 war eine gewölbte Badstube im Pflegschloß zu Marquartstein; 1602 ein Badstübl im Schloß zu Grünwald; 1627 befand sich in Bruck ein dem Kloster Fürstenfeld gehöriges öffentliches Bad, für dessen Holzwerk und innere Einrichtung das Kloster unentgeltlich aufzukommen hatte; 1675 bestand ein E-haftbad in Aschheim; noch 1678 ein Bad im Kloster Benediktbeuern für die „kranken" Mönche und Laienbrüder und 1691 noch wird ein Badehaus in Berchtesgaden erwähnt.

Das Ê-Bad wird bei Besitzerwähnungen fast stets gleichzeitig mit den Ê-Schmieden, d. h. den mit herkömmlichen

---

[1]) 1387 gab es in Frankfurt nicht weniger als 29 Bäder.

[2]) Die Gemahlin Herzog Ludwig des Reichen nebst ihren Fräulein badete in diesen Badhütten; 1502 badete in dem Badhause des Schlosses zu Burghausen der „gefangene" Kanzler des Herzogs Georg d. R. Wolfgang Graf zu Kolberg.

Rechten und Verpflichtungen belasteten, ehehaften Beigaben zum Wohnhaus aufgeführt; beide gehörten eben seit Alterszeit zum bajuwarischen Holzhause, von dem sie nur der Feuergefährlichkeit wegen abgesondert wurden; die Badstube und das Schwitzbad in demselben ist eine uralte Eigenthümlichkeit, die nicht erst seit den Kreuzzügen besteht, sondern schon seit der Zeit der leges Bajuwariorum, also seit dem 7. Jahrh. volksthümlich war.

Die Badstuben und Gemeinbäder scheinen auf dem Lande erst im 17. Jahrh. allmählich aufgehört zu haben; es haben wohl mehrere Gründe dazu beigetragen: vor Allem der Wechsel in der Kleidung (s. Cap. XXXI), die öfters waschbar wurde. Die Zunahme des Flachsbaues geht parallel mit dem Verschwinden der öffentlichen Badestuben; mit der Aenderung der Kleidung wurden die volksthümlichen Schwitzbäder entbehrlich und zum Gegenstande der ärztlichen Opposition sowohl auf dem Lande, wie in den Städten; zu diesen Gründen kam im Norden der theure Holzpreis und der rücksichtslose Holzhieb in den sogen. Baderhauen auf Kosten der Gemeinde; ferner die Häufigkeit der Verbreitung der Syphilis (seit 1499) und der pestartigen Krankheiten durch den Besuch der öffentlichen Badestuben, endlich die Unsittlichkeiten und Rohheiten der Badenden, so daß auch noch die Geistlichkeit das Abkommen der Bäder unterstützte.

Das Volk aber hing auch nach dem Aufhören der öffentlichen Badehäuser mit einer großen Zähigkeit des Vertrauens und Glaubens an diesen althergebrachten Kurir-Stätten, den Badereien, deren Besitzer auch wechseln durfte, ohne daß die Frequenz für diese Medikaster nachließ, die, wie im Cap. XV erwähnt werden wird, die niederärztlichen Verrichtungen daselbst vornahmen.

Auf dem Gemeindebadhaus blieb auch später nemlich der sogen. Gemeinbader, welcher z. B. der öffentlichen Bäder die Badsechter (1476) und Badschäffel herzurichten, das zum

Heißmachen des Badwassers nöthige Holz aus dem „Baderhaue" zu besorgen, die Badelauge aus der Holzasche in den Laugenkübeln zu bereiten hatte; der Baderknecht (Gesell) hieß wie heute noch der „Baderwaschel"; den Badehut lieferte der Bader; das Bad-Pfaid (die sog. Bad-Ehre) brachte der Badende meist selbst mit; im Badehause hatte man auch den sogen. Wadel, Wahler, Waller,[1]) ein Handtuch, das heute noch in den Bauernhäusern zu finden ist und früher in den Badhäusern ein Reisbüschel zum Streichen und Peitschen der Haut war; auch die weibliche Reiberin (Lotrix) war in städtischen Badestuben aufgestellt, zu welcher Dienstleistung sich meist (1392) Krankenwärterinen hergaben.

Männlein und Weiblein, Alles badete in aller Naivität in demselben Raume und erst spät soll eine Leichtfertigkeit des Benehmens eingerissen sein; 1531 wurden z. B. in Tölz zwei Männer wegen muthwilligen Abrausens einer Frau im Bade strafrechtlich abgewandelt von Kaspar Winzerer, dem Pfleger von Tölz. — Das Gemeindebad im gemauerten Hause war, wie sein Name sagt, Gegenstand der gemeindlichen Fürsorge und wurde von allen Ständen besucht; zum Samstag-Badbesuche — um 4 Uhr deshalb schon Feierabend — erhielten selbst die Gesellen ihren Badpfennig (1359 auch die Zimmergesellen am Hofe und 1488 der Zimmermeister beim Bau der Frauenkirche zu München 8 Pf. für die Woche); bis auf unsere Tage erhielt sich in Tölzer Bürgerhäusern diese Samstag-Waschung, die familiariter auch die Gesellen und Lehrlinge vornehmen mußten und wozu die Hausfrau Heißwasser und Seife lieferte. — In Peiting mußten die Bauern das Holz zu den Kübeln der Badelauge und zu den sonstigen Requisiten liefern; dafür mußte alle Samstage um 12 Uhr das Bad bereit und fertig sein; der Bader erhielt für diese Herstellung des Bades einen Metzen Hafer oder 12 Pfennige pro Woche.

---

[1]) Von wähen, wahen. Schmeller-Fromann II, 21.

An den Mittwochnachmittagen badete die Schuljugend. Die dem Aussatze (lepra) am meisten unterworfenen Armen hatten Gratisbäder (Seelbäder), später hatten auch die Leprosen eigene Badhütten (Siechenbäder am Siechenbache, z. B. in Tölz); die ganze Einrichtung trug überhaupt sehr dazu bei, daß ansteckende Krankheiten große Verbreitung erreichten, da auch die Prostituirten im Badehause wohnten, umsomehr; zur Pestzeit waren die Badehäuser besonders gemieden und namentlich nach der Vesperstunde war der Besuch der Bäder nach dem Volksglauben gefährlich, da alsdann die Unholdinnen am meisten „antonalen" (s. Cap. Wehrwolf S. 28); daher auch die alte Pestregel: „Geht nicht viel in's Gemeinbad, und wenn Ihr es nicht entbehren könnt durch Gewohnheit, so laßt euch ein Vollbad geben insgeheim und seid nicht lange darin." Die Bader starben in Tölz (1634) und Länggries (1699) als erste Pestopfer. An den drei Donnerstagen des Monats März[1]) waren die sogen. „Märzenbäder", diese und die Bäder im Mai galten als besonders „gesund"; letztere hießen „Maibäder"; an anderen Orten waren es die „Johannesbäder", welche 24 Stunden dauerten und mit dem (in Tölz 1658 polizeilich abbestellten) Johannes-Freitanz endeten. Vor der Hochzeit ging der Bräutigam mit der Braut in's „Brautbad", welches (in München schon 1405) später abgeschafft wurde.

Die sog. Dunstbäder wurden an den herkömmlichen Quatembertagen gebraucht, also viermal im Jahre.

Die von den Gemeinden oder auch von reichen Klöstern oder von Privaten, die ihre Badhäuser vermietheten, aufgestellten Bademeister hießen Bader (s. Cap. XV); in jedem Dorfe sollte nur eine Badestube sein und wo noch keine war, auch keine neue aufgesetzt werden; auch sog. „Gesund-[2])

---

[1]) Das Märzenschneewasser gilt heute noch als ein besonderes Haut-Schönheitsmittel.

[2]) Wie so oft in der Volksmedizin wurde der Begriff des „Gesund-erhaltenden" in den des „Gesundmachenden" umgedeutet; ähnlich gilt auch

Badestuben" nicht, d. h. solche, wo man das für „gesund" gehaltene Schwitzbad nehmen konnte, welche die Bauern bei ihren Häusern hatten, außer bei den Einöden im Gebirge, wo man weit in's eh-hafte (d. h. zu Recht bestehende) Bad zu gehen hatte und wo sie sich demgemäß länger als in den bevölkerten Gegenden des Flachlandes erhielten (meist hatten drei bis vier Bauern eine Badstube).

Auch andere Bäder gab es früher in Oberbayern, z. B. die Lohbäder bei den Lohgerbern an gewissen Monatstagen für Frauen, welche an Blutflüssen ꝛc. litten.

Zu erwähnen sind hier noch die in den Badehäusern üblich gewesenen Räucherungen, die als Nachahmungen der orientalischen Opium- und Haschisch- und der skythischen Hanfsamen-Räucherungen oder auch zur Vertreibung der Krankheitsgeister mittelst Bilsenkrautsamens bewerkstelligt wurden, den man auf die Ofenplatte der Badestuben schüttete; „es machte die Leute aneinanderschlagen mit den Badscheffeln", d. h. sehr aufgeregt (s. Cap. XXII).

Seit der Zeit der Wildbäder sind auch volksthümlich:

a) Die Bäder in den von der Sonne erwärmten Moor-Lacken bei Recidiven des „Kaltvergiftet";
b) die Molken- oder Käswasserbäder bei Scrophulosis;
c) die Ameisenbäder bei Gicht und Rheuma;
d) das Brühwasser der Metzger und
e) Kälberfußbäder für atrophische Kinder;
f) das Abspülwasser der Küche für die Mauck der Pferde;
g) Tröber- und Malzbäder bei Recidiven von Verstauchungen und Kontusionen.
h) Rosmarinblätterbäder mit Weinzusatz bei Lähmungen einzelner Extremitäten;

---

die Geismilch, die Thierwolle, das laufende Wasser ꝛc. für „gesund". Das Altihergebrachte, das Gewohnte ist stets auch das „gesündere", als die Neuerung.

i) Senffußbäder mit Essig bei Congestionen;
k) heiße Handbäder bei Croup und Pseudocroup,
l) Aschen- und Kochsalzfußbäder;
m) Heublumenbäder (s. Cap. XXII);
n) Scharbockkräutlbäder (s. Cap. XXII); ꝛc. ꝛc.

XV.

Die sogen. Bader (balneatores).

Sie waren die Vermittler der mittelalterlichen, ärztlichen Schulweisheit und Handlanger bei dem Baue der Volksmedizin. Ursprünglich waren sie Leibeigene, die noch 1385 z. B. in Augsburg und Umgebung losgekauft wurden; ihr Gewerbe ist vielleicht eines der ältesten, das als „unehrlich" betrachtet wurde; diese Verachtung hing wohl eher mit der Hantirung bei dem von Krankheitsdämonen reinigenden Bade (s. S. 49), wozu sich eben nur Leibeigene verwenden ließen, und mit der Unheimlichkeit ihrer früheren Dienstleistungen zusammen, als mit dem Umstande, daß sie sich erlaubten, mit der Beibehaltung ihres Hauskostümes halbnackt über die Gasse zu gehen; letzteres geschah, weil sie eben als „unehrlich" sich dessen nicht schämten; in den Badehäusern wohnten in den Städten ja auch die Dirnen. Dieses sowie die spätere Sittenlosigkeit und Rohheit in den öffentlichen Badestuben lassen auch das Fortbestehen der „Unehrlichkeit" des Badergewerbes bis in's Mittelalter herein erklärlich finden.

Bei den meisten niederstehenden Völkern wurden die heilkundigen Medizin-Männer als außerhalb der Sippe und Markgenossenschaft stehend angenommen, deren kastenartige Abgeschlossenheit sich noch in den „Erbschmieden" Deutschlands in der Erinnerung erhalten; die Schmiede gelten ja noch als Sachverständige in der Volksmedizin.

Die frühere Beschäftigung der Bader ist zum Theil schon S. 53 Cap. XIV erwähnt; außer der Herrichtung der öffentlichen Bäder und den Hantirungen bei der Reinigung des Körpers (Scheren, Balbiren ꝛc.) waren es besonders die niederärztlichen

Verrichtungen, wie Aderlaß (Cap. XLII), Schröpfen, Klystieren (1445 Christirsackh, passarium, das Volk spricht noch heute vom Kristir). Sie lernten das „Wundarzten“ und wanderten darauf. Vom Volke wurden sie bald wie die Aerzte „Meister“ genannt und die Meisterwurz (s. Cap. XXII. hat wohl von ihnen den Namen bekommen.

An einigen Orten waren die Bader übrigens nebenbei Glaser. Die bayer. Malefiz-Prozeß-Ordnung (1649) kannte noch bei Körperverletzungen keine andere Behandlung, als durch Scherer und Bader, denn sie verordnet: Wird Jemand beschädigt, so sollen die „Barbierer“ die Beschaffenheit des Schadens alsbald der Obrigkeit anzeigen.

Schon vor 1300 stand in Laufen neben der Kirche an der Urfahrt ein Badehaus und 1320 wird daselbst ein Bader erwähnt; 1330 waren Meister Johann und 1337 Meister Friedrich Besitzer von Badhäusern in München; 1332 war eine Badestube in Allach bei Laufen; 1411 Meister Hanns Bader in Mittenwald; 1424 ein Bader am Badhaus in Aibling; 1426 Bader Conrad Pruckner im Flinnsbach; 1463 Bader Thomas in Fürstenfeld; 1468 hatte der Bader an der Badstube im Kloster Indersdorf alles faule Holz im Bade, die Rinnen und Röhren, sowie die Fenster zu ersetzen und erhielt von jeder „Ader“ (Aderlaß) der Klosterbrüder je 1 Pfennig; 1508 Meister Peter, der Bader in Freising; 1517 ein Bader hatte die Ehhaft des Bades zu Pipinsried inne: „dieser solle sie redlich halten, damit die Nachbarn nicht klagen mit Laffen, Baden und Scheren, davon er zum Lohn soll nehmen, wie von Alters hergekommen ist“. Selbst auf dem Lande und auf Einöden saßen Bader, wie die jetzt noch üblichen Hausnamen in solchen Ortschaften bekunden; z. B. der Baderl in Abrain bei Tölz, der Bader in Wörnsmühl (Wernbrechtsbrunnen 1140 im Brunnfeld) bei Miesbach; 1685 ist ein Bader in dem uralten, früher bevölkerteren, kleinen Orte Willing an der Mangfall; 1584 ist ein Bader in Oberflinsbach und Tegerndorf; 1615 ist der fürstliche Leibbader Kaspar Töpfl in München mit einem Jahresgehalte von 94 Gulden bestallt; 1639 ein Bader in Tölz; 1644 ist ein Bader Barbrezl in Oberammergau; 1670 ein Bader in Lenggries († 1699 an der Pest).

Die jungen noch nicht examinirten Aerzte, Bader und und Barbierer durften 1640 im Traunsteinischen nicht „prakticiren“ und, was damals die Hauptleistung dieses Praktizirens gewesen zu sein scheint, kein Purgirmittel geben; das „Handwerk der Wundärzte und Bader“ hatte das Recht, Lehrjungen aufzudingen, ledig zu zählen und unter gemeiner Stadtfertigung (Traunstein) Lehrbriefe auszustellen.

Auf dem Lande waren diese Bader die einzigen Stellvertreter der städtischen Aerzte; aus ihnen entstanden durch die von der Regierung eingesetzten Schulen die Wundärzte (1633 in Aibling z. B; 1643 sind daselbst 3 Wundärzte), dann die Chirurgen, später (1822) die Landärzte; sie übten größtentheils chirurgische Praxis aus.

1706 behandelt z. B. der Bader Wörschl in Aibling die aus der Schlacht bei Sendling zurückgekehrten verwundeten Oberländer. 1784 bestand das Geschäft eines Dorfbaders in Lenggries nach seinen Kalendereinträgen in der Abgabe der unvermeidlichen „Schmieren“ (Kindersalbl, Mandelöl), einiger Tigel mit Rosenhonig an die „Waiselknaben“ des v. Hörwart'schen Waisenhauses daselbst, im Scheren, Balbiren, Aderlassen (15 Kreuzer), Kaxlgeben (15 Kreuzer), Eröffnen von Abscessen (48 Kreuzer), Einrichtung eines gebrochenen Düchs (Oberschenkel-Hals-Fraktur); Anzapfen (Punktion des Ascites 1 Gulden).

1782 schreibt[1]) Dr. Ströber, Landrichter in Tölz: „Die gesunde Nahrung, vorzüglich die besondere Reinlichkeit dieser Gebirgsleute, verhilft ihnen allein zu einem fröhlichen und im Durchschnitte auch sehr hohen Alter[2]) und ersetzt die Geschicklichkeit der Dorfchirurgen, die meist Nichts als Bartscherer sind.“

Und doch konnte bis auf unsere Tage der prakt. Arzt auf dem Lande erst dann als Arzt sich niederlassen, nachdem er sich die altgewohnte Kurirstätte, eine Baderei, erworben hatte, um genügende Aussicht auf Unterhalt zu haben, bis

---

[1]) In seiner „Beschreibung des Landgerichts Tölz“.

[2]) Die durchschnittliche Lebensdauer in der Pfarrei Jachenau z. B. ist 45 4/12 Jahre (1668—1867); s. Zeitschr. f. Anthropologie, Ethnol. und Urg. Bayerns IV, 1. 2.

die Freigabe der ärztlichen Praxis unter Obermedizinalrath von Pfeuffer dieses mittelalterliche Ueberbleibsel beseitigte.

XVI.

Die Scherer (balbatores).

Die früher ebenfalls, wie die Bader, leibeigenen Scherer waren erst um das Jahr 1200 in Deutschland aufgekommen; bis dahin kam das Scheren des Haupthaares und wahrscheinlich auch des Bartes nicht vor; es galt dieß sogar bis zu jener Zeit als Beschimpfung (cf. Thassilo, Adalger, Gaiowomar); Zauberinen wurden kahl geschoren und noch heute ist „der Gescherte" ein Schimpfwort; später erlaubten die hohe Würde und der Krieg einen Vollbart zu tragen, und klösterliche Laienbrüder, welche 1256[1]) noch Bärte tragen mußten, wurden die „Bärtlinge" genannt; die Laien durften sich im 12. Jahrh. den Bart nicht scheren; eine zu diesem Behufe angestellte Wasserprobe war für die Zuschauer genügender Grund und Beweis für die göttliche Offenbarung dieses Verbotes (Riezler[2]).

Die Mode ist jedoch auch damals schon ein Tyrann gewesen und im späteren Mittelalter hatte fast jedes Dorf seinen „Scherer", wie der heute noch vielfach zu treffende Haus-Namen „zum Scherer"[3]) bekundet, der sich wahrscheinlich im Besitze einer Dorf-Badstube befand; in den Dörfern kam es wohl nie, wie in den Städten, zu einem Streite zwischen Badern und Scherern wegen Konkurenz und Geschäftsübergriffe; in den Städten hatten die Scherer ihre Scherstuben (1630

[1]) Siehe Fugger, Chronik v. Fürstenfeld.

[2]) Geschichte Bayerns I, 123.

[3]) Die Schaafschur besorgen bekanntermaßen die Bauern selbst. In den Urzeiten rupfte man die Wolle dem Schaafe aus. — Die heute noch vor jeder ländlichen Barbierstube aufgehängten Schüsseln aus Blech waren im Mittelalter oft reich verziert, mit Allegorien ꝛc.; im 18. Jahrhundert gab es auch Rasirschüsseln aus theurer Fayence.

Schererey), in welchem Scheren und Kämme verkauft wurden; sie besaßen auch meist (gekaufte) **Badstuben**, z. B. der Scherer in Miesbach (1483) und Ludwig der Scherer zu Schrobenhausen auf dem oberen Badhause (1391).

Auch die Scherer machten die Ausübung ihres Geschäftes von dem **Gange der Jahreszeiten** abhängig; nur im wachsenden Monde und im Zeichen des mähnentragenden Löwen oder der üppigen Jungfrau sollte man die Haare schneiden, welche Mahnung sich bis auf unsere Tage erhalten hat; die abgescherten Haare sollen verbrannt oder unter einem lebenden Baume vergraben werden; diese und das Abschabsel der Fingernägel, die abgeschnittenen Fingernägel[1]) selbst sollen das Wachsen der Blumen und Bäume befördern. Wenn man am Charfreitag unterm Zwölfuhrratschen die Fingernägel schneidet, so bekommt man kein Zahnweh mehr, sagt das Volk.

Wie die Bader „arztelen", so baderten die Scherer und wurden so eine Art Unterbader, die namentlich z. Z. Kaiser Maximilian I. als sogenannte **Feldscherer** mit in's Feld genommen wurden. Manche Feldscherer erwarben sich durch ihre Tüchtigkeit bald eine geachtete Stellung.

Der berühmte Arzt Malachias Geiger, aus einer Rosenheimer Arztesfamilie, war 1594 ein solcher Feldscherer. 1632 hatten auch die Landfahnen von Dachau und Wolfratshausen auf je 500 Mann einen Feldscherer; 1633 fällt der Wundarzt von Aibling als Feldscherer im Kampfe gegen die Schweden; 1694 war ein Hofbalbier im Türkenfeldzuge und behandelte den türkischen Dollmetsch des Kurfürsten von Bayern an einer erhaltenen „Pfeil"-Schußwunde 12 Wochen lang. Auch der Bader Wörschl in Aibling war als Feldscherer in den Türkenkrieg gezogen und die von den Klöstern Benediktbeuren und Tegernsee 1703 aufgestellten Truppen der Landesdefension (Gebirgsschützencompagnien) hatten einen Johann Geiger aus Laingrueb (Benedictbeuren) zum Feldscherer.

---

[1]) Fingernägelabschnitte von einem noch nicht 6 Wochen alten Kind sind ein Amulet im Frankenwalde (s. Flügel l. c., S. 26), das unsichtbares Stehlen ermöglicht. (Rudiment des Opfers eines unschuldigen Kindes.)

Erwähnenswerth dürfte hier sein, daß aus der Sippe der Scherer manch' gelehrter Herr hervorging; so war z. B. der Baseler Stadtarzt Windegger, welcher 1498 den berühmten Baseler Wandkalender machte, zuerst *Schererknecht*, dann Stadtarzt, dann Universitätsprofessor, zuletzt Rector dieser Hochschule.

XVII.

Der Wasenmeister, Schinder, Scharfrichter und Metzger.

Der *Schinder* oder Meister (Wasenmeister ist eine neuhochdeutsche, nicht sehr volksübliche Bezeichnung) liefert heute noch mehr durch die Kraft des Glaubens heilsame Schmieren als die Apotheke eines kleinen Ortes. *Roß-, Hunds-* und *Katzenschmalz* bilden das Constituens dazu. Abdecker, kurzweg auch Meister genannt, haben, wie die Scharfrichter, nach dem Volksglauben eine besondere Kraft für geheime und sog. Sympathiemittel, womit sie besser zu kuriren verstehen, als die Aerzte mit den Mitteln der Apotheke.

In den Hechsenprozessen bilden namentlich die *Scharfrichter* (*Nachrichter*) eine gewichtige Rolle, da sie als Sachverständige nach dem Hechsenzeichen (ehemaliges Bundeskultmal) suchen mußten, das sie um so leichter fanden, als sie von jeder Verurtheilung einer Hechse einen persönlichen Gewinn hatten; hatte sich der Scharfrichter durch hundert Hinrichtungen ehrlich gerichtet, so wurde ihm das Mediziniren sogar rechtlich erlaubt. — Der Scharfrichter von München wurde auch zu gerichtlichen Exekutionen auf's Land, z. B. nach Tölz, ausgeliehen; in München hatte er außerdem die Oberaufsicht über die Prostituirten; durch seine Stellung kam er in den Besitz von *Blut der Hingerichteten*, ein Volksmittel, welchem große übernatürliche Kräfte zugemuthet wurden (s. Cap. XXXIII und Cap. I), z. B. schußfest zu machen, Diebe zu stellen, Geister, Hechsen und Wetter zu bannen und Gesundheit zu verschaffen. Seine angebliche Gewalt imponirte dem Volke so, daß man z. B. in München vor ca. 80 Jahren, wenn man sich ihm zu Kuren empfehlen wollte, ihn mit „Gestrenger Herr“ betitelte.[1])

Sogar der Galgenstrick brachte nach früherer Volksmeinung Glück, und Alles, was von Leichen der Verbrecher erhascht werden konnte, war heilsam gegen die verschiedensten Krankheiten. Das Gesetz von der Herrschaft des Rudimentes, hier des Menschenopfers, bestätigt sich in solcher Weise (s. Cap. XXXV.)

Auffallend ist, daß der Anatom[2]) in der volksthümlichen Zoologie, der Metzger,[3]) der seinen Namen aus dem romanischen mazzare hat (massicare[4]), sich niemals mit der Thier- oder Menschenheilkunde abgibt; nur das Metzgermesser (Fallbeil) hat nach dem Volksglauben eine Wirkung gegen den Seitenstich, wenn man es dreimal im Namen der heil. Dreifaltigkeit[4]) in's Wasser stößt, das man hernach dem Kranken zum Trinken gibt.

In gleicher Weise wirkt auch das Messer, mit dem man sich verletzt hat, heilsam, wenn man dasselbe in die Salbe stößt, mit welcher die Schnittwunde verbunden werden soll. Sensenschnittwunden heilen rasch nach dem Volksglauben, wenn man die betreffende Sense in den Abtritt wirft.

Vom Metzger bis zum folgenden Kapitel, den Aerzten, ist scheinbar ein weiter Sprung; doch nicht im Gedankengange des Volkes, das jeden Arzt vor einem schmerzhaften chirurgischen Eingriffe als „Schinder“ oder „Metzger“ betrachtet, welche An-

---

[1]) Professor Martin „Ueber ehemal. Richtstätten in München und ihre Volkssagen“ im Oberb. Archiv XXXI.

[2]) Die wissenschaftliche Anatomie des Menschen führte erst Mondini de Luzzi zu Bologna in die Reihe der Universitätsstudien ein; er war es, der zuerst 1315 trotz Kirchenbann zwei weibliche Leichname öffentlich zergliederte.

[3]) Weigand, l. c. III, 87, nach Wackernagel macellarius.

[4]) Oefters wird den 3 Heilräthinen (saligen Fräulein) früherer Zeiten die hl. Dreifaltigkeit vom Volke untergeschoben.

nahme durch die hochweise Verordnung eines löblichen Magistrates in einem oberbayerischen Marktflecken ihre Bestätigung findet.

Dieselbe betrifft eine Feuerordnung des Marktes X. vom 17. März 1854, welche unter II A, § 25 und 26 folgende Weisung enthält:

§ 25. Die Wundärzte:

a) Dr. N., prakt. Arzt,

b) Landarztwittwe X. durch ihren Badergesellen(!) sollen . . . . . nicht eher abgehen, als bis alle Gefahr gänzlich abgewendet ist.

§ 26. Die Metzger überhaupt haben sich . . . . . . einzufinden.

Jedenfalls gibt diese hochweise Magistratsverordnung keine Veranlassung, gegen diese Ueberhaupt-Collegialität der Metzger zu protestiren.

Nach dem chirurgischen Eingriffe ist jeder Arzt geschätzt und gerne gesehen.

XVIII.

Aerzte (Medici, ahd. lâhhi).

Im frühen Mittelalter waren die Aerzte meist herumziehende Heilkünstler, die auf Jahrmärkten ihre „Arzt-Bühnen“ und „Kramläden“ aufstellten und dem Volke in marktschreierischer Weise ihre Kunstfertigkeit anboten; von Zungenfertigen sagte man: „Er kann reden wie ein Arzt“ [1]); die Aerzte trugen eigene verbrämte, erzliche (1579) Kleidung und ließen sich ein Büblein (famulus) oder Knecht nachgehen (auch die späteren Feldscherer).

Der Name „Arzt“ wird von Weigand [2]) wohl am richtigsten erklärt: archiater oder ἀρχίατρος = Erzarzt: Arz- (= archi) at mit Wegfall des auslautenden r, sowie des i in iatr nach ch und deshalb a ohne Umlautung des anlautenden a (arzat).

Der Name „Arzt“ entspräche also unserem „Oberarzt“ und wäre aus Griechenland über Italien zu uns gekommen. Um das Jahr 1100 treten übrigens in Deutschland auch „medicinaere“ [3]) auf. Der althochdeutsche Ausdruck für Aerzte ist: lâhhi. Mit der Entwickelung der Heilkunde steht es im

[1]) Baader.

[2]) Deutsches Wörterbuch 1873.

[3]) Weigand l. c.

vollen Einklange, daß es auch Aerzlinen früher gab (1449 Arztatinen) und daß namentlich in den Klöstern die Nonnen dem Heilberufe oblagen.

Mit Recht stellt der Reichsstadt-Augsburgische Physicus Dr. Minderer (1621) Marktschreier, Quacksalber und „die selbstgewachsenen Aerzte“ der damaligen Zeit auf eine Stufe. Die Münchener hingen sogar einmal einen solchen „fahrenden Arzt“ (1529) an den Galgen auf. Die Medikamente dieser medici circumforanei[1]) wurden 1627 bereits in Bayern durch das collegium medicinale geprüft.

Die Land- und Polizei-Ordnung für Ober- und Niederbayern (1649) schreibt noch vor:

Es sollen auch die Schnitt-Artzt oder Oculisten im Land, sie seien denn in einer wohlbekannten (!) Stadt oder Mark als Burger angesessen oder wenigstens von dem Landesfürsten zugelassen (es hätte denn ein Patient einen sonderbar Berufft) nit geduldet werden; dergleichen Schnitt-Arzt oder Oculisten (er hab von den Medicis Urkund oder nit) biß er bei deß Landsfürsten Residentz-Stadt durch die Leib- und andere Medicos, auch einen approbirten Schnitt- und Augenartzt, der Nothdurfft nach examinirt, sich der Schnitt-, Augen- und anderer Artzeney nit gebrauchen: Welche aber für tauglich erkennt, denselben solle von den Medicis Urkunden, wie weil sie zugelassen, ertheilt und jeder Obrigkeit vorgewiesen werden, diejenigen aber, so nicht ordentlich gelernt oder aber, wenn sie gleich gelernt, aber ungeschickt, mit nichten gestattet werden. Und sollen durch die examinirende Medicos (darunter aufs wenigist 1 approb. Schnitt- und Augenartzt sein soll) ohne Vorwissen deß Landsfürsten nicht mehr als 6, nemlich 3 im Oberen und 3 im Unterlande Bayern gestattet werden. Wann sie einen andern lehrer wöllen, sollen sie denselben obgedachten Examinatoren, ob er tauglich, vorstellen, alsdann wenigist auf vier Jahre „aufdingen“, dann nach solcher Zeit, wenn er geschickt genug, von den Examinatoren ein Lehrbrieff soll zugestellt werden, doch gesellenweiß einem Meister so lang dienen, biß er im Land selbsten Meister wird und sich Interim daß Schnitt- und Augen-Artzney zu gebrauchen, ihnen nicht gestattet werden, deßgleichen sollen diese Schnitt- Augen- und Wundartzt auf den Jahr- und Wochenmärcken wie andere Zahnbrecher und Salbenkrämer (s. S. 71) nit feil

[1]) Sie spielten sogar öffentlich als Comödianten.

haben, sondern vielmehr einen burgerlichen erbaren (!) Wandel führen und ihre Patienten mit übermässigen Besoldung (außer was auf sie gehörig) nit beschweren, im widrigen sie gar sollen abgeschafft werden. Sollen also die Schnitt- Augen- und andere dergleichen Arzt ohne Ausweisung ihrer Urkunden, welche sie aller Orten aufweisen sollen, nicht gestattet werden, im Widrigen zum Verhafft genommen und ohne von sich gegebene Urphedt (Urfehde), daß sie ohne Erlaubnuß (bei Leibstrafft) ihre Schnitt- und Augenarzney nit mehr treiben wollen, nicht erlassen werden.

Gab es auch bereits in Bayern zur Zeit des letzten Agilolfingers Aerzte und läßt auch die Sage bereits Pipin, den Vater Karl d. Gr., auf seinem Irrwege zur Reismühle von einem sternkundigen Arzt begleitet sein,[1]) so waren es doch vor Allem bloß Geistliche und Juden in jenen frühen historischen Zeiten, welche sich mit der Arzeneykunst beschäftigten. Der Zug der Kranken, welche in fremden Ländern Hilfe suchen wollten, ging damals (12. Jahrh.) nach Italien (Salerno, später Padua); von Italien aus und durch die Vermittelung der Lombardey kamen die medicinischen Anschauungen auch nach Bayern, wo sie relativ früher als in Norddeutschland im Volke sich einwurzelten. Das in jenen Zeiten bedeutendere medicinische Wissen jenes Landes, d. h. wohl die besseren Erfolge der Aerzte desselben, die in Deutschland (Bayern) üblich gewordenen medizinischen Ausdrücke, welche aus Italien stammen, (wie amme, arzt, cucurbitae, latsche, fontanelle, flieden, magister.[2]) die Gleichartigkeit vieler Volksmittel, der rege Verkehr, der zwischen beiden Ländern durch die wälschen Hausirer und Krämer[3]) aus der Lombardey vermittelt wurde, das frühzeitige Auftreten eines „Doctor's aus der Lombardey" (1345) in München, manche Krankheitsausdrücke, die einen romanischen Ursprung haben, wie materie, zitterach, der

---

[1]) Bavaria I. 298.

[2]) Schon im 8. Jahrhundert in Meister verdeutscht.

[3]) Das Wort „Kramer" ist nach Schmeller selbst romanisch von crompare (comparare), crompar, Kramb-Laden.

lombardisch bruder (1605), die Namen der meisten Küchen- und Apothekenpflanzen (wie Attich, Anis, Fenchel, Kohl, Koriander, Kümmel, Limonie, Lor-Beer, Liebstöckl, Lamparter, Lavendel, Minze, Rettich, Zwiebel rc.), das „Walchenbüchlein" (s. Cap. XXXVII), das „Venediger" Männlein, welches Metall- und Salzkunde verbreitet, die Hechsenzusammenkünfte in „Venedig" (s. S. 22) der „wälsche" Hahn (Trulhahn, Pip-Städl), das „Wallachpferd (Castration), (s. Cap. XLVIII), alle diese Momente sprechen für einen Import volksthümlicher Medizin aus dem romanischen Wälschlande nach Bayern.

Wissenschaftlich gebildete Aerzte gab es in Bayern natürlich erst, als die Universitäten (1472 Ingolstadt) diese schufen. Den Geistlichen, welche, wie erwähnt, zuerst „arzleten", wurde später das Studium der Arzneykunst bei Strafe der Excommunikation verboten. Nach absolvirtem Studium war der Arzttitel magister (Meister); auf dem Lande sind solche wissenschaftlich gebildete Aerzte noch nicht zu finden[1]) bis zum Ende des 15. Jahrh. (noch 1586 z. B. mußten gerichtlich-medicinische Fälle des Pfleggerichtes Tölz durch die Münchener „geschworenen Aerzte"[2]) beurtheilt werden); der erste historische „Arzt" des Oberlandes ist der im Libellus medicinalis von Tegernsee 1497 genannte Johann Eichenfelder, „Palpier und Arzt". Dasselbe Buch führt auch auf als große „Chirurgen" die Klosterbrüder Michael und Chrysogonus (s. Cap. (XLIX, g); der Abt von Beuerberg dagegen reist 1509 noch zur Kur nach München, was dem Kloster an 1000 fl. gekostet hat; in München werden schon 1291 Magister Ott 1325 Stef. Tömmlinger und Meister Berchtold als Stadtärzte angeführt.

1345 sind es bereits vier: Michael Tömmlinger (aus einer Arztfamilie), Meister Berchtold, Meister Ulrich und der „Doctor aus der Lombardey";

---

[1]) 1411 ist ein Meister Bader in Mittenwald, der, wie sein Name sagt, ein Bader mit dem Volkstitel Meister war.

[2]) Zum Unterschied von den Badern, welche auch „arzleten", so benannt.

außerdem wurde Meister Ullrich von Bus 1337 von dem Münchener Patrizier L. Pütrich aus Friedberg in der Wetterau geholt „zuem arzeneyen“; auch der Herzog Johann von Bayern ließ sich von demselben behandeln; die bayer. Herzöge hatten schon früh ihre eigenen Leibärzte, die sie Anfangs nach Gutdünken wechselten, aber auch oft reichlich honorirten; 1460—75 z. B. stellte Ludwig d. R., welcher an einem Podagra laborirte, fünf Leibärzte auf, anstatt seine Lebensweise zu ändern. Erwähnenswerth ist auch der Wechsel der Titulaturen der Aerzte im Laufe der Zeit.

1291 Magister Ctl, Physicus (und Leibarzt des Fürsten, von welchem er jährlich einen spado, Wallachpferd, oder das Geld zu einem palefred, Zelter, erhielt), 1325 Magister Berchtold, 1345 Magister Ullrich und der Doctor aus der Lombardey in München, 1406 Wundarzt Narus in München, 1458 Rudolf de Hörlingen, medicus et artium Doctor, Decanus ad St. Petrum Monachii,[1]) 1462 Meister Heinrich Stiefelsteiner, Doctor der Arzeney (Leibarzt des Herzogs Ludwig d. R.), 1465 Doctor Johann Hartlieb, Lehrer der Arzeneykunde (er erhielt von Herzog Albrecht III. die Synagoge, die Marterstätte der Juden, in Passau zum Geschenke), 1471 Meister Abraham, der Jude (Arzt Herzogs Ludwig d. R.), 1474 Doctor Hanns Bareut, 1475 Doctor Ullrich Roß, 1478 der hochgelehrte Rath ordinarius in der Ertzeney zu Ingolstadt, Doctor Erhard Windsperg, 1486 Doctor medicinae Cyriarus Weber, medicus clarissimus ducis Alberti, 1490 Doctor med. Anton Perenrieder (ein Schüler des Abtes Narriß von Benedictbeuern), 1509 Peter Herb, Doctor in der Arzney in Schongau, 1514 der ehrsame und hochgelehrte Gregor Hoffstetter, der Erzney Doctor und geschworener Leibarzt (München), 1533 Doctor medicinae und fürstlicher Leibarzt Panthaleon Brunner (er erhielt Staffelsee und Schweigaunger zum Geschenke „damit dem Herzoge obgenannter Prunner bisher gutwillig erschienen ist und hinfür an seines Erbietens noch thuen solle und mag“),[2]) 1550 Landgerichts-Physicus Weber in Landsberg, 1584 des Herzogs Wilhelm d. F. Leibdoctoren Ginzinger und Faber (München), (Faber erhielt 1615 644 Gulden Sold), 1620 der Kaiserlichen Reichsstadt Augsburg bestellter Physicus Dr. Minderer, Verfasser einer Kriegs-Arzeneykunde); 1629 Ferdinand Sagittario, churfürstl. Durchlaucht in Bayern Rath und Leibmedicus 1615 Georg Aembß, Leibmedicus

[1]) Ueber diesen Geistlichen und Arzt, der als Dechant in München seine Stadtphysikus-Stelle in Regensburg niederlegte, aber in München fortpraktizirte (Dr. theolog. et med.) siehe Arch. d. hist. Ver. f. Oberbayern XV. S. 209.

[2]) S. A. d. H. V. v. Ob. IX. S. 134.

des Herzogs (er erhielt 500 Gulden p. a.), Thomas Thiermayer, „so sonsten Stadt-Medicus ist,“ (er erhielt 150 Gulden p. a.), Tobias Geiger, fürstlicher Leib-Wundarzt (er erhielt 200 Gulden p. a.); 1630 Doctor med. Eyermair, Feldmedicus im Groß'schen Regiment. 1634 der Landschaftsmedicus Dr. Rud. Spänholz in Burghausen (er behandelte den gefangenen schwedischen Feldmarschall G. Horn); 1636 der churf. Hauptstadt München Medicus, Physicus ordinarius, hauptstädtischer Schnittarzt Malachias Geiger; 1640 Dr. med. Streicher, Stadt-Physikus in Traunstein; 1677 Franz Dominikus Grembs, phil. et med. doctor, Römisch Kais. Majestät Geheimer Rath und Comes palatinus, auch des Kll. Stifts und der Stadt Hall im Innthal bestellter Medicus; 1687 Georg Hackl, Doctor, welcher 1727 als Klosterarzt in Benedictbeuren starb.

Die Fahrt eines Tölzer Arztes nach Holzkirchen (drei Stunden) kostete am Ende des vergangenen Jahrh. nach gerichtlichem Entscheide 18 Mark; heute wäre dieser Preis zu hoch; man sieht also, bei gesteigertem Werthe des Lebens ist die ärztliche Hilfe billiger geworden.

Bei brieflichen Anreden hatten (1725) die Aerzte folgende Prädikate:

a) Der Leibarzt: Hochedler, Hocherfahrener, vester und hochgelahrter Herr N., der Arzney berühmter Doctor, wie auch Hochfürstlich N.'scher Hochverordneter Leibmedicus zu N.!

b) Der Stadtphysikus: Hochedler, Hocherfahrener, fest- und hochgelahrter Herr N., der Arzeney berühmter Doctor, auch Hochansehnlicher Stadt N. Physikus, Ordinarius zu N.!

c) ein gewöhnlicher Landmedicus aber: Hoch-, Wohl-, Edler, Hocherfahrener, fest- und hochgelahrter Herr N., der Arzeney berühmter Doctor, wie auch Hochansehnlicher Landmedicus zu N.!

d) der Regimentsfeldscher: Ehrenfester und kunsterfahrener Herr N., wohlbestallter Regimentsfeldscherer bei N. wohllöbl. Regiment zu N.!

e) der Barbier: Ehrenfester, vorachtbarer und kunstreicher Herr N. vornehmer Barbier und Wundarzt zu N.!

f) der Apotheker: Wohl- und ehrenfester, wohlvornehmer und großgeachter Herr N. vornehmer Apotheker zu N.!

XIX.

Die Apotheke.

Das Wort Apotheke (1424) kam von den Wälschen, die ihre Waarenniederlage apothêca nannten; der schon im 6. Jahrh. (Italien) vorkommende apothêcarius bedeutete damals soviel wie Lagerdiener. 1469 hieß die Apotheke in Deutschland cralhuyss = Krauthaus,[1]) welcher Name in unserer Gegend nie volksthümlich geworden zu sein scheint.

Die Apotheke in unserem gegenwärtigen Sinne wird in der Volksmedizin wenig benützt. Die erste Apotheke war wohl in den Urzeiten der Vorrath an heilsamen Gewürzen und Kräutern, die das pflanzenkundigere Weib gesammelt hatte. Die „Kräutlweiber" und „Wurzeltrager", die hausirenden oder seßhaften „Gewürz-Krämer" werden dann die Arbeitstheilung übernommen haben, wozu sich der Tiroler Salsen-Händler gesellte. Auf den Einöden und dem Lande jedoch waren es vom frühesten Mittelalter bis auf unsere Tage wälsche (khawderwalch 1379) Krämer (nach Schmeller ein romanisches Wort von comparare, crompare) aus der Lombardey, dem Friaul und aus Savoyen oder vom Venediger Markte in Mittenwald, der Kraxentrager aus dem Werdenfelser „Landl", welche mit Leinwat (s. Cap. XXXI) Zwiebeln (cipula), Limonien, Feigen, Lorbeerblättern, Loröl, Skorpionen, Schwefel, wilden Wurzeln und Granatäpfeln (Margramäpfeln, malum granatum, im Mittelalter ein Ersatz der Chinarinde bei Fieber), Theriak,[2]) Oelen, Latwergen, Safran, Pfeffer rc. hausirten (1531 hausirer); außerdem zogen die fahrenden Quacksalber[3]) (medici circumforanei) und in den Pestzeiten die

---

[1]) Weigand l. c. 1, 63.

[2]) Siehe Capitel XLIX. k.

[3]) Vom niederdeutschen quacken = wie ein Frosch schreien.

Therial-Krämer von Ort zu Ort, wo sie ihre Stationen (Buden, podeca) aufschlugen und ihre Waare verkauften, die sie meist vom Venediger Gewürzmarkte bezogen hatten. Solchen „Stationären", Wurzelgräbern und anderem vagirenden Gesindel wurden (1650) die Buden auf den Jahrmärkten visitirt.

Die bayerische Land- und Polizeiordnung unter Max Emanuel (1649) schrieb noch für Ober- und Niederbayern vor:

„Die ausländischen Zahnbrecher, Salben-, Oel- und Wasser-Kramer (es hätte denn einer von dem Landesfürsten Urkund) sollen im Land nit gedultet werden; aber die inländischen solchergestalt, wann sie um ihre Salben oder Arzeneyen vorher examinirt und für Recht erkannt worden sind, und wenn sie auch derentwegen Urkund aufzuweisen haben; doch Gewürzkrämer sowohl ausländische als inländische sollen wohl als Kramer und nicht für Arztien passirt (gedultet) werden; aber auch, daß sie nicht schreien." Die ausländischen Kramer brachten damals Oel, Reis, Seife, Zwetschgen, Parmesankäs, Kastanien, wälsche Früchte ɪc. und namentlich gestoßenes Gewürz in das Land; letzteres feil zu bieten wurde jedoch mit der gleichen Verordnung nur mehr den inländischen Kramern erlaubt, „doch gerecht, unvermischt und unverfälscht soll das gestossen Gewürtz jederzeit verkauft werden; doch von den Obrigkeiten etlichmal im Jahr jetzt in diesem, auf eine andere Zeit in einem anderen Kramladen, unversehens und ungewarnet eingeschickt und der Nothdurft nach beschauet (werden); auch „die Verbrecher", wenn Falsch darinnen gefunden wird, nach Größe deß „Verbrechens" schwerlich gestraft werden."

Bezüglich der Apotheker verordnete derselbe Erlaß im XI. Tit. 3. Buch:[1]

Die Apotheker sollen durch die Medicos und andere dazu verordnete, geschickte Personen, welche vorher ihrer Pflicht zu ermahnen, zweimal im Jahre nicht nur obenhin, sondern mit Besichtigung aller Simplicien und Materialien visitirt und die ungerechte, verlegen, auch untaugliche materialia hinweggethan werden.

Es sollen auch die Apotheker, daß sie wissentlich kein verbotten oder gefährlich Stuck brauchen, noch eines für das ander, ohne Vorwissen des Medici einmischen, sondern wie es der medicus vorgeschrieben, mit großem Fleiß, dem Armen als dem Reichen, durch sie oder ihre Diener bereiten

[1]) Land- und Polizeiordnung V. Titel, 4. Buch.

wöllen, jährlich von der Obrigkeit in die Pflicht genommen werden. Sie sollen auch so viel möglich, ihren Apotheken selb abwarten, auch gute, erbare und geschickte Gesellen, welche gleichfalls die Pflicht thun sollen, aufnehmen.

Item soll ohne Erlaubniß der Medicen von den Apothekern (ausgenommen, was gemeine und alt mit Gifft oder ander schädlichen Stucken präparirte Artzneyen seynd) niemand curirt oder jemänden Recept vorgeschrieben werden.

Die seßhaften Gewürzkrämer[1]) in größeren Orten und Städten hießen schon frühe Apotheker (im 13. Jahrh.); in München ist 1325—45 Meister Wilhelm Marquard Drechsel Apotheker; in Regensburg ist 1291 bereits ein apothecarius erwähnt, welcher bedeutende Sendungen an Wachs, Pfeffer, Safran und Spezies an das herzogl. Hoflager in Wolfratshausen zu liefern hatte, wo die institutrix Adelheid (Aelle) sie in Empfang nahm.

Die Apotheke in unserem Sinne war die Nachfolgerin der La spezeria (mittellat. speciaria, Gewürzhandel, specier der Spezereihändler im 14. Jahrh.), unseres heutigen Spezereiladens, welche täglich das verschleißte, was der wälsche Hausirer frischer, aber selten brachte; die zuerst in Klöstern und Städten auftretenden Apotheken übernahmen vom 13. Jahrh. ab den Verschleiß der medikamentösen Gewürze ꝛc. und standen bereits im 15. Jahrh. unter der Aufsicht der „bestallten“ Aerzte, im 16. Jahrh. unter der der Gemeindebehörden; von letzteren wurden die Stadt-Apotheker auf die erlassenen Verordnungen beeidigt.

1615 ist Balthasar Stoeckl in München Hofapotheker mit einem Jahresgehalt von 252 Gulden und mit einem Personal von 1 Gesellen, 1 Jungen, 1 Tagwerker.

Auf dem Lande waren es meist die nahen Kloster-Apotheken (z. B. Benediktbeuern, Tegernsee, Reutberg,

---

[1]) Gewürzkästchen mit Reiber und Gewürzmörser aus dem Mittelalter finden sich in fast allen größeren Museen, z. B. Nationalmuseum in München, noch erhalten; ebenso Balsambüchslein und Arzneibehälter ꝛc.

Dietramszell ꝛc.), welche dem Volke die verschiedenen Theesorten und sonstigen damals geläufigen Mittel lieferten, wobei natürlich die chemischen Präparate (Salze), wie auch heute noch in der Volksmedizin, am schwächsten vertreten waren, da diese erst seit der Entwickelung der Chemie in den besseren Stadt-Apotheken zu haben waren; dagegen waren die Klosterapotheken in Folge ihrer botanischen Gärten (Meichelbeck schreibt in seinem Chronicon Benedictopur.: In monasterio B. 1579 hortus variis peregrinis herbis exornatus fuit; s. auch S. 5) und ihrer frühzeitigen Ausübung der Weinläuterungen und Destillation (s. Cap. XXIII) wohl die ersten Werkstätten für Essenzen, Geiste, Tincturen, Liqueure ꝛc.[1]); fast jedes Nonnenkloster hat ja noch heutzutage sein besonderes Spezial-Liqueurchen (Liqueure wurden erst seit der Mitte des 18. Jahrh. dargestellt).

In der Mitte des 17. Jahrh. bezogen die Klosterapotheken ihr Material schon größtentheils aus den größeren Stadt-Apotheken (z. B. das Kloster Indersdorf hatte allein 1200 Gulden Apothekenschulden an einen Münchener Apotheker); nach Aufhebung der Klöster (1805) kamen die meisten Apotheken derselben als sogen. Landgerichts-Apotheken an den Sitz des Kgl. Landgerichtes; so z. B. die 1678 eingerichtete Pharmacopolia von Benediktbeuern 1806 nach Tölz; nur ein kunstvoll gearbeitetes Eisengitter mit Aufhänghacken für die Waagen hat sich aus jener Zeit noch in Tölz erhalten (im histor. Vereins-Museum daselbst).

Die Stadt- und Klosterapotheker waren aber nicht bloß Hersteller von Pflanzentinkturen, Balsamen, Essenzen ꝛc., sondern auch Konditoren und Lebzelter (libetum der Klosterküchen), welche die „Schleckerln“, „Zelten“ (1656) verkauften und noch verkaufen; die „Brodzeltchen“ und „Kraftzeltchen“ mit dem Buchstabenstempel J H C, welche im Mittel-

[1]) v. Hellwald, Kulturgeschichte.

alter noch die Menschen als besonders heilsam erhielten, werden heute nur noch dem kranken Vieh in's Futter gegeben. Die Husten- und Wurmzelteln aber fristen ihre Existenz noch fort und werden von Konditoren, Lebzeltern und Apothekern bezogen. Die früher gebräuchlichen Agatha-, Erhardl- und Lukaszeltchen (Celt-Kuchen) der Klosterküchen sind verschwunden.

Das Apotheken-Inventar war im Mittelalter ein solches, wie es der heutigen Volksmedizin noch entsprechen würde, z. B. gepulverte Edelsteine (Kultstein-Rudiment), gedörrte Kröten (noch 1815 von Virey im Journal de Pharmacie p. 319 als „empirisches“ Mittel bei Epilepsie entschuldigt), gebrannte Maulwürfe, Elens-Hörner und Klauen, Wolfsherzen, Wolfsgalle und -Leber, Viehmist, Hirsch- und Bocksblut, Hühnermagen (Inglavin 1887!), Hechtzähne, Krebsaugen, Schlangenfett, Mückenfett, calcinirte, geraspelte Menschenschädel, menschliche Leichentheile, ägyptische Mumien,[1]) das Blut der Hingerichteten ꝛc.

Die Apotheker hießen ebenfalls magistri und werden heute noch im Oetzthale als „Meister“ angeredet. 1616 erhielten sie die Verordnung, sich des „Arztens“ zu enthalten.

Die tragbaren Handapotheken der zu den Kranken wandernden Geistlichen, Landärzte ꝛc., wie sie in manchem Antiquitäten-Laden noch zu sehen sind, enthielten meist Herz-, Magen-, Lebens- und Hauptbalsame, verschiedene Schlag-, Augen- und Zimmt-Wasser, Magen- und Visceral-Elixire; selbst kleine Reibungs-Electricitäts-Maschinen und Goldwagen waren in denselben.

Solche Handapotheken waren chatoullenartige, zusammenklappbare Holzkästchen mit mehr oder weniger feiner Ausführung der Arbeit; manchmal finden sich auch acht aneinander durch Charniere gefügte Messingcassetchen (Büchsen), die zum Tragen und Aufstellen gemacht sind; sie enthalten z. B. Bruchpulver, Zimmtwasser, weißes Unguent, Stichpflaster, Diachylon, Sandelpulver und — sehr nothwendig! — Rosenwasser; oft sind diese

---

[1]) Noch 1834 in den österreichischen Apotheken officinell.

Hand- und Hausapotheken im 15. Jahrhundert an kunstvoll gearbeitete Schreibtische als kleine schmale Kästchen angebracht, mit der Bezeichnung des Inhaltes der Schubladen, z. B. febrica (Fiebermittel).

Sie sind die Vorläufer der *Hand-Apotheke* des jetzigen prakt. Arztes auf dem Lande, dessen bestes *Zimmer* diese heute trotz der Abnahme der früher üblichen großen Arznei-Dosen einnimmt.

Wir haben bisher diejenigen Persönlichkeiten besprochen, von welchen das Volk zum Theil den sogen. Heilschatz seiner Therapie empfing; die Volksmittel waren aber auch nach dem früheren (berechtigten oder unberechtigten?) Glauben abhängig vom

XX.

Einfluß der Jahreszeiten und der Gestirne.

Schon zur Zeit der Germanen spielte die 30tägige Kultzeit eine Rolle (Trauer z. B.)[1]; aus jener Zeit hat sich auch der für das Einsammeln, „Eintragen“ von Wurzeln und Kräutern, giftigen Thieren, Eiern rc. so wichtige „Frauendreißiger“ erhalten, d. h. die Zeit vom 15. August bis 14. September (Nornen-Kultzeit).

Die abergläubische Meinung vom Einflusse des *Mondes*,[2] die sich durch die ganze Kulturgeschichte ohne Rücksicht auf Volk, Religion oder Sprache hindurchzieht, ist jetzt wie früher noch maßgebend für gewisse Heilzwecke des Volkes. Man läßt sich z. B. nur im zunehmenden Monde („*im Wachsel*“) die Haare schneiden; im abnehmenden Monde werden die Krank-

---

[1]) Nach dem Tode eines Mönches in Benediktbeuern mußte 1289 dem Krankenspitale daselbst 30 *Tage* lang die Präbende des Verstorbenen gegeben werden.

[2]) Nach altem Sagenspruche ist „der Neumond, der halbe Herr, der Weisgott, der Alles vermehrt“. Auch bei Bestellung des Gartens, der Blumen, der Holzfällung achtet noch die Bäuerin oder der Bauer auf die Kalenderzeichen.

heilen „abgebetet“; Warzen, Geschwülste ꝛc. dürfen nur im abnehmenden Mond, „Abgäng“ behandelt werden; das sind die „Schwendtage“, während deren auch die Schwindwurzel (Blutschöllkraut, Chelidonium majus) gesammelt werden soll; an ihnen soll man weder Aderlaß noch Schröpfen vornehmen lassen.

Auch andere Gestirnszeichen sind maßgebend für das volksthümliche Handeln in Krankheitsfällen. Im Zeichen des Löwen oder der Jungfrau und im Wachsen des Mondes werden die Haare geschert und die Nägel geschnitten; im Zeichen des Wassermanns oder des Krebses läßt man sich nicht zu Ader, „sonst wird das Blut wassersüchtig oder krebsig“. Das Zeichen des Skorpions ist gut für die Heilung der Leiden der Genitalien und für Beseitigung der Läuse [1]) und Ratten.

Wenn die statistische Wissenschaft nachgewiesen hat, daß selbst die chronischen und unheilbaren Leiden in manchen Monaten eher zum Tode führen, wenn die Aussicht an Krebs zu sterben im Winter und Frühjahr eine größere ist als im Sommer und Herbst (Geißler), warum sollte der Volksglaube an den Einfluß der Jahreszeiten auf die akuten Krankheiten so ganz und gar Unrecht haben? Die Wahrscheinlichkeit am Marasmus senilis zu sterben ist z. B. nach den Zahlen-Folgerungen der medicinischen Statistik im kältesten Monate am größten; sollte der Volksglaube belächelt werden, welcher annimmt, daß in der Jugend und im Frühlinge (Lanks) [2]) die Krankheiten kürzer und kritischer verlaufen, als im Alter und im Herbste? Wenn sich durch die größere Geburtenhäufigkeit im März und April ein größerer geschlechtlicher Aufschwung im Volke während der Monate Mai und Juni nach der medicinischen

---

[1]) Wofür in Schwaben das Herumtragen des St. Magnusstabes half.

[2]) (ahd. langez).

Statistik annehmen läßt, sollte der Volksglaube ganz und gar neben der Wahrheit vorbei gehen, wenn er meint, daß Maikuren den Menschen neu beleben, ihm einen neuen Impuls geben, kräftigend und blutreinigend wirken?

Eine solche einen guten Magen voraussetzende Maikur ist z. B. der 30tägige Gebrauch eines Aufgusses auf folgende Species: 2 Th. Alaun, ¼ Th. Zedoaria (Curcuma Zedoaria, Zittwerwurzel, gegen Würmer gebraucht), ¼ Th. Gentiana (Wurzel), ¼ Th.!!! Safran, ¼ Th. Rhabarber (Wurzel), ¼ Th. Agarikus (Lärchenschwamm), ¼ Th. venetianischer Theriak (Opiumlatwerge). Andere Maikurpflanzen siehe Capitel XXI.

Eine Salbe wollte 1478 der Universitäts-Professor in Ingolstadt Dr. Erh. Winsperger dem bayerischen Herzoge Ludwig d. R. geben, nachdem er diesem aus einer Sonnenfinsterniß eine schwere Krankheit prophezeit hatte für den folgenden Winter; die Salbe sollte das kommende Uebel verhüten; als der Herzog trotz der Hülfe eines weiters zugezogenen alchymistisch gefärbten anderen Arztes, der ihm von der Winsperger'schen Salbe abgerathen, doch starb, hatte selbstverständlich der „gelahrte" Winsperger große Freude über seine gelungene Prognosis.

Nach dem bisher Gesagten ist es demnach erklärlich, daß der Wandel der Gestirne und die Kultzeiten das Denken und Handeln des Volkes auch in medizinischen Dingen sehr beeinflussen; p. exempl. reiht sich hier deshalb an ein dem Jahre 1887 untergelegtes

Kalendarium
der oberbayerischen Kultzeiten.

Januar.

1. Neujahr-Ansingen; „Christkindl mit'm kraußen Haar"; Pantoffelwerfen. Alten Weibern zuerst begegnen, hält man für ein Unglück. Schwendtag.
2. Ebenfalls Schwendtag.
4. Schwendtag.
5. „Gänacht, ist unseres Herrn Tischnacht". (Berchta.)
6. Hl. 3 König, hl. 3 König-Rauch-, Salz-, Wasser. Bis hieher dauern die sog. Rauchnächte. Wilde Jagd (Berchta), Berchteln; Schwendtag.

7. Valentin. Die fallenden Leute besuchen St. Valentins-Kirchen.
8. Erhardi-Zelteln.
11. Schwendtag.
9. bis Abgang des Mondes, nicht
14. Haarschneiden.
12. Zeichen des Löwen, Aderlaßtag.
14. Freitag im Abgang d. Mondes, guter Schröpftag.
20. Sebastian, der von den Pfeilen getödtete Patron der Schützen, (Pfeil); Pestpatron an Stelle des pfeiltragenden Apollo. Prozession zu Pestkapellen. Der Saft geht in die Bäume. Fasttag, freiwilliger.
21. Reinhard, Freitag im Zeichen des Steinbocks, guter Aderlaß- und Schröpftag. Der Almerer (Wodan) geht zum letztenmal um.
22. Schwendtag.
23. Mittwoch und Freitag im ab-
u. nehmenden Monde, gute
28. Aderlaßtage.

Februar.

2. Mariä Lichtmeß, Mariä Reinigung; februare = reinigen; nach Kleinpaul die vorchristlichen Lupercalien; Wachskerzen-Weihe. Schwarze Wachskerzen gegen Unwetter.
3. Blasius. Anblaseln der Halskranken.
5. Agatha, Hustenzelteln.
6. Sonntag nach Lichtmeß Kapellenumritte.
7. Wachsen des Mondes im Zeichen
u. des Löwen. Haarschneide-
8. tage.
9. Apollonia mit der Zange, Patronin d. Zahnleidenden (Apollonienwurz).
11. Freitag nach Lichtmeß im Abgang des Mondes guter Aderlaßtag für die Schwangeren.
17. Unsinniger Pfingsttg. (5. Wochentag) Schwendtag.
18. Rußiger Freitag (Kücheruß).
19. Geschmalzener Samstg. (Schmalznudeln.)
20. Fastnachtssonntag. Fastnachtkrapfen, Maskerade, Eier in Schmalz.
22. Fastnacht, Kuchelball.
23. Aschermittwoch Einascheln mit Buchenasche. Quatember-G'sundbäder und Aderlaßtag.
24. Matheiß, Loosnacht.
25. Walpurgis Todestag.
26. Besonders guter Aderlaßtag im Zeichen des Steinbocks.
28. Oswald (Wodan) Viehpatron (Oswaldstauden).

März.

2. Quatember-G'sundbäder.
3. Märzenbäder am Abend vor dem ersten Freitag im März.
4. Erster Freitag im März: der „Lauf" eines an diesem Tag geschossenen Hasen besonders gutes Amulet.
6. Haarschneide- und Aderlaßtag.
8. Haarschneidetage im Zeich.
bis des Löwen und der Jungfrau
9. und im Wachsen des Mondes.
10. Märzenbäder am Abend vor dem 2. Freitag im März.
12. Gregor. Gregori, (virgatum).
14. Schwendtag.
16. Mittefasten.

17. Märzenbäder am Abend vor dem 3. Freitag im Mährz. Gertraud, die erste Gartnerin (= Himmelsbrud) gibt das Zeichen zum Blumeneinsetzen.
18. Joseph, Hobtag, Märzenschnee-Wasser, Josephi-Lilienöl.
21. Benedikt, Frühlingsnachtgleiche, in den heidnischen Zeiten durch solenne Umzüge und Opfer gefeiert. Benediktenwurz und Benediktenkraut.
21.—24. Aberlaßtage.
25. Maria Verkündigung, kommen die Schwalben wiederum (Schwalbe = Frauenvogel). Aberlaßtag für die Schwangeren.
31. Schmerzhafter Freitag.

April.

1. In den April schicken. Judas, der Erzschelm, ist an diesem Tage geboren. Schlechter Tag, kein Aberlaßtag.
3. Palmsonntag, Weihe der Palmweiden, des Wachholders und des Seefelbaumes. Hechsenbesen und Wetterbuschen. Die Weiber haben ihren „Tag" (Palmesel ein) Schwendtag.
3. bis 6. Haarschneidetage im Zeichen des Löwen und der Jungfrau.
7. Gründonnerstag: Kräutlsuppe und Nißlsalat. In der Nacht zum Charfreitag werden von schwarzen Hennen die hochgeweihten Antlaßeier gelegt. Pflanzen in dieser Nacht gepflückt sind besonders heilkräftig. Schwendtag.
8. Charfreitag. Getreidesäetag, ungeschmalzene Wassersuppe, Erbsensuppe, Charfreitaghäute (Brodform), Zwingmessen, Nägelschneiden, Chrysamwasser, brüchige Kinder werden durch Bäume und Erdlöcher hindurchgeschoben. Die Hechsen sind in der Kirche in der Nacht sichtbar.
9. Charsamstag; Osterfeuer, kalter Hausherd, Osterkohlen zum Anschüren, Osterfeuer-Pfeile. Nachts vor Ostern eingetragene Pflanzen sind besonders heilkräftig.
10. Ostertag. Ostara, die germanische Frühlingsgöttin, rothe Ostara's Eier (Osterhase) Osterwasser, Osterbeigerl, Osterblümerl, Osterlamm-Brodformen, Weihe der Osterspeisen, Oster-Widder, Osterfladen.
11. Emmaus- (Eben aus) Gehen.
16. Schwendtag.
17. Schwendtag. Weißer Sonntag, Methtag, „Schönheits- und Stärketrunk".
24. Georg (Irch, Irg, Jörg), der lichte Gott Baldur (oder Fr, Ir, Irch, davon Irchtag), der den Winterriesen mit goldener Lanze erlegt und die in Winterbanden schmachtende Nanda aufweckt (Kleinpaul). Die Wiesen dürfen nicht mehr betreten werden. Wegreitschneider oder Bilmesschneider reitet.
30. Katharina, Kathreinblümerl (Primula far.) Kathreinöl (Oleum arnic. aether.) Die Nacht vor dem 1. Mai ist die ursprüngliche Walpurgisnacht, Hechsen-Sabbath, (der Tag der Hochzeit Wodans mit Frigg-Berchta); die in dieser Nacht eingetragenen Kräuter sind besonders wirksame Hechsenkräuter; Maifestblume, Gürtelkraut. Die Schwenitzerklause ist der Hechsen-Tanzplatz.

Mai.

1. Der „erste Mai", Maibaum-Setzen; Maienbuchen (Antlaßbuchen) werden auf die Felder eingesteckt; Maikuren, Mai-Scorpion, Maibäder.

1.—3. Haarschneiden im Zeichen der Jungfrau.

4. Florian, Feiertag für die an d. Feuer Arbeitenden (Schmiede, Schlosser etc.).

6. Aderlaßtag, am 1. Freitag im Mai besonders gut.

7. u. 8. Schwendtage.

16.—18. Bittwoche.

16. Johannes Nepomuk, Patron der Flößer. Swanto-Wit = St. Wet = St. Veit (nach Kleinpaul); im Volksmunde heißt er Hans A . . . ., weil er auf dem A . . . . schwimmt.

19. Christi Himmelfahrt, Himmelauffahrtsblümerl, besonders wetterbeschützende Blume.

29. Pfingsten, Pfingstrose; die Männer, die „Pfingstlümmel", haben ihren „Tag" (Pfingsthammel).

Juni.

1. Quatember G'sundbäder.

5. Dreifaltigkeit, Dreifaltigkeitsblümerl, Fraisenkraut.

8. Erdspiegelmachen.

9. Frohnleichnamsfest, Antlaßrosen, Prangerkranzl.

10. Freitag sog. Viehfreitag, Viehsegen.

13. Anton, „Antoni Lemoni, Pomeranzen bumbum" etc., Patron für Liebhaber und Liebhaberinnen, Nothhelfer bei Verlusten, Antonifeuer, Antoniplag.

15. St. Vitus, Veit, der große, in Oel gemarterte Exorcist. Die Kröten sind zu fangen. Krötenamulet.

17. Schwendtag.

22. Erdspiegelmachen.

23. In der Nacht vor Johannes d. T. sind die Pflanzen einzutragen, weil besonders heilkräftig: Johannisbeeren, Johanniswurz, Johanniskraut. Die Schlüsselblume, die am Johannistage wächst, gibt den Schlüssel zum Geldschatz ab. Kohlen werden am Johannistag zu Gold, die Wünschelruthe wird geschnitten.

24. Johannes der Täufer, die Sommer-Sonnen-Wende, gleichsam ein Sommer-Weihnachten, an welchem das Licht abnimmt und an welchem der schöne Baldur m. seiner Nanda hinwelkt, Sonnenwendfeuer, Sonnwendblümerl, Sonnwendgürtel, Gürtelkraut, Johanniswasser, Johannesbäder, Johanneskäferl, Johannisblut, Johannisfreitanz, Johannisbrod; Hollerküchel werden am Baum gebacken. Das Volk nennt diesen Johannes zum Unterschied v. d. anderen Johannes „Hans Dampf", weil Nudeln gebacken werden. Der Wegeles schneider oder Bilmesschneider reitet.

29. St. Peter; an diesem oder am Montag darauf gehen die Würme ins Wasser. Petersbart, St. Peterstamm, schwarz Peter.

Juli.

Wasser-Kult-Zeit.

2. Maria Heimsuchung. Haselzweig und Rosenkränze werden vor's Fenster gehängt gegen Gewitter.

4. Ulrichssegen gibt Regen. Umritte um Kapellen dieses Wasserpatrones, der auch für Wasser und Ungeziefer hilft.

7. Willibald; Umritte.

10. Siebenschläfer; Eiskraut eintragen.

17. Skapulierfest; Skapulierfleckl, welche geweihte Kräuter enthalten und gegen Leibesnöthen getragen werden, werden geweiht. Schwendtag.

20. Hl. Wilgefortis-Kümmerniß.

21. Schwendtag.

Wasser-Kult-Zeit.

22. Magdalena die Büßerin; die thränenden Augen sollen am heil. Brunnen mit dem Goldfinger gewaschen werden.

23. Hundstage Anfang (Sirius).

25. Jakob, Jakobsbrunnen, Jakobsbeeren (Heidelbeeren), welche bei verschiedenen „Flüßen" helfen. Jakob der Wetterherr, Jakobskraut, Wegeleschneider oder Billmesschneider.

26. Anna (= Nanda der Germanen, Göttin). Patronin der schwangeren Frauen.

29. Martha die sorgsame Hausfrau; 1. Schauerfreitag. Schauerkreuze.

August.

Wasser-Kult-Zeit.

5. 2. Schauerfreitag; Schauerkreuze.

6. Maria Schnee; Wessobrunner Muttergottesfest. Maria Schnee bewahrt vor Wassernoth.

10. Lorenz. An diesem Tage Mittags 12 Uhr im Boden gefundene Kohlen (Lorenzikohlen) sichern, wenn man sie im Hausboden vergräbt, vor Feuersbrunst.

12. 3. Schauerfreitag. Schauerkreuze.

15. Maria Himmelfahrt. Weihe der Wetterkerze (Himmelbrandblühe) Himmelauffahrtsblümerl. Anfang des Frauendreißigers. Kranzelkräuter, die Hechsenkräuter, die Heilkräuter und die giftigen Thiere sollen eingetragen werden, Frauenkäferl, Frauenvögelnisten. Im Frauendreißiger Eintragen der jetzt schon seltenen Hollerblühe, Frauendreißigstblümerl.

16. Rochus, Pestpatron.

20. u. 21. Schwendtage.

21. 1. Sonntag im Frauendreißiger Baldrian graben.

21. bis 25. Abgang des Mondes im Frauendreißiger. Eintragen der Schwindwurz und des Schwindholzes.

23. Hundstage-Ende.

24. Bartholomäus, Stellvertreter des bärtigen Wodans, des germanischen Erntegottes.

25. bis 2. Sept. Wachsel im Frauendreißiger. Thiere, welche für das Schwinden helfen sollen, werden eingetragen.

28. Augustin, Patron d. Augenkranken. 2. Sonntg. im Frauendreißiger. Baldriangraben.

September.

4. Schutzengelfest. Senner und Sennerinnen gehen im Bittgang zur Kirche. 3. Sonntag im Frauendreißig. Baldriangraben.
8. „Maria Geburt fliegen die Schwalben furt.“ Eschprozession.
11. „Maria Nam' kommen die Schwaben z'samm.“ Eschprozeß.
12. Schwendtag im Frauendreißiger. Das Fett eines an diesem Tag geschossenen Sauigels hilft für Kreuzweh und Brüche.
13. Ende d. Frauendreißigers. German. Kultzeitdauer 30 Tage.
16. Hl. Wilpel (= Saliges Frl. Wilpel).
21. Quatember-G'sundbäder.
23. Herbstnachtgleiche, die bei den Germanen durch Umzüge und Opfer gefeiert wurde.
27. Cosmas und Damian, die Aerzte-Zwillingsbrüder (nach Kleinpaul Stellvertreter des Aesculap und Priapus). Sie werden vom Volke nicht gefeiert wie in Italien, wo die Aerzte schon von den frühesten Zeiten ab verehrt wurden, während sie in Deutschland erst sehr spät sich Achtung erwarben, niemals aber im Rufe der Heiligkeit standen.
29. Michael. Die Figur dieses Engel-Kämpfers und Fahnenträgers d. glorreichen Drachenbesiegers m. flammendem Schwerte, mit Speer und Schild vertrat den germanischen Kriegsgott (Tiu oder Er). Umzüge mit Gebirgsschützen.

Oktober.

1. 1. goldener Samstag im Oktober.
6. Schwendtag.
8. 2. goldener Samstag im Oktober.
13. Koloman, Kolomansegen (Frd); Zinnehmtag.
15. 3. goldener Samstag.
16. Kirchweih. Ausbessern des Herdes und der Wohnungen, Kirchweihnudeln, Fleischspeisen, rothe-Rübengericht.
18. Lukas-Zelteln.
21. Ursula m. d. 10000 Jungfrauen, (Holda mit 10000 Elbinen), die den Altweibersommer spinnen. Die Engel fliegen in der Luft.
22. Geht die Sonne durch das Zeichen des Skorpion. Erdspiegelmachen.
23. Nachkirchweih, Apfelküchel.
28. Simon und Judas, Unglückstag.
30. Nothburga, die heil. Bauernmagd u. Patronin f. Hausmägde, Köchinnen u. Kinds-Menscher.
31. Wolfgang. Wolfgangsegen über Kuhvieh und Roß. Wolfgangs-Rübeln. (Thorrübeln, Teufelsaugen, Schweinsbrot). Wodan mit den 2 Wölfen.

Oktober und November waren früher auch die Wolfsmonate.

November.

2. Allerseelenfest, Armenbrod, Seelenzöpfe, Bücheln (Brode aus Bucheckern), Pfennignudeln, Armenbäder, Armen-Aderlässe.
6. Leonhard. Umritte im ersten Frühlichte; Patron der Gefangenen und Entbindenden. Rosenkelten, Würdingerlupfen (= Frd). Schwendtag.

11. Martin, der Schimmelreiter u. Soldat mit blauem Mantel, ersetzte den Kriegsgott Wodan auf dem Schimmel mit dem blauen Himmelsmantel, dem die Gänse u. Böcke geopfert wurden. Umritte, Gänsebraten und Hörndlbrode.

22. Cäcilia, die Patronin der Geigenmacher.

25. Katharina mit dem Rade. An diesem Tag soll kein Rad gehen, daher Feiertag für Müller u. Spinnerinen. „Kathrein stellt den Tanz ein." Melchtag und Habtag. Kathrein-Wurzel und -Oel.

30. Andreas. Wer am Andreastag stirbt, kommt „vom Mund auf" in den Himmel (= Frö Ehen- und Fruchtbarkeits-patron). Andreas-Schnee thut Körnern und Früchten weh.

Dezember.

2. bis 4. Zeichen des Krebses und Abgang d. Mondes, schlechteste Zeit zum Aderlaß.

4. Barbara; Bergknappenpatronin, welche in der Todesstunde angerufen wird. Barbarawurzel (Allermannsharnisch). Ein Kirschzweig am Barbaratag abgeschnitten, blüht in der Weihnacht.

6. Nikolaus, Nikolo oder Klaubauf. Nikolo-Obst u. Lebkuchen, Reiter- und Spinnerinenfiguren, Nikolausumritte, Prozessionen, Bergfeuer; (Vorfeier der germanischen Wintersonnenwende, wobei Nikolaus die zurückgedrängte Gestalt Wodans ist. Schwendtag.

8. 2. Donnerstag im Advent, Klöpfelsnächte. Gebäcke, Dörrobst in Teig gebacken, mit Fähnchen. Krippenzeit.

11. Schwendtag.

13. Lucia d. „leuchtende" (=Perchta). Ottilie, Patronin der Augenkranken (ihr Bild hat 2 Augen auf dem Buche, die sie sich ausgeweint hat um ihren Vater). Hauptrauben-Nacht.

14. Quatember-G'sundbäder.

15. Schwendtag. Klöpfelsnächte.

21. Thomas-Nacht; Pantoffelwerfen, Löselen; im Spiegel sieht man das Liebste, im Brunnen den Künftigen, aber auch den Teufel. „Strohsack, ich tritt dich, hl. Thomas! ich bitt dich, laß mir heut Nacht erschein den Herzallerliebsten mein" sagen die Mädchen. Bleigießen mit einem Kreuzschlüssel, Thomaszucker, Honigspeise. Wildes Heer. Pumper-Metten.

24. In der Nacht vor dem Christtag (Weihnacht) soll Christwurz (Heimwurz) eingetragen werden. Klötzenbrod, Birnbrod, Marzipan, Metten-Würste, „Grünfutter" an die Elemente streuen. Aufstellen einer Fichtenkoppe auf die Gattersäule des Bauernhofes, in neuester Zeit auch Weihnachtsbaum. Die Thiere können in der Weihnacht reden, Untersbergermandl sind sichtbar in der Kirche, ebenso die Hechsen.

25. Christtag, Weihnachten. Weihnächten, Wintersonnenwenden, der Umkehr des feurigen Sonnenrades geltendes Fest der Germanen, welches 12 Nächte, (Wodansnächte) dauerte. Wilde Jagd.

24. bis 6. Jan. Rauchnächte, die 12 heil. Nächte, in welchen die Hechsenkraft am stärksten ist.

26. Stephan. Umritte, Pferdeaderlaß. Stephans-Aepfel mit Stephans-Groschen werden geopfert.

27. Johannes Evangelist, im Volke „Hanns Wurst“ genannt, wegen d. Mettenwürste. Johannessegen und -Wein.
28. Unschuldige Kinder (= Perchta und ihr Kinderheer). Kindleinstag.
31. Sylvester-Nacht; Löseln, Bleigießen.

Schneewetter und Gewitter-Regen prophezeien die Besitzer von „gefrörten“ Gliedern, Gichtische oder solche, die mit veralteten Beinbrüchen und Rheumatismen behaftet sind.

Von Winden fürchtet das abgehärtete Volk nur den sogenannten vordern Wind, d. h. den von Sonnenaufgang herkommenden Ostwind.

Ehe wir nun zu den eigentlichen Volksmitteln übergehen, ist es angezeigt, zuerst die Ausdrücke kennen zu lernen, mit welchen das Volk seine Krankheiten bezeichnet; sie stammen zwar größtentheils aus der humoral-pathologischen Schule, die dem Volke zuerst über den menschlichen Körper etwas Aufschluß gegeben zu haben scheint. Aus früheren Zeiten und Schulanschauungen solche

XXI.

Volksthümliche Ausdrücke in Krankheitsfällen

zu erhalten ist eine Aufgabe, die sich umsomehr verlohnt, als der Umschwung der Anschauungen, der heute unter unseren Augen vor sich geht, ein ganz kolossaler ist und bei den handgreiflichen Fortschritten von Chirurgie, Medizin und Geburtshülfe sich sehr rasch die bisherigen Krankheitsbezeichnungen des Volkes verlieren werden.

a) Bezeichnungen von körperlichen Organen.

Das Ohr-Wäschel = Ohrläppchen.
die Zehnt (dentes) = Zähne.
das Aenkei, Aenkel,
ahd. anchal = Knöchel.
(anken = krümmen, hebeln, das gekrümmte Fußgelenk).
Irchsen = Achsel.

---

¹) Das hohe a = å, das tiefe a = ä.

der Trill (Triel)	= Hals, Lippe, Unterkiefer.
der Drüssel	= Drosselgrube, Hals, Schlund.
das Diach, Diech	= dicke Fleisch am Oberschenkel.
das Gemächt, G'macht	= Genitalien (namentl. des Mannes).
das Kindl	= Pupille (= Kind, Waise), das verkleinerte, kindliche Reflexbild auf der Hornhaut.
A . . . . darm	= Mastdarm.
A . . . . grube	= Aftergegend.
Buckel	= Höcker, gebogener Rücken (gibbus).
die Zächen	= Zähre, Thränen.
der Kruspel	= Knorpel.
verkruspelt	= verwachsen.
das Milz „das“ M. ist ursprünglicher als „die“ M. Malzen, Melzen = flüssig, weich machen; nach alter Vorstellung wurden in der Milz durch die Galle die Speisen weich gemacht, gemilzt, daher das Milz.	= die Milz.
Achizen	= Aechzen, Seufzen.
Acha, Agga, Acka	= Ach, Schmerzensausdruck
Schnaufen	= Athmen.
Fam (Feim)	= Schaum, Speichel.
die Hufft	= Hüfte.
das Geblüt	= Blut, Konstitution.
der Leffzen ahd. lëfs (labium)	= Lippe.
der Nerv	= oft noch = Sehne, Flechse.
das Hirn	= die Stirne.
der Schlaf	= die Schläfe.
der Schwitz	= der Schweiß.
der Wadel	= die Wade.

das Wang = die Wange.

das Haarwachs = das Nackenband. (ligam. nuchae).
(An das verschluckte H. sollen sich nach dem Volksglauben die im Magen befindlichen Haare wie an Wachs ankleben und so abgehen.)

das G'schläcbt, ahd. geslahte = natürliche Eigenschaft, Familie, Geschlechts-Art.

räß ahd. râzi (ravis, rudis) = scharfschmeckend.

das Schlünden (ahd. slintan) = schlingen.

das Ohrfandl = Trommelfell.

Harin = Urin.

lutzeln, zuzzeln = saugen.

die Natur = semen, ejaculatio, pollutio.

der G'sund (ahd. gisunt) = die Gesundheit.

die Puls = der Puls.

die Geschicht (rothe Schuster) = Menstruation.

Kopfader, Hauptader, Rosenader = Vena cephalica.

Giftader oder Gichtader = Vena dorsalis pedis.

b) Störungen der Organe und Funktionen.

Grieglat = Heiser.

Kälzen, Kälsen (G'hals) = bellender (Schaf-) Husten.

Rachsen = Rachenauswurf.

Blutrachsen = Haemoptysis.

Verstopfung = Nasenverstopfung (Katarrh) öfters.

Strauchen, Strauggen = Nasenkatarrh.
Das Wort Katarrh wurde erst in der 2. Hälfte des 17. Jahrh. volksthümlich.

Harnwinden = Strangurie.
Schnackler = Singultus.
Koppen = Ructus (volksthümliches Anzeichen normaler Verdauung).
die Hep' (Mehlhund) = Oidium albicans.
z'fließel werden = Metro- und Menorrhagie.
der Blutkasten ist ihr umg'fallen = Retroflexio uteri.
die Bärmutter steigt „ihm“ auf oder die B. ist „ihm“ steigend worden = Globus hystericus.
das Mäusl = der Druckschmerz auf den Nervus ulnaris, auch Wittibschmerz genannt, weil er bald vergeht.
die Malēri (ahd. malērje) = Eiter (materia) ahd. eitar von eit (Feuer).
(„Eitrig“ bedeutete früher so viel wie „giftig“, dann aber auch schon im ahd. „voll Flüssigkeit von Schwären der Wunde.“[1])
an Sand u. Griesleiden = Lithiasis, aber auch jedes Blasen-Leiden.
erblich = ansteckend.
das wilde Fleisch = Granulationen.
Leidenschaft = Leiden, Schmerz.
dunsen, dunzen = schläfrig sein.

Für das „Kranksein“ [der Rest der früher allgemeinen Bedeutung kraenken = schwach, klein sein, nicht fest, gebrechlich sein; noch im 15. Jahrhundert mußte die allgemeine Bedeutung des Wortes „kränken“ durch den Beisatz „des Leibes“ auf die heute übliche Bedeutung förmlich beschränkt werden[2]], das früher auch „Siechsein“, „in der Arzney

[1]) Weigand I, 879.
[2]) Schmeller l. c. I, 1374.

liegen" genannt wurde, hat der gemeine Mann heutzutage die verschiedensten Bezeichnungen; z. B. er hat eine Sucht (seuchenartige, epidemische Krankheit) „letz sein", „marodi sein", „einen Letz haben", „pecken" (peccare), „serben", „übelauffsein", „lieberlichsein", „ganz matt bei einander sein" ꝛc. Das „Umeinanderdoktern" (= herumkuriren von Pfuscher zu Pfuscher, von Arzt zu Arzt) hieß früher „nerznen", d. h. nicht glauben, daß man unheilbar sei, oder keines richtigen Arztes Verordnung befolgen wollen.

Kaltvergiftet	=	Rheumatismus art. acut.
Gliedersucht	=	idem.
Gelbsucht der Kinder	=	Blenorrhoea neonator.
Schwarze Gelbsucht	=	Icterus gravis, Morbus niger Hippocratis, Carcinoma hepatis.
Fluß	=	jede Blenorrhoe, Dysenterie.
die Milch fließt durch die Bärmutter aus	=	Endometritis puerper. suppur.
das Magenroth	=	Carcinoma ventriculi mit Haematemesis.
Blut und Galle sind in den hohlen Leib eingeschossen	=	Entzündung innerer Organe.
das Blut rinnt z'samm	=	Septichaemie, Pyaemie.
das Gift hat sich zum Herzen g'schlagen	=	veneno extinctus est (Pyaem.).
Darmschleiß, Durchlauf	=	Darmkatarrh, Cholerine.
Scharbock	=	Scorbut (wahrscheinlich auch oft mit Syphilis verwechselt).
das Hinfallet, Fallsucht (ahd. fallendiu suht)	=	Epilepsie.
Milzsucht	=	Seitenstechen (Milzschmerz).
Blausucht	=	Cyanosis, Asphyxia der Kinder.

Spinnen	=	Stadium melancholicum.
Frais (schreiende oder fallende)	=	Eclampsie, Epilepsie.
Apostein	=	Apostema, Hydropericardium, Hydrothorax, Drüsenabsceß.
Der Wist (Faden); (das Volk stellt sich vor, daß der am Apostein Leidende einen Blutfaden am Herzen habe)	=	idem.
Der Brand bringt ihn um	=	Coma.
Wehdamm	=	Wehthun, Schmerz.
Gliedschwamm	=	Tumor albus genu (selten); fast immer Bursitis praepatellaris supp.
Schwinden	=	lähmungsartige Schwäche nach Rheuma, bei Malum coxae senile, nach Distorsionen und Luxationen; Muskelatrophie; die früheren Luxationen scheinen diese Muskelatrophie öfters zur Folge gehabt zu haben.
Herzg'spörr Herzg'schlacht	=	Cordialgie.
der Herzklopfer	=	das Herzklopfen.
z'gächen Tod sterben	=	plötzlich sterben.
Schinden	=	schmerzen; vor der Operation ist der Arzt stets ein Schinder.
Lungfuß (so lange er offen ist, ist nach dem Volks-Glauben die Lebens-Versicherung gewiß)	=	durch Lungenleiden verursachte Varices und deren Folgen (Ulcera, Elephantiasis, Oedem).
Kindsfuß	=	durch ofte Schwangerschaften verursachte Varices und deren Folgen.

Darrfuß	= angeborener Klumpfuß mit Lähmung und Atrophie.
Darrsucht	= Hectik.
Einhaxl Einlatzl	= einfüßig, einarmig.
Zipperlein	= Gichl.
das Fell das Häutl das Scheckel das Nebel (über den Augen)	= Pannus, Keratitis par. Hornhauttrübungen überhaupt (Leucom).
die hitzig' Krankheit	= Typhus, febris calida.
Es versulzt sich	= es heilt ohne weitere Nachhilfe.
Es schelfst sich	= abhäuten.
Wurm (die wurmförmig nekrotisirte Sehne)	= panaritium.
G'wächs	= Neubildung.
zotzel	= papillär.
Glockfeuer, Glochfeuer, nicht vom Lack, sondern von Lohe, das Geloh, Gloch, in Tirol Glach	= Rothfeuer, Rothlauf.
Antonifeuer Antoniplag (St. Anton kommt wohl durch mythologische Unterschiebung zu dieser Krankheitsbezeichnung.)	= Herpes zoster, auch Erysipelas.
Bockstern, Bocksauge	= Carbunkel (von carbo = des Köhlchen, wegen der brennenden Schmerzen), Furunkel.
Eiß, Spitzeiß, (ahd. eiz von eit (Feuer)	= Eiterauge, Eiterbläschen.
Hitzwimmerl	= durch Hitze verursachte kleiner Wimmer = Maser, Knölchen.

die Beiß	= Prurigo und Pruritus.
der Pünkl (Büngl)	= kleiner pung. = Geschwulst, Knollen.
der Baumhackl	= Eczema mit Jucken. (Der Baumhackl-Vogel, picus, bearbeitet die Baumrinde so, daß sie wie geschunden aussieht.)
der Zitterach, (ahd. citaroh)	= jede trockene, nicht nässende Hautabschilferung, Impetigo, Psoriasis, Siccerach[1]) (siccus trocken).
die Krätzen	= Krätze.
die Blötzen	= Blößen, offene Hautstelle.
die Mitesser (welche am Nahrungssafte mitessen und so die Kinder mager machen), Kupfer-Handl auch früher genannt	= Comedones, acne.
Kopfniß (werden vom Volke für Lauseier gehalten) ahd. niz	= Abschilferung des Haarbodens, Pityriasis.
Grint (ahd. crint-Kopf)	= Milchschorf.
Wolf	= Intertrigo.
Werren (Wurm?)	= Chalaceon.
Rinnäugig	= Lippus.
Märler[2]) ahd. mard = Gebiß, Mader	= bei längerem Verweilen der Flößer und Gerber im Wasser entstehen zwischen den Zehen Excoriationen, welche beißenden Schmerz verursachen.

---

[1]) Auch aus dem Sicera, cizera wurde Cider.

[2]) Gefällige Mittheilung des Herrn Dr. Roth in Länggries.

Spät Feierabend	= Eczema Impetigo. (Wahrscheinlich vom Eczema orbital der scrophulösen, bei Licht arbeitenden Näherinnen so genannt).
Blobhusten	= Blauhusten, Keuchhusten.
Durchschlachten	= Masern oder Blattern, die durchschlagen.
Blätter	= Blase.
Narren-Nagel	= Narbennagel, verkrümmter, verwachsener Nagel.
Neidnagel	= der am Nagelfleische unten festgehaltene Nagelsplitter, der durch neidischen Blick verursacht sein soll.
Maulg'sperr	= Trismus.
Unterwachsen Geknüpft	= Rachitis (erst seit 1630 bekannt).
Koller (ahd. chôloro; cholera)	= Bauchgrimmen.
Miserere	= Ileus.
Schirkeln Schilchen	= Schielen.
Brüchig	= mit einer Hernie behaftet.
den Nabel ausbarzen	= einen Nabelbruch bekommen.
Das Zapferl ausbarzen	= eine Struma bekommen.
Tüllen	= Stottern.
Tölpet	= geschwollen, tölpele Füße, Tölpelkrankheit.
Ausgeserbt	= ausgezehrt.

Ergänzende Bemerkungen.

Vor dem Ausziehen des Augenzahnes fürchten sich die Leute, es soll Augenkrankheiten zur Folge haben.

Gegen das Milzstechen hilft das Aufheben eines Steines, dreimaliges Spucken in dessen Bodeneinbruck und genaues

Wiedereinlegen des Steines in denselben, sagen die Altgläubigen. Der Nasenkatarrh und die Lungensucht werden vom Volke für ansteckend gehalten. Gegen den Schnackler hilft das Reden von einer gescheckten Kuh, von einem Abwesenden oder das Aufsetzen einer Messerspitze auf die nackte Brust ꝛc. Wenn die Wadel g'recht sein sollen, so müssen sie so dick wie der Hals sein, sagen die kropfigen[1]) Bauernmädchen. —

Wir gehen nun zu den eigentlichen

Volks-Mitteln

über; die wichtigsten sind:

XXII.

Die Pflanzen (Kräuter, Gewürze, Beeren, Bäume, Pilze ꝛc.).

Die heilsamen Kräuter sollen nach dem Volksglauben am wirksamsten sein, wenn sie im Frauendreißiger (s. S. 15) gesammelt wurden; nur wenige machen eine Ausnahme, indem für sie die Oster-, Christ-Nacht, die Johannes-Nacht als Eintragzeit Geltung haben, in der sie unbesehen und schweigend gesammelt werden sollen; es sind diese die uralten Kultzeiten. Viele der dem Volke als heilsam geltenden Kräuter und Pflanzen waren früher nur Gewürze; die schmackhaften Wurzeln, „das Gewürz", wurde schon sehr früh von der speisebereitenden Hausfrau gesucht und geschätzt, deshalb auch in den Kult aufgenommen und durch den Kult als besonders wirksam erklärt und gehalten. Der vorgeschichtlichen Verwendung als Kultpflanzen schreibt sich auch der bis heute gleichsam rudimentär erhaltene officinelle Charakter vieler Pflanzen zu, die in der That sehr wenig wirksame Eigenschaften haben. Von der Epoche der Völkerwanderung an bis in die mittelalterliche

---

[1]) Ueber cretinistische Veränderung an der lebenden Bevölkerung des Isarthales siehe Zeitschrift f. Anthropologie 1886. Der Kropf wird dem Bergwasser-Genusse zugeschrieben vom Volke.

Zeit herein war alles, was der deutsche Garten trug, aus Italien eingeführt, auch die Küchen- und Apotheker-Gewächse.[1]) Die von Karl d. G. auf seinen Musterhöfen eingeführten „Wurz-Gärten", die die Klöster und später die Bauern nachahmten und noch vor jedem Häuschen zu finden sind, bergen manches früher hochgeschätzte Kräutlein, das jetzt ein nur geduldetes, vielleicht sogar mit Füßen getretenes Dasein fristet. Solches Gewürz ist z. B. der Kümmel, „Kümm"[2]) (Carum carvi), von dem ein alter Klostermönch singt:

Dum carve carui, non sine peste fui;
Depellit carni rheuma, ventus lapidesque.

Er wird zwar noch als Kümmelöl oder Kümmelwasser bei Blähungen der Kinder angewandt, aber gegen die Pest, gegen Rheuma oder gegen Steinkolik wird er wohl nie mehr zur Verwendung gelangen. Er wird vom Felde eingetragen.

Da solche Gewürze eine Steigerung des Appetites und vermehrte Thätigkeit der Verdauungsorgane, damit größere Ausnützung der zugeführten Speisen und schließlich größere Kraft und Widerstandsfähigkeit zur Folge haben, eine Wirkung, die bei der Eintönigkeit der Mahlzeiten der Vorfahren und bei dem seltenen Erwerbe von Gewürzen oder Salz damals um so höher im Werthe gestanden sein mußte, so kann es uns durchaus nicht wundern, wenn sie auch hochgeschätzte Pestmittel waren, wie z. B. der Bibernell (Pimpinella[3]) anisum, Pimpinella alpestris, „Pestwurz"), der heute nur noch in der Thierheilkunde des Volkes („in der guten Milch" abgesotten) verwendet wird; bei einem großen Viehfalle sollen[4]) Vögel von wunderbarer Gestalt und Aussehen sich gezeigt und hier und dort gesungen haben:

---

[1]) Hehn, Kulturpflanzen.

[2]) Kümmel vom griech.-latein. cuminum. (Weigand.)

[3]) Von bi-pennula = zweiflügelig. Im Frankenwalde ist der Bibernell noch ein Magen- und Brustmittel f. d. Menschen (Dr. Flügel).

[4]) Bavaria I, 926.

„Ihr Leut, ihr Buben, brockt's Bibernell!
Der Schelm, das Kunter,[1]) fährt gar schnell,
Die Wurzen gebts dem Vieh nur ein,
Mit'n Schelmen wird's dann fertig sein."

Bei den schelmischen Krankeiten (Pest) wurde der Bibernell sehr häufig verwendet (s. Cap. XLIX. k).

„Nehmt's Kranawit und Bibernell,
Dann kommt der Tod nicht so schnell,"

soll in Pestzeiten „die weiße Frau" dem Volke zugerufen haben.

Der Fenchel (Foeniculus vulgaris, ahd. fénachal) war früher ebenfalls ein Gewürz, desgleichen das Körbelkraut Myrrhis odorata und das sog. „Mobegewürz" (Myrrhis pimentosa) auf und in dem Hausbrode; das „Brodgewürz" (Schabenkraut) Melilotus coeruleus; das Buttergewürz ist der „Maigram" (Origanum majoranicum),[2]) das als gutes Hechsenkraut im Rufe steht; nach dem Volksglauben ist Maigram mit Schmalz eine besonders stärkende Schmiere. Der Safran (Crocus sativus, ahd. chruogo) wurde früher, wie sein alter Name andeutet, aus dem romanischen Gebiete bezogen und galt als Magen-Mittel und Abortivum; heutzutage wird er nur noch zum Färben des Suppen-Nudelteiges an den Kirchweihtagen verwendet.

Soviel über die volksthümlichen Gewürze, soweit diese auch Heilmittel waren oder noch sind. Wie schon oben erwähnt, waren es für unsere Gegend vor Allem die nahen Klöster Tegernsee[3]) und Benediktbeuern, welche durch ihre botanischen Gärten die verschiedensten fremdartigen (wohl meist wälschen) Sämereien zu Heil- und Nutzpflanzen volks-

---

[1]) Kunter = Ungeheuer, monstrum, Ungeziefer, der Viehschelm s. S. 27.

[2]) Majoran ist nach Weigand (l. c.) eine Umbildung aus dem Griechisch-Lateinischen amáracum.

[3]) Die Commendatio metrica anguli nostri in Tegernsee (1418—1423) führt die im Tegernseer Winkel wachsenden Arzeney-Kräuter auf. In diesem Bezuge der Heilkräuter aus den Klosterapotheken liegt auch die Erklärung für die Verstümmelung der mittelalterlichen Pflanzennamen.

thümlich machten, welchen Zuwachs im Wurzgarten das für die althergebrachten Kult- und Heilpflanzen besorgte Weib, das schon in den Urzeiten pflanzenkundiger als der Mann war, begrüßt haben wird. Das Weib besorgte ja von jeher den Wurzgarten, die Hausmühle, die Küche und das Sammeln der Kräuter; die Fürsorge für die vegetabilische Nahrung verlangte stets weniger Waghalsigkeit als die Jagd des das Fleisch vorziehenden Mannes und noch heute verweist der Bauer bei der Frage nach den verschiedenen „Kranzlkräutern“ auf die pflanzenkundigeren „Weiberleut“. Diese die Gewitter, Hechsen und Schelme abhaltenden „Kranzlkräuter“, welche am Mariä Himmelfahrtstag geweiht oder um Kerzen als kleine Kränzchen herumgelegt, bei der Eschprozession mitgetragen werden, steckt das Volk nach der Weihe in die todten Winkel des Stalles oder des Hauses, wo sie bis zum nächsten Jahre die verborgenen Geister und Hechsen abwehren sollen.

Die Esch-(Flur-)Procession wird heute noch zum Flurgange fingirt durch das Aufstellen von Buchen (Paechen-May 1505 in Tegernsee genannt) und durch das Ausstreuen von frisch gemähtem Gras auf dem Wege. Diese aufgestellten Buchen und Birken werden nach der Procession nach Hause gebracht, um später als Hechsenbesen in die Flachsäcker gesteckt zu werden.

Beim Gewitter oder wenn sie zu alt geworden, werden diese „hochheiligen“ Kräuter verbrannt.

Noch 1633 kommen in München eigene Kranzlbinderinen vor, die aber 1796 bereits auf 1 vermindert sind; sie verfertigten „Maibüschel, Hochzeitsbuschen und Frauenkranzl“. Dazu werden verwendet:

a) Das Kranzlkraut (Sedum sexangulare und Sedum acre, auch Mauerpfeffer und Mythridat genannt), dessen schleimiger Saft gegen Zitterach, Warzen, Flechten und Schrunden angestrichen wird.

b) Die Hauswurz (Sempervivum tectorum oder Sedum majus, auch Hauslauch, Zitterachkraut, Warzenkraut genannt), die wie das Kranzlkraut benützt wird.

Die Hauswurz heißt in anderen Gegenden Deutschlands auch „Donnerbart“; sie schützt vor dem Blitzschlage, wie die Donnerkeile (Steinkelte) unter dem Hausdache, daher sie auf's Haus gesetzt wird. Die Hemmer (Heimwurz) siehe S. 111.

c) Sedum atratum und annuum.

d) Das Kreuzkräutl (Senecio cordifolius, Steinkresse).

e) Der wilde Thymian (Thymus serpylli, Gwändelkraut), dessen ätherisches Oel das stark antiseptische Thymol enthält, beide (d und e) sind auch Antlaskranzlkräuter.

f) Die Wetterkerze (Verbascum thapsus, Königskerze, Wiesmadkerze, auch Himmelbrandblüh genannt, Wollblume[1]) und früher auch Unholdinkerze geheißen), deren Aufguß für alle Arten von Geschwülsten gut sein sollte.

Man hört auch hie und da, daß die Bäuerinen das Kraut unter den Rührkübel (Butterfaß) legen, wenn die Milch zu wenig Butter gibt oder verhechst ist; es war das Kraut in heidnischen Zeiten hoch geehrt; und wird am Maria Himmelfahrtsfeste geweiht, hinter das Cruzifix gesteckt mit dem Ruhrkolben.

g) Die edle Weinraute (Ruta[2]) graveolens (Gartenraute), deren Blätter und fünfköpfiger Samen bei Gebärmutter-Krämpfen angewandt wird.

h) Das Herrenblümmel (Pirola secunda L.)

i) Das Heidenrösl oder Pfingstgranten (Daphne cneorum).

k) Das Erdbeerkraut (Fragaria vesca, Éban), dessen Aufguß bei Schlagfluß mit Sprachlähmungen empfohlen wird. Ferner werden in manchen oberbayer. Gegenden als Weihbüschel verwendet: der Schwertel (Iris germ.), Getreide, Sauerampfer, Zisl (Cistus), Fünffingerkraut (Potentilla verna), Wetterglocke (Cam-

---

[1]) „Item fur die ruor bestellen (= hemmen) nimm das *wollkraut* und wisch den a...., mit den blättern und stoss es in den a...., probatum est.“

[2]) „Wem die augen röt sein, und krank, der nemm kümmelpulver und twer (getribe) daz mit *rautensaft*.“

panula), Herrgottskrone (Sparganium ramosum), Baldrian, Kornblume, Dost (Origanum vulgare), Wermuth (Absynthium vulg.), Mariendistel (Dipsacus fllonum), Habichtskraut (Hieracium), Natternkopf (Echium vulgare), Labkraut (Galium verum), Jakobskraut (Senecio Jacobaea, der Sägerer (Schilfblätter) u. v. a. (Nach Hartmann.)

Als Hochzeitsbusch werden verwendet:

a) die Rosmarinzweige (Rosmarin, von ros marinus = Meerthau; die Pflanze wächst an den südlichen Seeküsten und kam aus Italien zu uns, wo sie in Töpfen fast in jedem größeren Bauernhause gezogen wird). Bereits im 14. Jahrhundert werden dem „vorzüglichen edlen" Kraute 26 Tugenden nachgerühmt), es wird heute noch häufig verwendet als „weiniger" Auszug bei Augenleiden, zu Bädern bei Lähmungen und Schwächezuständen, Impotenz.

b) Der Lamperler (Mathiola varia DC.) der, wie sein Name sagt, ebenfalls aus Italien (Lombardei) nach Deutschland kam; eine volksmedizinische Verwendung erfährt derselbe jedoch nicht.

Andere Pflanzen werden zu anderen Zeiten gesammelt und geweiht,[1]) z. B. „der Palm", die verschiedenen frühblühenden Weidenzweige; die Palmbüschel werden bei Ungewitter verbrannt; das einzelne Palmkätzchen wird auch in Ledersäckchen als Amulet getragen.

Auch der Sevelbaum (Juniperus Sabina, im 12. Jahrhundert Sevinbaum, herba Sabina, „das sabinische Kraut", breitete sich vom Lande der Sabiner in Italien aus und kam von da zu uns) wurde früher geweiht. Die Zweige des in den bäuerlichen Wurzgarten als altehrwürdig gehaltenen Baumes stehen im Rufe eines Abortivums

---

[1]) Weizenmehl wird mit dem Palm geweiht, dann den Hühnern zum Futter gegeben; das sichert diese vor dem Hühnerstößer (Habicht). Mancher verschlingt auch am Palmsonntag ein oder zwei Palmkätzchen, um vom Fieber verschont zu bleiben und kein Halsweh zu bekommen.

auch in der Volksmedizin; dem kranken Vieh wird der Milchaufguß ins Wasser gegeben.

Zu den vom Volke sehr geschätzten Maikuren (s. Cap. XX S. 77) werden genommen:

a) Ehrenpreisblüthe (Veronica off.);

b) Die Blüthe und Blätter der Gamskresse (Hutchinsia alp.).

c) Die „Bachpungblüthe (Veronica Beccabungo; das letztere Wort ist der niederdeutsche Name für unser gutes Bach-Pung, d. h. die am Bache stehende Knollenpflanze), deren diuretische Wirkung das Volk schätzt.

d) Der spitze und breite Wegerich[1]) (Plantago lanceol. und media).

e) Das Dreifaltigkeitskräutl (Viola tricolor, Freisamkraut, Stiefmütterchen, Tag- und Nachtschatten, Veiherl, Veigerl, welches gegen Fraisen und den Milch-Grint angewandt wird.

„Freysamwasser ist gut für junge Kinder, wenn sie die unnatürliche Hitze überläuft."

f) Der Sauerampfer (Rumex acetosa).

g) Die Brunnkresse (Sisymbrium nasturtium).

Sie wird auch am Gründonnerstag gegessen. Wer dieß thut, bleibt in diesem Jahre vom Fieber verschont.

h) Die Blüthen vom Hufelattich (Tussilago farfara).

i) Die Löwenzahnblätter (Leontodon tarax), die in der Osterwoche gesammelt werden sollen.

k) Das Gänsblümel (Bellis perennis).

l) Die Gundelrebenblüthe (Gund ahd. = pus, virus). Glechoma hederacea.

m) Der Fieber-Klee (Menyanthes trifoliata L.).

Das reine althochdeutsche Wort für Fieber (febris) war der rito (Ritten); im Althochdeutschen kommt aber bereits „fiebar" vor. Die Gothen bezeichneten das Fieber mit brinno (brennen) oder mit heito (Hitze).

---

[1]) Der Wegerich ahd. wekarih = Herrscher auf dem Wege.

n) Die unaufgeschlossenen Blüthenköpfe und frischen, süßlich schmeckenden Stengel von Himmelsbrod[1]) (Tragopogon pratense, Bocksbart.).

o) Die Schlehdornblüthen (Crataegus spinosus) ꝛc. ꝛc.

Alle diese Blüthen werden meist nüchtern als Species verwendet, wobei das Volk mit Recht annimmt, daß diese in der „Blüh" gesammelten, frischen Pflanzen mehr Wirkung haben, als die abgelegte Apothekerwaare.

Die wiedergrünende und blühende Pflanzenwelt erweckt auch im Volke, das diese Zeit alljährlich durch das Maibaumsetzen feiert, die Freude des frohen Lebensgenusses. „Am ersten Tag Mai", wie das Volk hierzulande sagt, begeht dasselbe die ursprüngliche Maifeier, die in früherer Zeit in der vorausgegangenen Walpurgisnacht durch die heiligen Feuer abgehalten wurde; heute ist es mehr „die Zeit um Johanni", welche die Erinnerung an den Feuerkult, den Kult der die Pflanzen zum Blühen bringenden Sonne,[2]) namentlich auf den Almen, festhält, wohin sich das lustige Almenvolk zum Tanz und Festfeier früher begab und nach dem Spruche: „Auf der Alm, da gibt's koa Sünd'", in ausgelassener Weise seiner Freude sich überließ. Sollte nicht auch der Kranke von der neuerblühenden Pflanzenwelt neues Leben, neue Kraft sich erhofft haben?

Sehr populäre Pflanzenmittel sind ferner:

Der Frauenmantelthee (Alchemilla vulgaris und montana), auch Sinnau, Sinntau, Sonnenthau (Sintau = Immer[3])-Thau), der zu Bädern und Umschlägen bei Phlegmonen, Geschwülsten und Eiterungen, Unterleibskrämpfen ꝛc. angewandt wird.

Den beständig, selbst in der Sonne, in den frauenmantelartig gefalteten Blättern vorfindlichen Thau sammelten bereits die Alchymisten. Einen sehr interessanten Sinau-Segensspruch führt Dr. Fossel (Volksmedicin

[1]) Auch Roggensporn genannt.

[2]) S. Bavaria I, 373.

[3]) Weigand IV, 717 l. c.

in Steiermark, S. 18 und 19) an. — „Wem ein kind zerbrochen (Abortus), der nehme Sinau und halte es warm zu den gemächten."

Eine „hochheilige" Pflanze ist auch die Kamille (Chamomilla vulg.), die zu den verschiedenartigsten Heilversuchen[1]) dient, namentlich bei Koliken der Gedärme, der Blase und der Gebärmutter (daher auch hie und da Mutterkraut genannt).

Ebenso zahlreiche Verwendung erfahren die sog. Heublumen, d. h. der Heusamen, welcher vom Heu, durch ein großes Sieb geschüttelt, abfällt. Das Wirksame dieses Gemisches von Blüthen und Samen von Labiaten, Sinantheren &c. sind jedenfalls die verschiedenen ätherischen Oele, die eine leicht betäubende Wirkung haben (s. Cap. XXXIX).

Es ist hier vielleicht die Gelegenheit, von der volksthümlichen Zubereitung der verschiedenen Pflanzen und Heilkräuter zu sprechen. Die hiesige Bäuerin, die Sennerin, der Holzer, der Wildschütz &c. kocht seine heilsamen Pflanzen zu innerlichem Gebrauche in der Regel „in der guten Milch"; zu äußerlichem Gebrauche dämpft er dieselben „mit gutem Schmalz" („Aufschmalzen", „in Schmalz aufbrennen"); es ist dieß bedeutsam, weil das Kochen der Milch und das Rösten mit Butter oder saurem Rahm jedenfalls älter ist als das Sieden in Honig, Wasser oder Essig; die selteneren, wässerigen Infusionen sind sicher die jüngere Zubereitungsweise; noch jünger und mittelalterlichen Datums ist die Destillation mittelst Wein oder Schnaps (Essenzen, Geist, Tinkturen &c.). Das Kochen der Speisen mittelst Wasser ist heute noch vielen Völkerschaften unbekannt; bei Homer werden niemals gekochte Speisen erwähnt; jedenfalls hatte das Kochen mit Wasser in jenen homerischen Zeiten dieselbe untergeordnete Bedeutung, wie noch heute in der Küche des Bauern unserer Gebirgsgegend. Die Milch der Thiere war überhaupt das, was von der fürsorglicheren Mutter für die Kinder zuerst gekocht wurde

[1]) 1682 heißt sie „ein vorzügliches Bade- und Laugenkraut" und wurde also wahrscheinlich in den öffentlichen Badhäusern bei Bädern verwendet.

und bei den Heilmitteln sich auch am längsten als Abkochungs- und Ausziehungsmittel der Pflanzen im Volke erhielt.

Eine weitere Zubereitungsart ältester Form für Medikamente ist das Backen derselben in Brodteig, wobei der geistige Theil des Medikamentes in den Brodteig durch Erhitzen übergeht und nach dem Erkalten nicht selten in Tropfenform sich vorfindet. Dies ist z. B. der Fall bei den Ameisen, den Regenwürmern, und die gleiche Prozedur und Wirksamkeitsglaube lag wohl dem Einschlagen der hochheiligen Antlaß-Eier, Ostaras-Eier,[1]) der geweihten Hollerblühe, der Brennnessel, der geweihten Birne (Klötzenbrod) in Brodteig zu Grunde.

Die verschiedenen „Bletschen", d. h. die großen, breiten, stark gerippten Blätter von Chenopodium bonus Henricus (Blitum b. H.), Rumex alpinus, Floderbletschen, Butterbletschen, werden ohne weitere Zubereitung auf der rauhgerippten Unterseite auf leidende, heiße Hautstellen (Erysipelas, Glochfeuer, Podagra-Anschwellung, Phlegmonen, selbst auf Ascites-Leib rc.) gelegt; sie sind sehr kühlend (selbst im warmen Sommer z. B. erhält sich in ihnen die ungesalzene Butter sehr frisch und fest). Zum „Auszeitigen" eines Abscesses, als „Zug" wird ein solches Floderbletschenblatt, das vor den Almhütten in Unzahl wächst, mehrmals eingerollt und auf die Kohlengluth gelegt, bis sie „schwitzen", und dann recht heiß, aber noch schwitzend auf die schmerzhafte abscedirende Stelle gelegt; eine Anwendungsweise, welche von vielen Sennern und Hirten wegen ihrer schmerzerleichternden Wirkung sehr gerühmt wird.

Die Blätter der Grintwurz (Rumex obtusifolius, Grint-Kopf, Kopfausschlag), die etwas antiseptisch wirkende Gerbsäure enthalten, werden zum Beseitigen des Milchschorfes (Kopfgrint) aufgelegt.

Die Blätter des Hufelattich (Tussilago petasites, s.

---

[1]) Der Haase in der Teigform ist das Symbol der Fruchtbarkeit. Ueber die Antlaßeier s. Cap. „Männliches".

Petasites albus, „Pestwurz“ = Hufförmige Lapatica,(?) [1]) werden mit der weißen und gerippten Unterseite „über's Wang'“ [2]) gegen Zahnschmerz aufgelegt, so daß sie wie ein hydropathischer Umschlag [3]) wirken.

Der Sanickel, Schanikel, Dentaria enneaphyllos oder auch Sanicula europaea, welcher im Kräuterbuche von Lonicerus (1631) benannt ist, „aller Scherer (Feldscherer) Wundkraut“, lieferte schon den alten Bruchschneidern eine Wundsalbe nach der Herniotomie; die Pflanze wird heute noch vom Volke geschätzt; der grüne, Gerbsäure (Antisept.) enthaltende Saft der Wurzel wird „mit gutem Schmalz“ abgerührt, als Salbe verwendet und berüchtigte Raufhelden tragen die trockene Schanikelwurzel in der Westentasche bei sich, um die beim Raufen erhaltenen Kratzwunden unsichtbar vernarbend zu machen durch das Bestreichen mit der angefeuchteten Wurzel. Die „aufgeschmalzenen“ Schanikelblätter werden auch als Thee in der Milch gegen Engbrüstigkeit getrunken.

Die Schaafgarbe (= d. h. das, was man den Schaafen scil. zum Schutze gegen Krankheiten zubereitet, hergerichtet gibt, Achillea millefolium), welche die Römer als Symbol des Schlafes auf den Sarkophagen abbildeten,[4]) wird namentlich bei unterdrückter Menstruation und Wochenfluß, als Abortivum, bei Blasen- und Mastdarm-Tenesmus, Magenkrampf ꝛc. als Thee gegeben; insbesondere aber werden Achillea alpina, die Alpenschaafgarbe, die A. moschata, das Wildfräuleinkraut, A. atrata, die vielgenannte Edelraute, das Gemskraut, A. nana, das Wildmannkraut, A. Clavennae, die Steinraute, bei Thierkrankheiten von den Sennern bevorzugt, und ihre Namen deuten das Alter ihrer Verwendung in sehr frühen

---

[1]) Weigand (l. c.).

[2]) ahd. hiuf, hufel = Wange, daher hufel-attich.

[3]) Sie ersetzen so die Guttapercha, welche vom Volke Guttenberger genannt wird.

[4]) Schmeller, Bayer. Wörterbuch.

Zeilen an. In Tirol heißt sie auch der Milchdieb, in Schwaben der Milchschelm; dem früheren Volksglauben nach hatte Achillea millef. einen Einfluß auf die Milchsecretion, daher man die Pflanze lieber den Schaafen gab (= Schaafgarbe). Mit Schmalz abgerührt gibt sie eine bei Frauenkoliken verwendete grüne Salbe.

Bei der geringfügigsten, wie bei der schwersten Krankheit von Mensch oder Vieh holt der Bauer die aus den Blättern und Wurzeln der um Johannes gesammelten Arnica montana, Fallkraut, Wohlverleih, durch Schnapsaufguß „selbst distillirte" und gewonnene Arnikatinktur, die für alle Erkrankungen spezifisch helfen soll; geschieht nun letzteres (wohl sehr oft) nicht, so greift er zum Akonit (meist homöopathische Urtinktur aus Aconitum Napellus, Apolloniekraut, Apolloniewurzel, Teufelswurz); hilft auch „der Akonit"[1]) nicht und stellt sich gar die gefürchtete Verstopfung ein — dann geht's zum Pfuscher (Bader), „der ja nur kleine Sachen kurirt", oder gar zum Arzte.

Die Arnika-Umschläge werden namentlich bei Contusionen, Subluxationen ꝛc. benützt; das sehr theuere „Kathreinöl" (oleum arnicae aeth.) wird in den Apotheken billiger unter anderer Form als Mittel gegen Distorsionen verabreicht.

Der „Rauten" (meist Artemisia vulgaris s. nitida, seltener auch Edelraute A. mutellina) wird in fast jedem Gärtchen des Bauern gehalten; früher diente die Pflanze besonders zur Beförderung der Nachgeburt-Ausstoßung oder sie wurde über die mütterlichen Theile desjenigen Weibes gelegt, „das kindes nit bald genesen mag"; das Kraut wurde auch früher zum Johannes-Gürtel, Sonnenwend-Gürtel,[2]) daher auch Gürtler genannt, verwendet, wobei das Umgürten in der Absicht geschah, in Bezug auf Gesundheit (vermuthlich

[1]) In Tirol auch Gelstern genannt.

[2]) Ueber die Sonnwendfeuer siehe Bavaria I, 373. Das hiesige Volk hat übrigens noch ein anderes Gürtelkraut, „den Gürtler", der ebenfalls heilsam sein soll; Artemisia Abrotanum (letzteres in „Eberraut" verstümmelt), die in Honig abgesotten wird.

des Unterleibes) oder sonst Gewünschtes zu erreichen; noch heute ist der Rauten die häufigste Hutzierde des Landvolkes; heute noch wird sie verwendet, indem die Blätter aufgeschnitten, in Butterschmalz gesotten und „im Wasser aufgebrannt" werden (d. h. die heiße Pflanzen-Schmalzaufkochung wird in kaltes Wasser gegossen); „gestockter" wird sie auf die Frauenbrust im Wochenbette eingeschmiert; überhaupt wird die Raute fast nur in gynäkologischen Fällen verwendet, wie die Schaafgarbe.

Der Attich, Attah (Sambucus Ebulus), der Name kam durch Vermittelung des Romanischen, wo acte der Hollunder heißt,[1]) zu uns, obwohl er auch bei uns wächst. Die mit rothen und grünen Kästchen voll von verschiedenen Oelen und Arzeneien auf dem Rücken hausirenden Tiroler (meist aus dem Zillerthale) brachten und bringen hie und da noch die Attichsalsen oder Windlatwergen, „eine Salsen (Sulze) zum Harn- und Windtreiben", zu unseren Bauern, die auch die Blätter des „wilden Hohlers" ab und zu zu Ueberschlägen verwenden.

Der schwarze Hohler (Sambucus niger), „Hohler", weil „hohl", findet seine häufigste Benützung in der Blüthezeit als „Hohlerblüh"; namentlich soll die selten noch im Frauendreißiger gefundene Blüthe dem Lungensüchtigen zuträglicher sein als Thee; die frühe Hohlerblüh' nimmt ihn meistens sonst mit, d. h. den Lungenkranken. Die aus den schwarzen Beeren bereitete Hohlersalsen wird vielfach zum Wassertreiben innerlich und als Cataplasmen äußerlich bei Gliedschwamm verwendet; ebenso die rothen Beeren vom Sambucus racemosus.

Wassertreibende volksthümliche Pflanzenmittel sind ferner:

a) die in Töpfen gezogene Meerzwiebel (Scilla, im 14. Jahrhundert merzwival, welche von der Küste des mittelländischen Meeres kam), wird zerschnitten in Weißwein angesetzt;

b) die Wurzel und Blätter der Petersilie (Petroselinum = Steineppich);

---

[1]) Weigand l. c.

c) „der“ Selleri (Sesleria caerulea);
d) die Brunnkresse (Sisymbrium nasthurtium);
e) der Spargel (Asparagus off.);
f) die Wachholder-Gipfel und Beeren (siehe später);
g) der Hötschebätsch (siehe unten);
h) Sommer-Roggen-Körner;
i) Kleesaamen ꝛc.

P. Frank macht schon darauf aufmerksam, daß man von den schwächsten Mitteln bei Wassersucht oft die längst erwartete diuretische Wirkung erfolgen sieht, nachdem die stärksten Mittel lange Zeit vergebens angewandt worden waren. Die Naturhilfe durch die endliche Regulierung mittelst des oft langsam sich herstellenden Collateralkreislaufes geschieht vielleicht durch solche leichte Mittel bei Consequenz, richtiger Abwechslung und dem Individuum entsprechender Auswahl eher.

Die Wurzeln des breiten Wegerichs (Plantago media) gelten auch als Hühneraugen-Mittel; sie werden auch bei Zahnschmerzen in's Ohr gesteckt; der durch Ausklopfen der Pflanze gewonnene Saft wird in Wunden eingetropft und verursacht etwas Brennen, „aber er ist heilsam gar über Alles“. Der aus dem sog. Vogelsaamen des breiten Wegerichs bereitete Brei heißt „Treibaus“ und soll in die Haut eingezogene Dornen, Splitter oder „Schiefer“ austreiben und ausziehen. Gebärende, welche das breite Wegerichkraut mitsammt der Wurzel in der Hand behalten, können sich nicht verbluten nach dem Volksglauben.

Von Lungensüchtigen wird namentlich der viel angepriesene Spitzwegerichsaft und der Melissen-[1])Geist benützt; ersterer wird aber auch in Wunden getropft. Wer seinen Milchabsud nicht verträgt, hat schon die unheilbare Lungensucht.

---

[1]) Die Melisse wurde auch sonst Bienenkraut genannt, weil die Bienen diese Pflanze des Honigs (= mel) wegen aufsuchen.

Blutreinigend sollen auch wirken: Die Blüthen

a) der dunkelgelben Schlüsselblume (Primula offic.);

b) die Aurikel (Primula auricula = das Oehrchen, auch Bärenöhrchen genannt, sowie Osterblume, Gamsblümel, Sanikel) sie stand früher in hohem Rufe von Heilkraft;

c) das Tausendguldenkraut (Erythraea centaurea minor), 1482 heißt es auch byferkraut = Fieberkraut.[1]) Man nannte die Pflanze wegen der sehr bitteren Wurzeln: Erdgalle.

Eine besondere Wirkung legt das Volk den scharfaromatisch riechenden Kräutern bei; sie sind „gute Hechsenkräuter“, die namentlich bei hysterischen Krämpfen und sonstigen Kolikschmerzen Verwendung finden, sowie als Mittel, die den Viehschelm (siehe Cap. VII) aus den todten Winkeln des Stalles verscheuchen; „keine Hechse kann diese Kräuter leiden“. Dahin gehören:

a) Die Haselwurz[2]) (Asarum europaeum, Wolfgang-Rübel, Thor-Rübel).

b) Der Baldrian (Valeriana officin. auch „Katzenkraut“ genannt, weil die Katzen dem Geruche, der dem Katzenharne ähnelt, nachgehen sollen; die Baldrianwurzel soll nur an den 3 Sonntagen im Frauendreißiger vor Sonnenaufgang gegraben werden. Baldrian ist auch ein Kranzlkraut.

c) Die Pfefferminze (Mentha piperita) und die Wasserminze (Mentha aquatica; im Mittelalter war die letztere Pflanze auch ein Mittel gegen das Krötengift, gegen Wespen- und Bienenstich); das in der Minze enthaltene Antisepticum Menthol vernichtet niedere Organismen schon bei einer Concentration von 1:1000. Die Minze stecken die Jäger auch in den hohlen ausgeweideten Leib des Jagd-

---

[1]) Siehe auch S. 101.

[2]) Früher auch als Brechmittel verwendet.

thieres zur Conservirung des Fleisches. Der selbstbereitete Minzen-Geist hat blähungswidrige Verwendung.

d) Das meist zu Bädern benützte Wollmulhkraut (Achillea clavennae), ein altes Hechsenkraut, das bei keinem Weihbüschel fehlen soll.

e) Zum Hechsenvertreiben wird besonders verwendet der Teufelsdreck (Asa foedita), meist in Mischung mit dem stinkenden Wachholder (Sefel) und schwarzen Steinöl.

„Hechsenkraut" wird ferner auch genannt das Johanniskraut (Hypericum perforatum), welches, mit Baumöl gesotten, bei Verrenkungen und Ausschlägen gebraucht wird; die hier einzige Zubereitung mit kochendem Oele spricht für Import dieses Mittels aus Italien; dieses rothe Oel wird „Johannes-Blut" genannt. Die Trudenblüh anderer Gegenden heißt hierzulande Elsen (Prunus padus; die Elsenbeere oder Traubenkirsche war schon in der Germanenzeit ein Gaumen-Reizmittel); seine heutige volksthümliche Verwendung ist wie die des ebenso alten Beerenzuckers (s. unten) bei Catarrhen des Rachens und bei Heiserkeit. Mit den Hechsen hängt auch zusammen das Hechsenpulver (semen lycopodii, Bärlapp = Bärenfuß; die Pflanze heißt auch sonst Löwenfuß, Trudenfuß, Wolfsfuß, lycopodium, wegen der Aehnlichkeit mit einem Fuße). Hechsenpulver wird der Saamen wohl genannt, weil er sich an der Flamme blitzartig entzündet wie Colophoniumpulver. Das Pulver wird als „Stubb" bei Intertrigo der Kinder genommen, wofür auch das Mehl des Holzwurmes ein sehr geschätzter Ersatz sein soll. (!) In einem alten Beichlbuche werden Stubb-Büchsen in Form der menschlichen Genitalien als sündhaft bezeichnet. Das Tölzer historische Museum bewahrt eine solche kupferne Stubb-Büchse mit einem phallus, der in den Boden eingetrieben ist. Der Bärlapp-Stubb dient auch in Wunden eingestreut zum Blutstillen.

Eine sehr wichtige Pflanze ist die Schwindwurz, Chelidonium majus auch Blutkraut, („das blutkraut ist gut z'en erzne")[1]) und Schellkraut, Schellwurz genannt; letzterer Name heißt im 12. Jahrhundert scëllinwurz und ist aus dem lateinischen chelidonium = Schwalbe gebildet; der Saft galt als Mittel gegen Hornhaut-Trübungen schon bei Plinius; die Schwalben sollen nach dem Glauben der Alten durch die von der Zeit ihrer Ankunft an blühende Pflanze das Augenlicht ihrer Jungen im Neste wieder herstellen.[2])

Die Pflanze besitzt einen betäubenden und hautreizenden Milchsaft, der in den hohlen Zahn getropft wird; sie soll nur bei abnehmendem Mond von einem nackten Manne, ohne die Wurzel zu berühren, gegraben und eingetragen werden, wenn sie für das „Schwinden", d. h. Verschwinden von Geschwülsten, Krebs, Warzen &c. helfen soll, weshalb sie auch im „Schwindbeutel" getragen wird. Sie ist ein Abortivum.

Sehr häufige Verwendung findet der Salbei oder Säfling (Salvia pratensis, sie hat ihren Namen vom lateinischen salvus = gesund und soll schon zu Plinius' Zeiten für Husten und Seitenschmerz geholfen haben;[3]) sie wird in „guter Milch" abgekocht zu Gurgelungen bei Angina, mit Weinläger zu Bädern bei Verhärtungen benützt. „Salbeywasser ist gut denen die Rede gelähmt ist" (1697);[4]) Salbeithee mit Honig wird gegen die Hep', Keuchhusten und gegen die Nachtschweiße der Phthisiker verwendet; sie ist auch ein Kranzlkraut.

Eine endlose Reihe von pflanzlichen Mitteln werden gegen die Lungensucht empfohlen:

a) Die Hohlerblüh' (s. o.).

b) Der nüchterne Genuß des „Himmelsbrodes" (s. o.).

c) Die Brombeerblätter (Rubus fructicosus ahd. brâmbere = Dornstrauchbeere.[5])

d) Die Hundszunge (Cynoglossum caerul.), die auch fein

---

[1]) Worunter aber auch Nigritella, Potentilla erecta, Geum montanum verstanden wird.

[2]) Weigand l. c. IV, 562.

[3]) Weigand l. c.

[4]) Schmeller.

[5]) Weigand l. c.

zerwiegt, im Butterschmalz aufgekocht und „gestockt“ auf Geschwülste und Gelenkanschwellungen gelegt wird.

e) Die Hirschzunge (Scolopendrium vulgare Sm.) und alle die verschiedenen blutreinigenden und zu Maikuren verwendeten Pflanzen (s. o.).

f) Der Brustthee (meist aus der Apotheke bezogen). „Wer den Brustthee armvoll genommen hat, kriegt leicht die Lungensucht.“

g) Der „Gürtler“, Gürtelkraut (Artemisia Abrotanum[1]) „in der guten Milch“ gekocht; der Gürtler wird im Frauendreißiger geweiht; wer den Milchabsud desselben nicht verträgt, hat schon die Lungensucht.

Zur Vertreibung von Geschwülsten, Schwären, Eiterungen ꝛc. dienen ferner:

a) Der „Schabob“, Euphrasia officinalis, in Tirol auch Spätlerich genannt, der „spät“ erscheinende mit der Blüthe Kehraus, „Scheib-ab“, Tabula rasa machende „Augentrost“, der neben der Verwendung zu Umschlägen bei Panaritien seinem Namen auch die Benützung bei Augenleiden verdankt.

b) Die großen Blätter vom Kohlrabi (Brassica oleracea caula rapa. Der romanische Ausdruck cavolo rapa wurde in caulrapi (1741), colrapi verdeutscht) werden bei Phlegmonen, Erysipelas und Podagra-Anschwellungen übergelegt.

Als Aphrodisiacum wurden früher benützt:

a) Das Liebstöckl (Levisticum officinale, welchen lateinischen Namen das Volk mit Liebstöckl sich mund- und zungengerecht machte), das heute nur noch bei Mutterkrämpfen Verwendung findet wegen seines ätherischen Oeles, wie auch das sog. wälsche Liebstöckl, im Berchtes-

---

[1]) Diese auch Schmecker, Eberraut, Eberreis, Stabwurz, Garthaun-Citronenkraut genannte Pflanze diente wie Artemisia vulg. nitida mutellina den Mädchen zum Sonnenwendgürtel (s. S. 104), daher der Name dieser in Gärten gezogenen Kultpflanze.

gaben'schen auch Zink-Kraut genannt (Laserpitium Siler, Roßkümmel).[1])

b) Das Anhängen der Wurzel vom Mausöhrl (Myosotis = Vergißmeinnicht) soll nach Lonicerus' Kräuterbuch dem Geliebten holdselig und dem Buhlen werth machen (s. u.).

Genauer geprüft zu werden verdiente die Meisterwurz (Imperatoria Obstruthium); der Name Meisterwurz (magister) deutet den früheren, officiellen Character dieser „Heilwurz" an, welche „in der guten Milch" gekocht, seltener als Meisterwurzschnaps (s. Cap. XXIII), verwendet und vom Volke hochgeschätzt wird bei Schlagflüssen, typhösen Fiebern, Aufregungszuständen.

Diese Pflanze sowie die Enzian- (Stock- oder Spitz-) Wurz (Gentiana lutea und pannonica, deren lateinischer Name schon im 15. Jahrh. in enzián umgelautet wurde), wird in den Wurzerhütten und in bäuerlichen Brennereien als Enzianschnaps erzeugt für „letzen Magen", bei Soodbrennen oder zu Maikuren innerlich genommen, und bei den Fraisen der Kinder äußerlich eingerieben (s. Cap. XLIX g.). Seine frühere Verwendung siehe unten bei „Hemmern".

Die Antlaß-Rose, auch Pfingst- oder Gicht-Rose genannt (Paeonia officinalis; der lateinische Name kommt vom Götterarzt Paeon, wie der deutsche Name Meisterwurz vom Arzttitel magister) wächst um die Antlaß (= Entlaß, Sündenerlaß) = Processionszeit; ihre Blätter werden als Thee benützt bei Krämpfen und Epilepsie; die Saamenkörner sind ein Amulet der Kinder gegen Fraisen, und die Wurzelknollen werden abgeschabt, pulverisirt und in steigender Dosis mit Hirschhornpulver gegen die Gicht gegeben, wobei gleichzeitig verschiedene Einreibungen der erkrankten Glieder vorgenommen werden; auch als Abortivum werden diese Knollen verwendet.

---

[1]) „Lubsteckl helft colicis den, dy da hefmulter haben". Man pflegte auch 1682 aus Liebstöckl-Röhrlein zu trinken, „wenn die bösen Hälse regieren" (Diphtherie?).

Der Saamen der Hemmern (Nieswurz, Hemmerwurz, Veratrum niger, Christwurz), welcher veratrinhaltig ist, wird „in der guten Milch" gekocht noch bei Viehkrankheiten benützt; ein altes Kräuterbuch sagt: „Gentiana unle diu hemere gesotten mit eziche (Essig) ist gut den tobenlegen (Tobenden, Fiebernden)"; schon Hippokrates wandte sie an.

Das G'spörrkraut (Stachys recta, auch a. a. O. Beschreikraut genannt, wird hie und da noch für's Herz- und Fußg'spörr (Angina cardiaca) sowie bei Pädatrophie, Rachitis gebraucht.

Als Hautmittel werden verwendet:

a) Das Lavendelkraut (Lavendula Spica, auch Speik; jede schöne Gebirgsblume nennt das Volk Speik); wegen seines Wohlgeruches wird der Aufguß der Pflanze zu Waschungen und zu Betteinlagen benützt; schon der lateinische, von „lavanda" kommende Namen deutet seine Verwendung an.

b) Die Kokelekon-Körner,[1]) welche auch gegen die Krätze verwendet werden (Semen cocculi indici, Fischkörner); man verreibt Lorbeerblätter und die Kokelekon-Körner mit „gutem Butterschmalz" zu einer Salbe, die auf der Innenseite der Glieder eingerieben wird.

c) An die im Frühjahr abgeschnittenen Weinreben-Ranken bindet man kleine Medizingläschen an, die den heraustropfenden Saft (den man in Italien eindickt zum Extractum pampinorum vitis viniferae) auffangen; der Saft wird hierzulande benützt zu Waschungen bei Haut- und Augenleiden; der Traubenbrusthonig wird von Lungenleidenden vielfach versucht.

d) Das „selbst destillirte" Rosenwasser gilt auch als „gutes" Augenwasser und als Mittel zur Verbesserung der Haut.

---

[1]) Speiköl und Kokelskörner werden auch beim Fischen verwendet.

Daß das Rosenöl und Rosenwasser durch die Sarazenen nach Italien (und Deutschland) kam, ist bekannt; von den Persern stammt auch die Verwendung

e) des Weidenblühwassers zur Hautverschönerung, welche auch hierzulande üblich ist.

f) Die verschiedenen Zillerach-Kräuter, Pinguicula flavescens (Schmeerkraut), Pinguicula alpina s. vulgaris (Fettkraut), welch letzteres auch „in der guten Milch gesotten" zum Haarwuchsbefördern genommen wird als Waschung; Chrysosplenium alternifolium, Rumex acetosa, Sedum majus (s. oben) ꝛc.

g) Die Klettenwurzel (Arctium lappa).

h) Der Aufguß von Blättern des Nachtschattens (Solanum Dulcamara, dem deutschen Namen N. liegt wahrscheinlich eine heidnische, mystische Vorstellung zu Grunde) gegen sommersprossige Haut.

i) Die Schlehdornblüh,[1]) aufgekocht zu Waschungen.

k) Die Lindenblüh ist ebenfalls ein bekanntes Volksmittel, das die Haut verschönern soll.

l) Gegen Haut-Excoriationen wird als sehr wirksam bezeichnet der Aufguß vom Zinnkraut (Equisetum arvense); die Zinnputzerinnen wollen diese Wirkung beobachtet haben.

Magenstärkende Mittel sind für das Volk:

1. Die Citrone (Citrus limonum, 1408 citro genannt; im 13. Jahrh. kannte man die Limonie nicht einmal dem Namen nach), sie, wie auch

2. die Pommeranze (citrus aurantium amarum, arancio) kamen aus dem Osten im Mittelalter nach Europa; die Citrone ist jetzt der nordische Stellvertreter des Paradies-Apfels. Der wälsche Südfrüchten-Händler brachte sie bis auf unsere Tage in die hiesige Gegend, wo sie bei Hochzeiten den Rosmarinzweig aufnimmt; ihre medicinische Verwendung durch das Volk erfährt die Citrone als Zusatz zum Trinkwasser der Kranken und zum Weißbiere, da ihr Saft

[1]) Schlehdorf und Pranls bei Salzburg deuten auf einen sehr frühen Obstbau hin; Schlehe = prunus.

magenstärkend sein soll und hefewidrig ist; man schrieb früher der damals seltenen Citrone fast zauberhafte Wirkungen zu und sie galt auch schon früh als Antiseptikum, was die Citronensäure in der That ist, und als Pestmittel; Citronenholz-Schränke standen im Rufe, mottenwidrige Eigenschaft zu haben; auch die Gerber benützen das Citronenwasser zum Einreiben bei Excoriationen, die leicht Fäulniß-Gifte absorbiren.

3. Die Muskatnuß, d. h. das Fruchtkorn der moschusartig riechenden Myristica moschata (daher der Name), ist ebenfalls ein Handelsartikel der wälschen Hausirer gewesen: sie wird als Stomachicum zum Wein beigegeben und gegen die durch junges Bier verursachte Strangurie letzterem prophylaktisch aufgeschabt beigemischt; namentlich gegen die Ruhrkolik verwendet man den mit Muskat versetzten Wein.

4. Das Raßnagerl, d. h. die „raße“, scharfe, brennende kleine Nelke (Gewürznelke), ist im Weine ebenfalls ein Stomachicum, wie der aus ihr in den Nonnenklöstern bereitete „Magen-Zucker“.

5. Der Kalmus (Calamus aromaticus, auch „Ackerwurz“ von acoros, dem griechischen Namen der Pflanze, benannt) wird in guter Milch gekocht gegen Fieber und Verdauungsstörungen gegeben.

Die Käsepapel oder Gartenmalve (Malva vulgaris), sowie die Rosenpapel (Malva borealis) werden wegen ihres Pflanzenschleimes bei Angina und äußeren Hämorrhoiden benützt; ebenso „der“ Eibisch (Radix althaea off., Ibiscum, ahd. ibisca unter dem jüngeren Namen Althe (Tirol) kennt sie das Volk hierzulande nicht), der wegen seines unschuldigen Pflanzenschleims sehr viel bei Brust- und Halskatarrhen gebraucht wird; dieses uralte, in Gärten gezogene Volksmittel findet der durch seine „Wasserkuren“ bekannte Pfarrer Sebastian Kneipp „verdächtig“; derselbe scheut sich aber nicht, mit seinem „Malefizöl“ (Croton- oder Euphorbium-Oel) die größten Hautwunden zu setzen. Schuster, bleib bei deinem Leisten!

Die Wurzel der Brenn-Nessel (Urtica dioica) werden

als Diureticum gegen Wassersucht benützt, während die Blätter von Lungenleidenden als Salat genossen werden; die Brenn-Nessel benützen die Jäger auch als Antiseptikum, das sie in den hohlen Leib des ausgeweideten Wildes mit Kranne-witt (s. unten) stecken. Bei Hundebißwunden wird sie im Namen der hl. Dreifaltigkeit gepflückt und dabei dreimal gesprochen: „Nessel, ich thu' dich beugen, daß du dieser N. N. thust die Maden aus ihrer Wunde treiben.“ Dabei wird der Kopf der Nessel dreimal gedreht, so daß er verwelken muß.

Gespinnste aus der Nessel kannte Albertus Magnus noch und Brenn-Nessel-Nudel sind noch in Bayern gebräuchlich.

Die Barbara-Wurzel, (Harnischwurzel, Johannes-Wurz, Sieg- (Siech-?) Wurz, Alpenknoblauch Allium victorialis, Allermanns-harnisch[1]) nach dem Kräuterbuch von Ad. Lonicerus deshalb so genannt, weil die Pflanze allen Leuten, die sie tragen, Unverletzbarkeit verleiht); man legt die Wurzelknolle aufgeschabt in die blutenden Wunden.

Die Engelwurz (Angelica montana) wurde bei epidemischem Typhus und bei Pest früher prophylaktisch gebraucht.

Als Abortiva sind außer den schon erwähnten Pflanzen (Safran, Sefelbaum, Schafgarbe, Gicht-Rose und Schwindwurz) anzuführen:

a) Die Wurzel vom Farrenkraut (Filix mas, ahd. farum), die unfruchtbar[2]) machen soll; die Verwendung gegen den Bandwurm kennt das Volk nicht, da dieser Parasit bei der fast ausschließlich vegetabilischen Nahrung des Volkes äußerst selten beobachtet wird.

b) Die Mondraute (Botrychium Lunaria, auch Wallpurgis[3])-Kraut und Beseichkraut genannt, weil es nach dem Senner-Glauben das Melkvieh, wenn dies die oberen Theile der Pflanze abweidet, beseihen[4])

---

[1]) Ihre Zwiebel ist mit einer gitter- oder panzerförmigen Tunika bedeckt.

[2]) Nach früherem Glauben auch unsichtbar.

[3]) Die Walpurgis-Nacht ist der Hexensabbath in anderen Gegenden Deutschlands.

[4]) Schmeller-Frommann II. 248.

(= vertrocknen, versiegen) macht; sie scheint einen Einfluß auf die Milchsecretion zu haben und wird auch als Abortivum versucht.

Das Mausöhrl oder Vergißmeinnicht (Myosotis) wird als Aufguß gegen Kolikschmerzen angewandt. „Das Mausöhrleinwasser ist gut den Frauen, denen die Gebährmutter aufsteigt und die das Grimmen um den Nabel haben", sagt schon ein altes Kräuterbuch.

Bei Kinderkrankheiten werden gebraucht:

a) Das Igelkraut, auch Scharbockkräutl (Ficaria ranunculoides) gegen Scrophulosis zu Bädern.

b) Der Eichelkaffee. Eicheln sind schon in den leges Bajuwariorum als genießbare Frucht des Bayernlandes aufgeführt und noch 1604 werden sie in der Klostermühle zu Indersdorf für den Hausgebrauch gemahlen. Der Aufguß der gerösteten Eicheln ist ein uraltes Volksmittel für schwächliche „geknüpfte" Kinder.

c) Das Wälschnuß-Laub (Juglans regia) wird meist in Verbindung mit Heublumen (s. o.) zu Bädern für scrophulöse Kinder benützt.

d) Das Eisenkraut-Saferl (Verbena officinalis) ahd. isenkrut wird den heiseren und hustenden Kindern gegeben; es diente das Eisenkraut früher auch den sog. Hechsen zu einer Zaubersalbe; man sollte es nur am Tage des Ir (Irtag = Dienstag) dem Tage des in Eisen gehüllten Kriegsgottes eintragen.

An Stelle eines hydropathischen Umschlages werden benützt (außer den schon erwähnten Bletschen s. o.):

a) Die in Scheiben geschnittenen Erdäpfel (Kartoffel, die nach Schmeller ihren Namen hat vom italienischen tartufolo = Trüffel; sie wurden in Tölz zuerst von der alten Höckhin als Viehfutter[1]) gepflanzt vor ca. 80—90 Jahren),[2])

[1]) 1682 war der Kartoffelsalat „eine absonderlich gute Speise für Mannspersonen". (Laurenberg's Olitorium).

[2]) Gefällige Mittheilung des Herrn Prof. Sepp.

b) Die Scheibenschnitte der Dolschen (Dorschen, vom Romanischen il torso = der Strunk).

c) die Scheibenschnitte vom Kohlrapi (Caula rapa) (s. o.). Diese Scheibenschnitte werden von wasserscheuen Leuten (Weibern) bei Kopfschmerz über die Stirne gelegt und festgebunden.

d) Der Hohlerschwamm (Fungus sambuci, Auricularia sambucina, Judas-Ohr) ist ein uraltes Volksmittel, das „in guter Milch gesotten“ über „werkelnde“ (= triefende, laborantes) Augen zum Kühlen gelegt wird.

Eine große Rolle spielte in der früheren Volksmedizin das schon seit allen Zeiten benützte Bilsenkraut (Hyoscyamus niger, ahd. bilisa); die Hyoscyamin enthaltenden Saamenkörner wurden in den Badhäusern auf die Ofenplatte geschüttet; es machte, daß die badenden Leute, die in den Badwännlein saßen, mit diesen aneinander stießen,[1]) d. h. aufgeregt und lustig wurden, wobei das heiße Bad die narkotische Wirkung unterstützte. Der Bilsenkrautsaamen wurde auch früher ins Bier gegeben und zum „Wettermachen“ gebraucht (toxische Hallucination); heutzutage werden bloß die Blätter zu Aufgüssen für Sitzbäder bei Gebärmutter- und Mastdarmkrämpfen verwendet. Ueber das Bilsenkraut-Oel s. Cap. XXVI.

Mischungen aus Weinraute, Mithridat (Mauerpfeffer), Belladonnablättern, Mutterkraut (Matricaria chamomilla) und Frauendreißigstblume, Teufelsdreck (Asa foetida) und stinkendem Wachholder sind besonders guter Hechsenrauch.

Als Derivantia werden benützt;

a) Der Senfteig.

b) Bei Zahnschmerzen die Birtram-Wurzel (Pyrethrum), deren brennender Saft den Namen erklärt.[2])

c) Die Wurzel der Schmalzblume (eigentlich Trol-

---

[1]) Nach Schmeller.

[2]) Er steuert dem Schmerze der Zähne; was kalt ist, kann mit dieser Wurzel gewärmet werden. Lonicerus 1621. (486).

lius europaeus, das Volk nennt aber auch den Ranunculus acris so); die abgeschabte Wurzel wird bei Zahnweh auf den Vorderarm festgebunden, wo sie Blasen erzeugt.

d) Der noch heute von den oberpfälzischen (wendischen) Weibern hierhergebrachte Krenn (ein slavisches Wort für Meerrettich; nach Hehn[1]) ist diese Bezeichnung aus dem lateinischen armoracea (Cochlearia) entstellt) wird aufgerieben und auf die Haut gelegt. Was man sich vor seinem Genusse wünscht, soll nach dem Volksglauben in Erfüllung gehen.[2])

e) Der Knoblauch (Allium sativ. ahd. Kloblauch) wird abgeschält in's Ohr bei Zahnweh gesteckt, wo er durch seinen Schwefel-Allyl-Gehalt derivirend wirkt.

Ueber das Lilien-Oel s. Cap. XXVI.

Die verschiedenen Rübensorten liefern eine Reihe von Volksmitteln.

a) Der frisch ausgepreßte Saft der weißen Rüben ist als „Rübensalsen" ein Diuretikum; die abgeschabten Weiß-Rüben ein Antifebrile; ebenso das Rübenkraut (feingehacktes in Fässern zur Gährung gebrachtes Weißrübenkraut); der Weißrübensaft mit Rosenöl, Campher und Mening gekocht ist das hierzulande gebrauchte Christ'sche Rosenpflaster.

b) Der eingedickte, mit Zucker versetzte Saft der bayerischen Rüben, die im Mittelalter ihrer Köstlichkeit wegen von den Klostermönchen mit den galiläischen Feigen verglichen wurden, ist ein vortreffliches Diuretikum; er wird auch bei der Lungensucht empfohlen.

c) Die Ranne (rothe Rübe, Beta vulgaris rubra) ist nur eine bäuerliche Festtags- (meist Kirchweih-) Speise.

---

[1]) Kulturpflanzen 430.

[2]) Der Krenn wird auf Ostern geweiht; er soll vor allen anderen geweihten Speisen zuerst und nüchtern gegessen werden.

d) Der durch die Klostergärten besser gezogene **Radi** (Rettich = Raphanus sativus ahd. rathi vom latein. radix) ist ein volksthümliches Diuretikum; ausgehöhlt und mit Zucker gefüllt, läuft der süße Rettigsaft aus, welcher bei Husten und Heiserkeit Verwendung findet und in den Rettigbonbons Nachahmung gefunden hat.

Die **Zwiebel**,[1]) die ihren Namen nach (cipula), 1682 Zippollen) aus den romanischen Ländern stammt, kam bis auf unsere Tage durch wälsche Hausirer hierher; ebenso der **Porry** (Allium Porum); Lauchäcker dagegen werden in Oberbayern schon 1564 erwähnt und ist seine Verwendung eine uralte und einheimische. Der **Bergschnittlauch** „in guter Milch gekocht“ ist ein Wurmmittel. Der Saft der weißen Zwiebel mit Honig gilt als treffliches Mittel gegen Husten (Zwiebelzeltchen). Zwiebel und Knoblauch werden auch aufgeschnitten gegen die Spul- und noch häufigeren Madenwürmer genommen; von letzteren nimmt das Volk an, daß sie ein ganzes Wurmhaus (Nest) bilden können.

Der erst gegen das Ende des 17. Jahrh. in Oberbayern volksthümliche, durch die Tiroler Holzknechte eingeführte **Tabak** (Nicotiana[2]) tabacum) wurde damals hauptsächlich aus Augsburg bezogen, wo ihn Dr. Minderer, der Verfasser einer Kriegsarzney, 1620 noch nicht als Rauch- oder Schnupftabak kennt; eine Pflanze Tabaca gebraucht er allerdings schon zu einer Salbe. 1652 wird das Tabakrauchen in Jetzendorf, 1691 in Berchtesgaden verboten, aber trotzdem noch 1765 heimlich genossen. 1784 wird er im Zillerthale gekaut, von wo sich diese Unsitte, welche die Zähne weiß und rein erhalten soll, in die anderen Tirolerthäler verbreitete.[3])

Der hiesige Volksglaube sagt, daß bei Leuten, welche Tabak kauen, alle Arzneimittel schwer angreifen, d. h. wohl nicht

---

[1]) Die Ostereier werden mit Zwiebel-Schaalen roth gefärbt.

[2]) Jean Nicol (daher der Name), französischer Gesandte in Lissabon, sandte im 16. Jahrhundert Tabak von Portugal nach Paris. 1682 heißt der Tabak: „ein nunmehr in Teutschland allzu bekanntes heilsames Wunderkraut, dessen Blätter in Oel destilliert auf's Schönste alle Wunden heilen“ sollen.

[3]) Schrank (1784).

vollständig und rasch genug assimilirt werden. Die Holzknechte „tranken“ früher den Tabak, (d. h. schmauchten, schluckten den Rauch beim Trinken) nach landesüblicher Bezeichnung (s. Cap. XXXIX). Das Tabak-Rauchen ist ein Narkotikum bei Zahn- und Ohrenschmerzen; der Schnupftabak wird verwendet bei chronischem Augenkatarrh und bei Fremdkörpern im Auge, sowie bei Asthma und Kopfschmerzen; die stark alkalische Tabaksasche wird für das „wilde Fleisch“ zu Beizungen verwendet. Das Anzünden der Tabakspfeife oder einer Cigarre am Kerzenlichte soll „ungesund“ sein. Ueber die Verwendung der Tabakspfeife und des Tabaksbeutels zu Klystier s. S. 3.

Auch der Kaffee ist noch 1701 ein heimliches Getränke der besseren Stände in Süddeutschland, das sich erst in den letzten 60 Jahren in der bürgerlichen und in den letzten 40 Jahren auch in der bäuerlichen Bevölkerung etwas mehr eingebürgert, in welchen Kreisen er durch alle erdenklichen Surrogate (Feigen, Cichorie, Mandelkleie, Gerstenkörner) ersetzt werden soll; seine diuretische Wirkung ist dem bierkonsumirenden Theil der Bevölkerung wohl bekannt.

Aus dem Kaffeesatze prophezeien die Granliesschen die Zukunft.

Der sogen. homöopathische, aus gerösteten Gerstenkörnern hergestellte Kaffee, der nur die Farbe mit dem Kaffee etwas gemeinsam hat, wird von den Magenkranken vorgezogen.

Die Beeren liefern ebenfalls manches Volksmittel:

Die Brombeeren sind ein Wurm-Mittel; die Mollbeeren (= Himbeeren, eigentlich Hintbeeren, weil sie die Hirschhindin gerne verzehrt?) werden als eingedickter Saft zur Geschmackverbesserung dem Trinkwasser der Kranken zugesetzt. Die Hollerbeeren-, Braunbeer-, Thaubeer- und Kranuwitlbeersalsen sind überall bekannte Diuretika; ebenso der slavischen Namen tragende Hötschebötsch, Salse von Hagebutte (Rosa canina), der auch bei Blutungen der Frauen angewandt wird; die weißen Würmer, welche in den galligen Auswüchsen der wilden Rosen (Rosa canina alba) wohnen, waren früher auch ein Mittel gegen Unfruchtbarkeit.

In Tirol werden dieselben als „Schlafputzen" unters Kopfkissen gelegt; hierzulande heißen sie „Rosenkönige", die Wunsch-Erfüller sein sollen.

Die aus verschiedenen Beeren hergestellten Schnäpse, wie Vogelbeer = (Sorbus aucuparia) und Schlehdorn = (Crataegus spinosus) Schnaps, werden meist nur als Digestiva genommen; hie und da auch gegen Wassersucht und chronische Diarrhöen (s. Cap. XXIII). Die Heidelbeere (Vacinium oxycoccos, früher auch Miesich- (= krank) Beere und Jakobs-Beere genannt) wird als Abkochung bei chronischen Diarrhöen (Flüssen) verwendet.

Die kieselsäure- und eisenreichen Erdbeeren (Erba, Fragaria vesca) werden gegen gefrorene Füße in der Weise verwendet, daß ein Paar Mannsstiefel mit den Beeren vollgefüllt werden; die betreffende Person, welche „gefrörte Füße" hat, tritt mit bloßen Füßen in die Stiefel ein und trägt sie so einige Stunden lang; auch zu Umschlägen werden die getrockneten Erdbeeren benützt bei demselben Leiden. Die Signatura rerum und die Thatsache, daß zur Zeit der Erdbeeren-Reife die „gefrorenen" Füße am seltesten schmerzen, wird die Anwendung und Wirkung dieses Mittel vielleicht erklären können.

Der früher aus dem eingedickten süßlichen Safte der Schlehdorn- und Traubenkirsch- ꝛc. Beeren bereitete Beerenzucker, jetzt Lakrizensaft (oder Bärendreck) genannt, ist ein volksthümliches Mittel beim Husten der Kinder, das diese beim Schulbesuche in der Hustenzeit (Frühjahr) als Schüttelmixtur bei sich tragen.

Die Kreuz-Wurz (Gentiana cruciata, in Tirol G. asclepiades), deren Wurzel um Johanni gegraben wird und deren Beeren früher gegen Fieber und den Biß wüthender Hunde[1]) empfohlen wurden, ist das uralte Madelger oder Madalger:

[1]) Dieses Kraut mit Wasser oder Wein gesotten und die giftigen Wunden und Schäden damit gesäubert, steuret nit allein dem Gifte, sondern (besonders wenn man das Pulver hievon genommen) heilet auch so gewaltig, daß es daher den Namen bekommen „Heill alle Schäden" und daß das Sprichwort entstanden: „Das Madelger ist werth aller Ehr!" (1682).

„Aller Kräuter Ehr", mit Gold und Silber sollst du ihn umbrüsten, mit Holz sollst du ihn graben und mit keinem Eisen und mit den Worten sollst du es ausziehen und sollst sie dreimal sprechen und dreimal ziehen und zum dritten Male erst ausziehen und sprich: Gott grüß dich, Magdalger (ein halbgöttliches heidnisches Wesen)[1], du bist „über alle Wurzen" ein Herr; weißt du, was dich Gott lehrte, da er dich von allen deinen Sinnen lehrte! weißt du, was dich Gott hieß, da er seinen Stab kreuzweis (die Pflanze hat gekreuzte Wurzeln) durch dein Grab stieß? (Die Pflanze hieß früher auch der „Sperrenstich" und in Magdal-geer ist geer = Sper.) Gott grüß dich, Magdalgeer, du bist so gut und so gewähre, dessen dich Gott bat, da er dich durchstach mit dem göttlichen Stabe. Peter! (der in der christlichen Zeit an die Stelle des halbgöttlichen Helden gesetzt wurde) da steht dein Kraut ꝛc.

Dieser aus Schmeller's bayerischem Wörterbuch[2]) entnommene Wurzelgräberspruch, der aus dem Heidenthum in's Christenthum übernommen worden, diene gewissermaßen zum Muster.

Der Wurzelstock, der vor Sonnenaufgang ausgegraben worden, half nach früherem Glauben für verschiedene Krankheiten.

Vor Gerold bei Partenkirchen stand bislang eine Gedenktafel mit einem Todesscenebild, darunter folgender Spruch:

„Ich ging zum Haus heraus
Mit einem Stock aus der Wurz raus,
Ich hatt einen Stock aus der Wurz,
Ach! mein Leben ist so kurz,
Jetzt ist meines Lebens End.
Ich muß sterben ohne Sacrament."

Die Ueberlebenden, welche dieses „Marterl" setzen ließen, wollten mit dem Spruche wohl sagen, daß selbst das Tragen eines „Stockes aus der Wurz heraus" nicht vor dem schnellen, jähen Tode schütze, wie es der Volksglaube annehme.

Die gelben Körner des rothen Saamens des Pfaffenkapperl (Evonymus europaeus), welche im Herbste gesammelt

[1]) Grimm's Mythologie, 360 und 405.

[2]) Schmeller l. c. I, S. 1568. Oft ist auch St. Peter dem Donnergotte untergeschoben; St. Petersbart, St. Petersstamm, diese Alpenpflanzen erinnern ebenfalls an Thor.

werden, sind abgesotten ein Mittel gegen „Eiß“; nach mittelalterlicher Anschauung trieb dieser Absud auch „Geschwülste in einem Vollbade durch den Brunn (Urin)“ aus.

Von Pilzen wird außer dem schon oben S. 117 erwähnten Hollerschwamm benützt:

a) Der Lärchenschwamm (Boletus laricis Zoep), „in der guten Milch“ gekocht gegen den Schweiß der Lungensüchtigen und äußerlich gegen Wundblutungen. Der Lärchenschwamm hieß früher auch Boletus purgans; er bildet einen Bestandtheil der hier viel verbreiteten „Augsburger Lebens-Essenz“. Der Agaricus albus oder Boletus laricis wurde in neuester Zeit mit vollem Rechte aus seiner Obsolescenz durch Seifert und Senator hervorgezogen.

b) Der Zundel (Feuerschwamm, Buchenschwamm, Boletus fomentarius und der an Weiden wachsende Boletus igniarius) zu Blutstillungen und als Pessar.

c) Der Staubpilz (Lycoperdon, Bovista) zum Blutstillen[1]); der Staub wird in die blutenden Wunden eingestreut.

Von Pilzen genießt der Bauer hierzulande trotz der großen Auswahl, die er hätte, soviel wie keine und Pilzvergiftungen sind deshalb unter der bäuerlichen Bevölkerung des Isarthales sehr selten. Mit Recht meint Herr Collega Dr. Roth in Länggries, es dürfte dieß Zeugniß dafür ablegen, daß andauernde, drückende Noth im Isarthale niemals geherrscht haben könne.

Von Gesträuchen ist für die Volksmedizin das wichtigste:

Der Krannawitt (Wachholder, Maßholder, mhd. Queckolter = der immergrüne, arzeneiliche Lebensbaum.[2]) Das Volk kennt hierzulande den Juniperus communis nur unter dem Namen Kranawitt (ahd. chrana-witu = niederes Körnholz, granum = Korn) oder Kranbeerstaude, deren Zweige

---

[1]) Die lateinischen Namen entsprechen dem Wolfswind und Bubenwind (Bubenfist).

[2]) Weigand.

man auf den Hut steckt, da sie früher als Präservativ galten gegen müde- und krankmachende Schelme und gegen die Pest. — Siehe auch Cap. XXXI. Hat sich der Jäger mit einem unsichtbar machenden Amulette versehen, so trifft eine auf ihn abgeschossene Kugel nicht ihn, sondern die nächste Kranebeerstaude. Der Kranawittbusch wurde vom Volke als ein gutes und wohlthätiges, die Krankheitsdämonen beseitigendes Wesen in Strauchform angesehen.

Der „Krannbeergipfelthee" und die zerstoßenen Kranbeeren sind ein allbekanntes Mittel gegen Wassersucht und Ruhr, das in einem alten Buche schon gerühmt wird: „wer des leibes ruor hat zu fast, der koch des krannwittpaumes frucht mit regenwasser oder wein, dem wird besser."[1])

Die in Essig gekochten Beeren werden bei Kopfweh über die Stirne gelegt. Die „geistige Schildwach" enthält neben den Schildwach-Gebeten auch folgendes Rezept für den Husten: „Nimm Wachholder-Beeren, Zuckerbrot[2]) und Wermuth, koch es untereinander und thue es warm über den Magen, das hilft vor den Husten!" (Keuchhusten?) — Man läßt auch den Wachholder-Rauch in Hanfwerg (s. Cap. XXXI) streichen und legt letzteres über geschwollene, arthritische Füße. — Die früher so allgemein üblichen Zimmer-Räucherungen[3]) mittelst der auf Gluthpfännlein geworfenen Wachholder-Beeren waren ein Rest der in Pestzeiten üblichen Spital-Räucherungen (s. Cap. XLIX k); die antiseptische Wirkung des Wachholders kennen auch die Jäger, welche in den hohlen Leib des ausgeweideten Thieres die Kranawittstauden[4]) schieben; das Wachholder-Oel (Oleum juniperi) ist ein uraltes Antiseptikum, das mit Recht aus seiner Vergessenheit in die Neuzeit hervorgeholt wurde.

---

[1]) Schmeller-Frommann II, 136.

[2]) Wird hierzulande auch durch ein Stück Osterfladen ersetzt.

[3]) Zu Stallräucherungen wird auch Senecio incanus vom Volke verwendet.

[4]) In Mittenwald Jochwint (= Jochminge genannt, Juniperus nana).

Wer sich unter eine Haselnußstaude (Coryllus avanna) stellt, ist vor dem Blitzstrahl gesichert nach dem hiesigen Volksglauben. Schlangen werden starr von ihrem Zweige: sie ist die frühere Wünschelruthe; mit ihr soll man nur die unheimlichen, giftigen und kriechenden Thiere (siehe Cap. XXIX) tödten im Frauendreißiger.

Die Buchen- und Palm-Asche am Aschermittwoch lassen Viele so lange auf ihrem Kopfe liegen, als sie daselbst haften mag, als Präservativ gegen Kopfschmerz.

„Der stinkende Wachholder" ist der Sefelbaum (s. oben), welcher die Stelle des heidnischen Birnbaumes vertrat; der letztere wollte neben dem (christl.) Sefelbaum und der Palmweide nicht mehr gedeihen, wie die Volkssage meint.

Der Birnbaum war im bayer. Heidenthume ein besonders „heiliger" Baum, an dessen Fuß oft eine Mahlstätte für Begräbnisse war; am Birnbaume wurden auch vor Sonnenaufgang die Diebsbeschwörungen gesprochen (s. Cap. XXXV).

Wegen dieser kulturellen Bedeutung gab er auch später vielen Ortschaften den Namen, z. B. Pirbaum im Trauchgau, bei Vilshofen, Hengersberg, Tölz; im Bayernlande spielte seine Frucht schon in den frühesten Zeiten eine Rolle „Laz Beyer trinken biremöst". Birnbrod, d. h. Birnklötzchen in Brodteig gebacken (daher Klötzenbrod genannt), ist in der hl. Weihnachtszeit noch eine spezifisch bayerische Kultspeise; ist der Brodteig nicht gut gerathen, dann stirbt nach dem Volksglauben sogar im nächsten Jahre die Bäckerin. „Hechsen und Zauberer können mehr als Birnbraten", d. h. als was das gewöhnliche Volk in Oberbayern thut.

An solchen heiligen Bäumen[2]) befestigte das Volk Votivbilder „Bürgeln" und Figuren und so haben sich viele Wallfahrtsorte gebildet, deren Namen an früheren Baumkultus erinnern.

Z. B. der „Heiligpaum" bei Schärding, „Weihenlinden" bei Miesbach, „Maria Birnbaum" Pfarrei Sielenbach, „Maria Eich" bei München, „Maria Eich" bei Murnau, „Maria zu den 7 Linden" bei Traunstein; neben einer Linde bei Puch nimmt die hl. Edigna ihren Wohnsitz; Bilder des hl. Ulrich[1]) (siehe Cap. XIII), Hirmonn (Ir-Mann) und Colo-

---

[1]) St. Ulrichs Namen steht auch auf Wetter-Glocken.

[2]) Die Linde liefert das heilige Holz (Lignum sanctum.)

mann[1]) hängen an Eichen bei Jolling, Bischofsmais ꝛc.; ein Marienbild im Hollerbusch bei Maria „Altheim"; Christus „rastet" am Fuße des Büchelsteins bei der Rastbuche; auch auf dem Calvarienberge bei Tölz stand bis in's 17. Jahrhundert ein sogen. heil. Baum (Prof. Sepp). Das Fällen solcher heil. Bäume in früher heidnischen Opferhainen wurde noch im 11. Jahrhundert als Vergehen betrachtet und manche Sage bei Klostergründungen (z. B. Tegernsee, Benediktbeuern, Viecht, bei der Kirche am Kreuzbüchel bei Schönegg, bei der St. Peterskirche am Madronberge ꝛc.) knüpft an dieses Verbot an, indem solche bei der Klostergründung gefällten Bäume bluteten; die (christlichen) Tauben trugen dann die blutigen Spähne an die jetzigen Klosterstätten. Solche heidnische Opferhaine waren, nach der Volkssage zu schließen, beim Tannenbrünnl bei Steinkirchen, bei der Tannenquelle bei Oberlauskirchen, am Schönbrunn bei Schwindkirchen; auch einige Ortschaftsnamen erinnern noch an den heidnischen Baumkult (Nandesbuch, Nandelholz).

Wenn man sich in der Christnacht auf ein Schämmerl kniet, das aus neunerlei Holz gemacht ist, so sieht man die in der Kirche anwesenden Hechsen, da diese alle umschauen (Mittheilung aus Oberbuchen). Auf die Obstbäume des Hauses hängt der Bauer die Nachgeburt (Säuber, die Schön-Reinigung) des Pferdes, damit das Fohlen gut gedeiht. Nach dem Volksglauben schlägt der Blitz gerne in Eichen (Thôr), nie aber in Buchen (Nanda); Nanda ist die gütige, liebevolle, fürsorgliche Göttin; wenn am Anna- (Nanna-) Tag die Ameisen hohe Haufen haben, gibts einen strengen Winter.

Bei andern Völkern waren solche Opferhaine die Vorläufer der Krankenhäuser. Bei unserem Volke aber liegt Nichts vor, daß dasselbe in anderer Weise, als durch das vor solchen heiligen Bäumen verrichtete Gebet oder durch das an heiligen Bäumen vorgenommene Aufhängen von Votivgegenständen eine Hilfe bei Krankheitsfällen suchte oder ein therapeutisches Handeln bethätigte, welches mit der Volks-

[1]) Die Gestalt des hl. Colomann hat im Volks-Mythus viele Andeutungen an Frô und Thor. Dem sog. geistl. Schild (l. c.) ist meistentheils beigedrückt der hlg. Collomanns-Segen. Das Bild des h. Colomann soll nach der Volkssage stets wieder über den Chiemsee zur („nicht geweihten") Colomannskapelle bei Oberhochstadt geschwommen sein, wenn die Klosterherren von Herrenwörth dasselbe entführt hatten. St. Colomann ist besser für die Rosse, St. Leonhard für die Kühe.

medizin in Verbindung stünde; es müßte denn sein, daß das Verstecken von Krankheitsstoffen und Spuren, z. B. Hemdflecken mit Blut, Eiter oder Urin unter der Rinde eines zu diesem Zwecke nach auswärts in gewissen Zeiten (Mondphasen) eingeschnittenen Baumes als eine solche Handlung angesehen würde, welcher der Gedanke zu Grunde liegt, der Krankheitsdämon werde durch die Lebenskraft des günstig gestimmten Baum-Gottes aufgezehrt. Eine Verwendung jedoch fanden in der Volksmedizin die Früchte der verschiedenen Bäume:

a) Die Eicheln (siehe oben Eichelkaffee).

b) Die nüchtern genossene Hutzel oder Klötze ist ein eröffnendes Mittel; das Klötzenwasser oder auch die Apfelschnitzbrühe, die schwarze Kerschbrüh' werden als Nachtrunk bei Abführungsmitteln, welche schlecht schmecken, oder als Arzenei-Vehikel genommen.

c) Die zerriebenen, böhmischen Marschanska-Aepfel (pomum) werden mit guter, ungesalzener Butter vermischt, auf Fußgeschwüre gelegt als pommada. Diese romanische Aepfelsalbe wurde später ausschließliche Haarsalbe-Pomade. Ihre ursprüngliche medizinische Verwendung hat sich aber im Volke noch erhalten. Wenn man den Marschanska-Apfel gegen den Blüthennabel zu schabt, so wirkt er abführend; gegen den Stiel zu jedoch verstopfend; so meint das Volk.

d) Der Aufguß der Weichselstiele wird manchmal als Katarrhmittel benützt.

e) Der Saft der grünen Wälschnußschalen ist ein Mittel gegen Hals- und Rachenschmerzen, Heiserkeit und Keuchhusten. Auch wird derselbe zum Schwarzfärben der Haare benützt.

f) „In guter Milch" gekochte Feigen, welche bis vor Kurzem der wälsche Hausirer in unsere Gegend brachte, werden zum „Aufzeitigen" von Abscessen, Schwären und Hühneraugen an Stelle eines Kataplasmas übergelegt.

Der im Mai gewonnene Birkensaft ist in der Volksmedizin ein Ersatzmittel für den Honig. Brustleidende oder Scrophulöse sollen $^1/_2$ bis 1 Maß des Birkenweins pro Tag trinken.

Das weiche, süßlich schleimige Gummiharz von Kirschbäumen, Katzenpech oder Kerschpech genannt, wird zu Wundpflastern benützt, desgleichen das mit Wasser abgerührte und geflossene Baumpech (Terpentin).

Die Esche (Eschling) war früher das sog. Schwindholz, das heute noch den Nattern gefährlich ist. Im benachbarten Zillerthal durfte man den Eschenzweig nur nackend, aber auch nur mit Holz, nicht mit Eisen brechen, wenn er für das Schwinden helfen sollte. Der Zweig durfte die Erde nicht berühren, er mußte in der Luft gefangen werden. (Schrank 1784.)

Die auf vielen Bäumen wachsende Mistel (viscum album ahd. Mistel, „Muschel", Wassergschösser), welche schon in der keltischen Druidenreligion[1]) eine hochheilige Pflanze war und, zu Staub verrieben, als Mittel gegen die Unfruchtbarkeit galt, wird hier zu Lande, namentlich, wenn dieselbe auf Eichen oder Birnbäumen wuchs, als Absud gegen Mutterblutungen benützt.

Nach Hehn[2]) sind die nur geringen Spuren einer gleichen Anschauung im germanischen Mythus nur ein Reflex aus dem Keltenlande, wozu auch Oberbayern gehörte.

Die Rinde der Eichen und Fichten wird zu Bädern verwendet (s. Cap. XIV). Die Lohgerber, welche viel mit der gerbsäurehaltigen Eichen- und Fichten-Rinde umgehen, sollen in Zeiten der Pest von dieser Krankheit auffallend oft verschont geblieben sein, so daß sich selbst Gesunde aus Pestfurcht in die Häuser der Gerber flüchteten. — Der abgeschabte gelbgrüne Hohlerbast wird, in Butterschmalz gesotten, als sogenannter „Zug" bei Abscessen verwendet.

Die Lindenblüh' dient zum Schwitzmittel und zur Hautverschönerung als Ausguß.

---

[1]) Im früher bayerischen Tirol heißt die Mistel noch Trudenfuß.

[2]) Kulturpflanzen Seite 527.

Die Nomenclatur der Alpenpflanzen[1]) weist natürlich noch mehr Heilkräuter auf, die jetzt nicht mehr gebräuchlich sind; es ist aber wohl am Platze, solche in Erinnerung zu bringen. Ruhrkraut, Ruhrwurz, Schwundkraut, Bruchkraut, Schmer-(Schmier-) Kraut, Fallkraut, Beschreikraut, Trallelblüml, Schwindelbeer, Schwindelkraut, Schwindelwurz, Warzenkraut, Kraftwurz, Kraftrosen, Krätzenstauden, Krätzenkraut, Siegwurz (Siech?), Miesichbeere, Giftwurz, Pestwurz, Schinderblüh, Schinderrosen, Meisterwurz, Todtenbeere, Todtennessel, Wurmkraut, Lauswurz, Lauskraut, Labkraut, Hornkraut, Lungenkraut, Leberbalsam, Maulkraut, Blutwurz, Zahnwurz, Augentrost, B'seichkraut, Zigeunerkraut, Jägerkraut, Schwurkraut, Liebstöckl, golden' Verschreikraut, Vermeintkraut, Wehedistel, Wildmutterkraut. Sollen alle diese früheren Heilkräuter gänzlich wirkungslos gewesen sein?[2]) Das Andenken an Hechsen- und Teufelsglauben bewahren: Teufels-Abbiß, Teufelsbart, Teufelswurz, das Teufele, die Teufelpeitsche, die Teufelskrallen, das Teufelsauge, des Teufels Hosenband; der Hechsenklee, das Hechsenohr, der Hechsenlauch, der Hechsenkohl, das Hechsenkraut, das Hechsenmehl, die Schlernhechs und die Wetterhechs.

XXIII.

Wein, Branntwein (Schnaps) und Weinessig.

Den Wein (vinum) lernten die Germanen, wie schon sein Name andeutet (ahd. win), von den Römern kennen; namentlich an den früheren Römerplätzen, z. B. Regensburg, tritt der Weinbau schon sehr früh (649) am südlichen Donau-Ufer auf; aber der Wein wurde in Oberbayern doch viel häufiger aus Südtirol oder Norditalien durch die vinatores, viniadors, vinaders, Winzer, „gesäumt" vom „Samer oder Sämer" (14. Jahrh.)

[1]) Nach Prof. Dr. K. W. von Dalla Torre in Innsbruck, Anleitung z. wissensch. Beobachtung. D.-Ö. A.-V. 1882.

[2]) In neuester Zeit wurden mehrere dieser in der rationellen Medizin obsolet gewordenen, aber noch volksthümlichen Pflanzen von den pharmazeut.-chem. Laboratorien untersucht, wie z. B. Asarum, Aconitum, Convallaria, Bucco ꝛc.

(säumen vom griech.-lat. sagma = Packsattel),[1]) als sagen. Wälschwein (vinum latinum) auf der Botzen-Mittenwalder Straße; von Mittenwald aus kam der Wein auf den Isarflößen nach Freising und Landshut; schon 1257 ist am Strande der Isar bei Länggries ein cellerarius, ein bischöfl. freisingischer Kellermeister, häuslich seßhaft und 1291 liefert Nik. Tulbeck, Bürger und Weinhändler in München, Wälschwein, der von der „Weinlände" und auf der „Weinstraße" in die Stadt geführt wurde. 1319 kommt vinum de montibus auf den Flößen ad litus in Freising für den Bischof; bald aber bauten die Altbayern selbst ihren eigenen Wein (1380 in Landshut), wie die verschiedenen Weinberge bei Tölz, Hohenburg, Schliersee ꝛc. andeuten.

Der Volkswitz läßt sogar das Geschlecht derer von Hohenburg an einem selbstgezogenen Wein ausgestorben sein. — Für eine Nachtherberge beschenkte in der Volkssage der Herr einen Landmann nächst Landshut mit einem Weinberge. Petrus murrt über das allzu reichliche Geschenk; er wird aber vom Herrn beruhigt mit den Worten: „Gib dich zufrieden, es ist schon ein Wein danach."

Dieser bayerische Landwein machte dem Tiroler Wein solche Concurrenz, daß dieser sehr billig und so zum oberbayerischen Nationalgetränke wurde, das sich selbst der Bauer erlauben durfte, so daß die „weinige Weise" als Trunkenheits-Bezeichnung allgemein üblich wurde; mit dieser Verbreitung des Wälschweines traten die klösterlichen Bierbrauereien sehr in den Hintergrund; erst als im 16. Jahrh. der Tiroler Wein wieder theuer wurde und als das auch in den Privathäusern für den Hausbedarf nach klösterlichem Vorbilde hergestellte Bier besser wurde (es begann nun die fast ausschließliche Produktion von Bier aus Hopfen und Malz), erst von da ab wurde der Wein hierzulande wieder seltener; man schrieb dem letzteren sogar Krankheitserzeugung (1627) zu, weil er Verstopfung machte und weil er im Leibe „nicht vergiehrt" (vergährt).[2])

Der über Kräutern und Gewürzen abgeklärte, „geläuterte" Rothwein hieß damals „Lautertrank", ahd. lûtertranc; dieser altdeutsche Medizinalwein, vinum aromaticum s. Hippocratis, war der Vorläufer der Destillir-Producte.

Der Branntwein, welcher in Bayern zuerst im 15. Jahrh. als „geprannt wein" erwähnt wurde, war zuerst nur Heilmittel mit allerhand Tugenden, selbst ein Pestmittel, und später ein Genußmittel, das in

—

[1]) Weigand l. c.

[2]) Meichelbeck l. c.

Tölz erst 1586 ausgeschenkt wurde; der Branntweinbezug vom Norden her scheint auch das niederdeutsche Wort Schnaps (eine Genitivform[1]) = Schluck) in unserer Gegend eingebürgert zu haben.

Er wird heiß zu Einreibungen bei Koliken, als Franzbranntwein mit Salz bei Distorsionen und Contusionen ꝛc. verwendet; namentlich erfreut sich der sog. Vorschuß einer solchen Verwendung.

Nach der bayer. Land- und Polizeiordnung (1649) sollte „der Branntwein allein aus Weinleger gebrändter Brandwein sein und bei unnachlessiger Straff aus Getraid nit gebrennt auch dergleichen nicht in das Land hereingebracht werden. Brandwein aus Bierleger (heute Bierschnaps genannt) war zwar erlaubt; Brandwein aus Crametbeer (Kranbeerschnaps) und dergleichen Sachen sollte öffentlich nicht feil gehabt sondern allein von den Apotekern und Artzten verkauft werden"; welch' letztere Verordnung aber nicht eingehalten worden ist.

Das Ansetzen der Pflanzen mit Wein (Lautertrank) vertrat früher den weingeistigen Auszug, die Tinktur; die Destillation des Weines (Weingeist, Spiritus[2]) ist eine klösterliche Erfindung (1469 destileren).[2]) Das Volk bereitete sich seine Lautertränke noch in gleicher Weise mit Wein (später mit Branntwein) fort; unterstützt ward diese Herstellung von „selbst distillirten" Pflanzengeisten durch die seit dem 15. Jahrhunderte gebräuchlichen gläsernen Flaschen, welche das Sonnenlicht durchlassen und mit Leder oder mit einer Blase verbunden werden. Eine Reihe von Pflanzentinkturen stellt sich so das Volk für den Hausbedarf selbst her (Akonit, Arnika, Rosmarin, Rosenblätter, auch Ameisengeist) und verwendet sie in der Volksmedizin. Schwere italienische Weine mußten früher dem Arzte das Chloroform ersetzen; heutzutage ist der Wein für den Bauer und Bürger so theuer geworden, daß er ihn nur

[1]) Weigand l. c. I. 40.
[2]) Weigand l. c.

„billig und schlecht" einkauft und ihn nur mit viel Wasser verdünnt zu trinken sich getraut, da er sonst zu stark wäre (scilicet für den Geldbeutel); nur der wohlhabende Bürger trinkt den Johanneswein am Tage des hl. Johannes, der ja selbst Gift ohne Schaden zu sich nahm und deshalb ein lobenswerthes Vorbild von Selbstüberwindung war.

Die Kräuterliqueure und die süßen, meist aus Lebzeltereien bezogenen „Magenweine" sind vom Volke besonders beliebt.

Der Kirchenwein gilt dem Landvolke ein besonders gesunder, für Kranke geeigneter Wein. Nach der bayer. Land- und Polizei-Ordnung (1649) durften „die Pfarrer wohl für sich und ihre Gesellpriester den Wein im Keller haben, auch solchen an kranke Leute und Kindbetterinnen im Nothfalle um das Geld ausgeben" wie heute noch. Dagegen waren „dem Bauersmann" die Handtirungen (Verkauf) mit dem Osterweine nicht gestattet.

Der Wein-Essig (ahd. ezih aus dem gleichlautenden lateinischen acetum), mit Zucker oder Honig und Wasser vermischt, wird bei Lungenkrankheiten als Antifebrile genommen.

Wein und Essig benützte man auch im Mittelalter, um Gewürzkräuter und sonstige Pflanzen zu digeriren (twiren).

Nach dem norddeutschen Vorbilde werden seit dem 17. Jahrh. in den oberbayerischen Gebirgs-Gegenden sogen. magenstärkende und als heilsam geltende Schnäpse bereitet; so verstehen es namentlich die Landleute von Berchtesgaden, Au, Fischbachau und Miesbach, aus dem Aufgusse über den kleinen wilden Kirschen (Kersch, aus dem Latein. kerasum), auch „Geiseli" genannt, vortrefflichen, im Handel weitgehenden Kirschengeist zu brennen; außerdem bestehen im oberbayer. Gebirge noch 46 Brennereien für Enzian- und Meister-Wurzeln (s. S. 111), Kranbeeren (s. S. 124), Heidelbeeren ꝛc., lauter Pflanzen, denen der Volksglaube großen Heilwerth beilegt.

XXIV.

Bier, Hopfen, Malz und Germ (Hefe).

Das Bier (dessen Namen nach Wackernagel von béro (romanisch) = bibere, trinken, sich ableiten soll, während nach Lippert alle mittellateinischen Namen für Malz- und Bräuwesen dem Keltischen entstammen) lernten die Germanen und unter diesen vermuthlich am frühesten die Bajuwaren von den Kelten kennen, und versetzten es sehr bald (sicher schon vor dem 8. Jahrhundert) mit dem narkotisirenden Hopfen, der wahrscheinlich zuerst wildwachsender war und später nach Anleitung der klösterlichen Brauereien in Hopfengärten cultivirt wurde.

Die Gerste[1]) hatten die Germanen von den Römern kennen gelernt, welche sie hordeum nannten, was nach Weigand mit Gerste übereinstimmen soll; aus ihr stellten die Klöster z. B. Staffelsee schon zu Zeit Karl des Großen das Biermalz her; bis zum 16. Jahrhundert wurde jedoch das Bier auch aus Hafer bereitet; die Bereitung aus Waizen (Weißbier), welche von jeher bestand, ist noch üblich; als die Gerste immer reichlicher gebaut wurde, kam die ausschließliche Gersten- und Hopfenbierfabrikation seit dem Anfange des 16. Jahrhunderts mehr in Aufschwung.

Das ganze Mittelalter hindurch war das Gersten-, Hafer- oder Waizenbier ein größtentheils in Klöstern oder Privathäusern selbsterzeugtes Getränke. Klosterbräuereien oder Spitalbräuereien mit öffentlichem Bierausschank gab es schon 1146 in Weihenstefan; 1256 beim hl. Geistspital in München; 1370 gab es in München bloß drei Bräuereien; in Tölz kam das Gewerbe der bierprew erst in der Mitte des 16. Jahrhunderts auf; vorher war hier der Tirolerwein (Wälschwein, vinum latinum) das Nationalgetränke; als dieses theurer wurde (siehe S. 130), wurde auch das Bier wieder volksthümlicher.

Mit dem häufigen Genusse desselben scheint auch der nach den verschiedenen Volksmitteln zu schließen, früher häufige Skorbut (Scharbock) seltener geworden zu sein. Die Bierhefe (hier Germ genannt) ist ja ein bekanntes Volksmittel gegen Skorbut; „Bier scheint überhaupt das beste Getränke dieser Krankheit zu sein.“ Osiander.[1]) Die Biersalbe (eingedicktes Bier mit

---

[1]) Waizen und Gerste kommen schon in den Pfahlbaufunden am Zürichersee zur Beobachtung.

Unschlitt verrieben) ist ein (narkotisches?) Mittel gegen Lumbago und Rheuma; das Weißbier, das uralte Volks-Getränke, ist in Verbindung mit Meth ein sehr häufig gebrauchtes Mittel zur Beförderung der ausgebliebenen Periode. Junge Bursche führen ihre Schätze gerne zu diesem schnell berauschenden Getränke, das zu dieser Mischung in den Tölzer Weinschänken aufgetragen wird (Salvator-Meth); das Volk hält das ältere, hefenhaltigere, aber nicht auf Eis gelagerte Weißbier für gesunder als das Braunbier. Das warme Bier (Würze) mit Eigelb und Zucker ist ein Mittel gegen den Husten, Warmbier mit Honig gegen Halsschmerzen.

Mit der Bierbereitung hängt auch der Gebrauch der Hopfenküssen, die lupulin- (hopfenöl-) haltig sind, zusammen, als Schlafmittel, wie die im Mittelalter gebräuchlichen Kräuter- (Heu-) Küssen (ahd. kussin), die dem Gaste in's Bett gelegt wurden.

Der Germ (Bierhefe), mit Roggenmehl verrieben, wird Sauerteig und zu Fuß-Kataplasmen als ein häufiges Antifebrile benutzt. „Germ soviel als ein halbes Ei, das Klar' von zwei Eiern und kleingestoßenes Schießpulver, alles durcheinander gemischt," wurde über Beinbrüche gelegt.

Das erweichte und geschrotete Getreide heißt „Malz", der Rückstand beim Sieben des letzteren heißt „Tröber", die Tröberbäder s. S. 56.

Der Bier-Essig (acetum) wird wie das Bier und der Wein (Weinessig) dazu benützt, um Pflanzen zu digeriren, z. B. den wassertreibenden Meer-Rettig.

Zur Geschmacks-Verbesserung und zur Verhütung der Strangurie beim Genusse des jungen Bieres, das hefe- und hopfenölreicher ist, wird Muskatnuß (s. oben) ins Bier geschabt oder Absud von Wermuth[2]) dem Biere auf Wunsch schon in den Brauereien beigemischt.

---

[1]) Volksarzneimittel 1877, S. 155.

[2]) Nach Weigand warm-mut; er gilt als ein den Leib erwärmendes Mittel bei Koliken und als Vermifugum.

Nach der bayer. Land- und Polizei-Ordnung (1649) war es „unverboten, ein wenig Salz, Krammelbeer und Kümmel zu nehmen in's Bier; wer aber andere Kräuter und Samen, fürnehmlich Bilsen (-Kraut s. oben) in das Bier thut, der soll, wie auch der Verkäufer solcher Kräuter, nach Ungnaden gestraft werden." Noch stehen einzelne Bräuer in dem Verdachte, ihrem stark berauschenden Biere Herbstzeillosen, Tollkirsche oder Bilsenkraut zugesetzt zu haben, um den Hopfen zu ersparen.

XXV.

Honig, Meth, Wachs und Zucker.

Früher als das Bier war den Indogermanen (Bayern) der Honig („das Höng") sowie der daraus bereitete Meth bekannt; im Mittelalter ersetzte der Honig den Zucker in Mehlspeisen und Arzeneien und das Volk legte demselben und seinem Stellvertreter, dem braunen Candiszucker, früher und auch bis auf unsere Tage einen gewissen medicinischen Werth[1]) bei. Wegen seines hohen Preises wurde der Honig schon früh gefälscht, was mit dem Verluste einer Hand oder (!) 65 Pfennig bestraft wurde. Der menstruationsbefördernden Wirkung des früher sog. Salvemeths (s. S. 134), welcher namentlich am Kathreintage den Frauen und Mädchen üblicher Weise als Schönheits- und Stärketrank kredenzt wurde, haben wir schon erwähnt.

Der Meth durfte nach der Land- und Polizei-Ordnung für Ober- und Niederbayern (1649) auf dem Lande nicht mehr gesotten werden, sondern allein in Städten und Märkten, „aber kein Bockmeth, dann zur Nothdurft der Kranken".

Honig mit Zwiebel ist ein häufiges Mittel gegen Brustkatarrh; der mittelst Honig hergestellte Honigkuchen, Lebzellen (das libetum der Klosterkuchen), wird Abends oder Morgens nüchtern gegessen gegen Verstopfung genommen.

Der weiße Zucker (saccharum, ahd. zûcura, mittellat. zûkara, hat seinen Namen aus dem Arabischen sokkar) wird

[1]) Der Thomaszucker ist der Nachfolger der in der Thomasnacht genossenen Honig-Kultspeise.

in frische Wunden eingestreut (starke Zuckerlösungen sind ja ein gutes Antiseptikum); auch bei der Hepe („Heb") wird eine concentrirte Zuckerlösung und Honig benützt; das blaue Zuckerhutpapier ist ein Mittel gegen Rothlauf. Der Beerenzucker s. S. 121. Aus weißem Wachs und Mandelöl wird der feine Mandel-Ceral bereitet, der für sehr empfindliche Haut sehr zu empfehlen ist; das mit Paraffin versetzte Pelzwachs dient zum Bedecken des Narrennagels (s. Cap. XXI) und das ausgelassene und gewaschene Impen-Wachs ist ein Constituens vieler Wund-Balsame, Dörrbänder und Pflaster ꝛc. ꝛc. Die am Lichtmeßtag eingeweihte und (als Zeichen der wirklichen, thatsächlichen Weihe gilt das schon einmal Angezündetsein) angebrannte, nicht gekaufte Kerze aus Wachs ist ein Volksmittel gegen verschiedene Krankheiten in Steiermark und Tirol; auch hierzulande wird das Kirchenwachs von den Abbeterinen bevorzugt. Alte Hebammen legen Wachskugeln (Wergkugeln in Wachs gesotten) als Pessarien gegen prolapsus vaginae s. uteri ein; nach 10—20jährigem Verweilen daselbst muß dieser stinkende Fremdkörper nicht selten kunstgerecht herausgeholt werden. Das Wachs wird auch als Wachsplombe für cariöse Vorderzähne benützt. Den Wöchnerinnen wird dünnes rothes Wachs um die Handgelenke gebunden und um den Löffel, mit welchem sie ißt, gewickelt, um die Trud abzuhalten.

Das Ceratum ist aus dem „Keral" nach Weigand vielleicht zur Kerz, Kerze geworden; die ursprüngliche Kerze war ein in Wachs gesteckter Wergdocht. — Der in Wasser getropfte Wachskerzenfluß gibt durch seine Figuren nach dem Volksglauben die Geschicke an. Alte Wachsstöcke aus Altötting, Grafrath und v. hl. Berg von Andechs sind dabei besonders geschätzt.

XXVI.

Die Oele.

Der Name Oel (oleum) deutet schon an, daß die Oelbereitung durch Vermittelung der Römer und Romanen zu den Germanen kam, die in ihrem Klima nur wenige Oelpflanzen ziehen konnten.

Das älteste und darum in der Volks-Medizin am häufigsten benützte Oel ist das Baum- (Oliven-) Oel, das schon früh eine Zinslieferung der an den nach Italien führenden Saum-Wegen[1]) und Straßen gelegenen Bauerngüter war, die es gegen Rindshäute einkaufen mußten; die „Olitätenkrämer" (1620) brachten es aus dem Wälschlande[2]) und auch der „Oelträger von Mittenwald" hausirte mit allerlei Salben und Pflastern wie der „vagierende Zahnbrecher". In anderen Gegenden Oberbayerns jedoch wurde auch schon vom 12. (bis 15. Jahrh.) das Mohnöl (Magoel ahd. mâgo, von Papaver somniferum) bereitet und zu Zinslieferungen gedient oder (1180) durch Rindshäutelieferungen ersetzt; auch Repsöl zum Brennen in den besseren Häusern und Schlössern wurde verwandt und 1186 bereits Reps, Raps (Brassica napus,[3]) gebaut, aus deren Samen (rapicium) das Repsöl geschlagen wurde; die verschiedenen „Oelschlägerhäuschen", die durch das bayerische Oberland zerstreut sind, sind solche eingegangene Reps-Oelfabriken, in früheren Zeiten (16. Jahrh.[4]) nach klösterlicher Anleitung eingerichtet; auch aus dem Leinsaamen bereiteten sie das Leinöl durch Ausschlagen des Samens und Zurücklassung des Oel-Zeltens und aus dem Hanf-Saamen das Hanföl.

Die Volks-Medizin in unserer Gegend bedient sich heute noch fast ausschließlich nur des aus dem Wälschlande kommenden Baumöls, um Salben 2c. 2c. zu bereiten; mit dem Baumöle kamen eben auch wälsche Heilmittel ins Land, die vom Volke sehr geschätzt waren, z. B. Skorpionöl, Loröl, der

---

[1]) Schon 1070 bezahlt Bernhard von Sachsenheim mit einem jährlichen Saugmarium (Saumladung) Oeles, halb zur Küche, halb für die Lampen, die Stiftung eines Jahrtages.

[2]) ahd. Walhôlant.

[3]) rapa = Rübe.

[4]) Bei Indersdorf ist schon 1436 eine Oelstampfmühle, die aber wieder eingeht; 1580 bei Andechs.

Theriak, Bilsenkrautsaamen, indischer oder afrikanischer Hanfsaamen ꝛc., die mit Baumöl verrieben wurden.

Der Bauer und Senner hält noch sehr viel auf die Oele zum Schmieren, namentlich auf das Bilsenkrautöl, das gegen Schmerzen in unverdientem Rufe steht; das Lilienöl (die Wurzeln der gelben Lilie,[1]) Lilium bulbiferum, werden in Baumöl digerirt), welches meist ranzig gegen Verbrennungen, Rothlauf und Hauthitze verwendet wird. Das Slurpenöl s. Cap. XXIX; das Speicköl (Lavendelöl); dieses und das Lilienöl werden hauptsächlich gegen Ohrenschmerzen ins Ohr getropft; das Leinöl dient bei Verbrennungen oder als heißer Umschlag bei Croup und Pseudocroup; das Hanföl bei Mastitis puerper.; das sog. Heilöl s. Cap. XXVIII; das Chrysamöl, d. h. das geweihte Salböl, ist ein hechsenvertreibendes Mittel; ebenso das noch unterm Gebetläuten[2]) geholte „ewige Lichtöl" der Kirche. Das Kümmel-Oel wird bei Koliken der Kinder eingerieben (wobei die Reibung und der Hautreiz vielleicht das wirksamste ist); das Baunscheidtöl (Euphorbium) wenden nur einzelne Pseudo-Aerzte bei Lungenentzündungen an, die sie mittelst Baunscheidtismus heilen zu können sich anheischig machen, obwohl sie nicht einmal die Diagnose der Pneumonie zu stellen im Stande sind. Ueber das Glockenöl s. Cap. XXVIII.

Eine von Sennern und Hirten häufig bei Contusionen und Distorsionen gebrauchte Balsam-Composition ist: Terpentin, weißes oder rothes Kathreinöl, Oleum petrae album s. rubrum, und Balsamsulfur; das Kathreinöl ist in diesem Falle das Erdöl, das schon früh als St. Quirinöl

---

[1]) Namentlich die Lilien, die am St. Johannestage oder im Zeichen der Jungfrau gesammelt sind; sie heißen in manchen Gegenden, Tirol, Kärnthen, St. Gallen Donnerblume, Donnerrose, St. Josephsilge, Feuerilge, Roalhilge; diese Nomenclatur bekundet schon ihre althergebrachte Verwendung bei Rothlauf und Verbrennungen p. signat. rerum.

[2]) Nach dem Vesperläuten haben die Dämonen schon zu viel Einfluß.

(am Tegernsee) gegen Ohrenleiden auch gegen Hautkrankheiten (ichthyolhaltig) benützt wurde; das *Gliederöl* ist oleum hyoscyami.

Das Erdöl ist auch das Walpurgisöl in Eichstädt; über das Quirinsöl s. Prof. Sepp, Altbayer. Sagenschatz; auch im Isarthale bei Wolfgau findet sich Erdöl (Asphaltöl) im sog. Oelgraben. Petroleum ist ein Volksmittel gegen Läuse.

XXVII.

Milch, Molken, Topfen, Butter und Schmalz.

„Hie Butter, hie Oel" ließe sich an die Scheidewege schreiben, welche die beiden Menschenströme durch den Pontus euxinus getrennt auseinanderführte, schreibt treffend Lippert in seiner Kulturgeschichte. Seßhaftigkeit, Landbau und Viehzucht treten mit dieser Entscheidung an die Stelle des Nomadenthums, dem diese Völker bis dahin gefolgt waren.

In bajuwarischen Zeiten hieß die Butter chuosmero = Kuhschmiere oder Ankemer,[1] welche Bezeichnungen auf die gleiche ursprüngliche, wahrscheinlich vom viehbesorgenden Weibe eingeführte *Verwendung zum Schmieren oder Salben* deutet. Die Bauernmädchen schmieren noch heute ihre Haare mit Butter ein. Das Wort „Butter", ahd. butra, butyrum, das nach Hippokrates von den Skythen kommt, kannte der hiesige Bauer bislang nur in der Zusammensetzung: *Butterschmalz*; der Fremdenverkehr hat allerdings in neuerer Zeit auch das Wort „Butter" häufiger gemacht; *als Nahrungsmittel wird die Butter*, deren Bereitung, wie die übrigen Benennungen der Alpenwirthschaft: Käser, Senner, Schotten, Staffel ꝛc. bekunden, von den (tridentinischen) Romanen zu den Bayern kam, *nicht vor dem 12. Jahrhundert erwähnt.* Doch besteht schon sehr früh in der Agilolfinger Zeit ein Verkehr durch den *Butterhandel* mit den Langobarden und den Walchen[2]; unsere Speisebutter war in Italien ein Leucht-

[1]) Nach Schmeller soviel wie Rührbutter, gestoßene Schmiere.

[2]) Siehe Landwirthsch. in Oberbayern. Denkschrift z. 26. Wanderversammlung bayer. Landwirthe 1885 zu Tölz, S. 226.

mittel (siehe das ewige Kirchenlicht z. B. und das Schröpfhörnl), wie bei uns das italienische Speiseöl zum Leuchtöl wurde und der Genuß des Oeles kommt unserem Volke so fremd vor wie den Römern der Genuß der Butter barbarisch erschien.

Das früher mitsammt einem Theile der Milch ausgelassene, geschmolzene Butterschmalz hinterläßt auf dem Topfboden das Rötzelschmalz; dieses sowie das nach dem Backen von Nudeln (aber ja nicht von Fleisch) zurückbleibende Backschmalz und das reine, noch nicht verwendete Schmalz werden in der Medizin des Volkes hauptsächlich zum Herstellen der Schmieren verwendet, wobei der Schmalzart der meiste Werth beigelegt wird. Ankschmer (Butter), Salz und Honig sind schon früh eine volksthümliche Salbe gegen Halsschmerz (später Inschlitt und Inschlittkerzen); gegen den sog. Baumhadl (Eczema) wird namentlich das in der Christnacht[1]) zerlassene Backschmalz als Salbe verwendet.

Die „gute Milch" der Kühe ist ein Vehikel für die verschiedensten pflanzlichen Mittel (s. Cap. XXII) und, wie schon erwähnt, wahrscheinlich das älteste, denn die Kuhmilch war dasjenige Getränke, welches das für das Kind sorgende Weib zuerst erwärmte als Ersatz der Muttermilch.[2])

Der „süße Rahm"[3]) (die eigentliche Kuhschmiere) wird heute noch zum Schmieren benützt bei Excoriationen, Verbrennungen, Blößen, Aphthen, Soor. Die „gestöckelte Milch" (Sauermilch) ist ein häufiges, sehr empfehlungswerthes Mittel beim Durste fiebernder Kranker; vom Volke wird sie auch als Vehikel für Arzeneien benützt, wie die gute Milch oder der Brodteig. Die „Buttermilch" (Milch minus Butter plus Buttersäure) wird als eröffnendes Mittel oft benützt. Der „Topfen" (Quark, d. h. der beim Gerinnen der Milch im

---

[1]) Die Christnacht gehörte zu den sog. Loosnächten, an welchen die Heilräthinen (saligen Fräulein) den Menschen sich zeigten.

[2]) Milch ahd. milah = Gemolkenes.

[3]) Im 13. Jahrhundert milchroum.

Topfe zurückbleibende und sich niedersetzende Käsestoff) wird an Stelle eines Kaltwasser-Umschlages bei Kopfweh über die Stirne gelegt. Das über dem Topfen stehende „Käswasser“ (Molke) findet seine Verwendung in der Volksmedizin zu Bädern bei rhachitischen Kindern (loco Soole); mit Salz versetzt und mit Butterbrod verbunden ist es ein häufiges Abführmittel der Senner und Sennerinen, die im Anfange des Almbezuges fast regelmäßig Verstopfung bekommen; auch beim Catarrhe wird das Käswasser getrunken.

Im Beginne der Besiedelung des Isarthales war die Rindviehzucht daselbst nicht so allgemein, als sie später durch den Einfluß der nachbarlichen Klosterschwaigen wurde; die verschiedenen Orts- und Hausnamen wie Geisreut (Rodung für Geise) (1285), Gaißach (Bach, wo die Geise weideten) (780), die Geisgasse in Tölz, der Geisbrunnen am Buchberg, die Bockleite, der Bocksberg rc. sprechen dafür, daß die Ziege, die wahrscheinlich aus dem Wälschlande nach Teutschland gekommen ist, einen häufigeren Bestandtheil des bäuerlichen Viehzüchter-Inventars in früheren Zeiten als heute ausmachte.

Die Geismilch ist deshalb eine gewisse Seltenheit gegenüber der heute alltäglichen Kuhmilch geworden und das Seltenere wird auch das Gesuchtere, Werthvollere, namentlich in der Volks-Medizin; daß das Fett der (dünneren, caseinärmeren) Geismilch feiner emulsionirt und daher von Geschwächten (namentlich Lungenleidenden) besser verdaut und ausgenützt wird, hatte das Volk längst durch Empirie beobachtet; sie ist das häufigste Mittel der Lungensüchtigen, die die Kuhmilch fürchten, da sie zu stark „verschleime“, d. h. schwerer verdaulich ist und leicht Magencatarrh erzeugt (bei Geschwächten).

Esel sind hierzulande zu historischen Zeiten wohl nicht gehalten worden; daher auch die Eselsmilch, die butterärmste und wasserreichste Milchsorte, in der Volksmedizin kaum eine Verwendung erfuhr außer bei den reichen Gutsbesitzern.

Z. B. Graf Max IV. von Preising, Gutsherr von Reichersbeuern-Sachsenkam, beginnt eine solche Eselmilchkur 1752 am 6. Februar 8 Uhr Abends und beendigt sie nach 100 Tagen am 15. Mai mit dem obligaten vorausgehenden und nachfolgenden Abführtrank.

(Auszug aus einem Originalkalender des Grafen.)

Die Pferdemilch kennt der Oberbayer als ächter Germane nicht.

Milchbäder gebrauchten früher nur die reichen Leute.

XXVIII.

Fettschmieren (außer Oele) und Seife.

Die natürlichste und sicher älteste Schmiere ist der Speichel, der als Heilmittel schon in der Bibel erwähnt ist. Der nüchterne Speichel ist heute noch im Volke als sehr wirksam angenommen (er sollte nach mittelalterlichem Glauben sogar Schlangen tödten) und viele Bäuerinen des Isarthales kennen keine bessere Schmiere für Sommersprossen, Excoriationen, Zitterach ꝛc. als den nicht verdünnten Morgenspeichel. Des ebenfalls seit alten Zeiten schon verwendeten süßen Rahmes (chuosmero) und des Butterschmalzes (ancsmero) haben wir schon im Capitel XXVII Erwähnung gemacht. Ihre alten Namen deuten auf ihre ursprüngliche Verwendung als smer, Schmiere, hin, die älter war als deren Verwendung zur Nahrung. Noch heute stellt der „Bauerndoctor", der Senner oder Hirte seine Salbe aus Butterschmalz her, indem er die heilsamen aufgewiegten Pflanzentheile darin dämpft; die Schmalzsalbe wird dann fast immer aufwärts eingerieben.

1308 kommt im Kastenamte Kammer bei Marquartstein ein eigenes Salberlehen vor. Salpari ist der Salbenhändler im Ahd., auch Arzeneiverkäufer.

Diese Reibung mit der Salbe führte zum Massiren und Kneten (in den öffentlichen Badhäusern war es die weibliche Reiberin Lotrix, welche dieses Heilverfahren ausübte), das wie das Saugen und Schröpfen des Blutes bis in die Zeiten des zauberkundigen Schamanen hinabreicht. Durch diese Salbung sollte dann im Laufe der Zeit nach dem früheren Volksglauben der von einem krankmachenden Dämon Besessene mit einem diesem überlegenen Geiste in Verbindung gebracht werden, so daß jener ausweicht. So fand die Salbung auch Aufnahme ins rationelle Verfahren und in die Volks-Medizin.

Die Doctorbäuerin, unrühmlichen Andenkens, half mancher hochgeborenen Dame durch die Massage des Unterleibes mittelst irgend eines gleichgiltigen Oeles mehr als viele Leibärzte und Bäder.

In diesem Glauben, daß man die Eigenschaften eines in der Salbe verborgenen Dämons oder heilsamen Gegenstandes in den anderen, zu salbenden Körper einreiben könne, ist das Volk heute nicht bloß befangen beim Gebrauche von Chrysamölen, Ewig-Licht-Oel &c., sondern auch bei allen thierischen Fetten, die es als Salbe verwendet und deshalb bevorzugt, weil es die charakteristischen Eigenthümlichkeiten des Thieres mittelst der Salbe einzuverleiben hofft und weil es annimmt, daß das thierische Fett (nicht geschmolzen heißt es Unschlitt, geschmolzenes Thierfett aber heißt Schmalz hierzulande; das Thierschmalz ist älter als das Butterschmalz), dem menschlichen Felle näher stehend als die Pflanzenfette, von der Haut des Menschen besser angenommen werde und leichter eindringen soll. Das ausgelassene, geschmolzene Fett der Katzen, **Katzenschmalz**, wird darum bei der klauenförmig gekrümmten Arthritis deformans eingerieben.

Die Katze (ahd. chazza, lat. catus, Kater) kam, wie ihr Name andeutet, aus Italien nach Deutschland; noch 1485 hieß sie daselbst der Maushund. „Die Katze, welche eine Kröte blutig leckt, wird von dem Eiter (Gift) inbrünstig und vergiftet alle Trinkbrunnen, so daß die Leute ein halbes Jahr siechen oder ein ganzes, oder jähen Todes sterben" (Mittelalterliche Trinkwassertheorie über die Genese der Infectionskrankheiten).

Das ausgelassene **Dachsschmalz** wird benützt bei den Sehnenscheiden-Entzündungen des Fußes.

Das Dachsfett ist ein uraltes, schon von Serenus Sammonicus gepriesenes Mittel. Hehn[1]) hält das Wort Dachs oder Dax (adeps taxoninae) für wahrscheinlich keltischen Ursprungs.

Das Volk glaubt fest daran, daß das Dachsschmalz (von meles taxus) die Haare grau mache. Die Dachshaut am Kummet der Lastpferde sollte früher vor Ungeziefer schützen

---

[1]) Kulturpfl. und Hausth., S. 532.

und die rothen Tuchlappen, die daneben hängen, die bösen Geister verscheuchen, — die alte Gewohnheit wurde zur Mode und diese hat sich noch erhalten.

Mit dem Hasenschmalz (von lepus timidus u. variabilis) bestreicht man das Innere der ledernen Handschuhe, der Wollsocken ꝛc. und trägt diese Nachts über den Frostbeulen der Hand oder des Fußes; auch wird es über Geschwülste und Abscesse gelegt und zum Ausziehen von Schiefern (Splittern, Dornen) verwendet; beim Rothlauf wird die mit Hasenschmalz bestrichene Haut mit Habermehl bestreut.

Das Schmalz der schwarzen Hunde, der Begleiter der Hella, wird gegen Lungensucht vielfach verwendet; je älter das Thier, desto größer sein Werth und der Glaube an die Wirksamkeit des Fettes.

Zu Pestzeiten (1634) wurde in Augsburg das Pfund Hundefleisch um 18 Kreuzer = eine halbe Mark am Markte verkauft; das Hundefleisch hat heute noch wie in den germanischen Urzeiten seine Liebhaber, die es als Leckerbissen betrachten. „Für's Vergicht (Rheuma. art. a.) nimm einen winnigen (tollen) Hund, tödt ihn und nimm' das Schmalz und salb dich.“ (1415.)

Hauptsächlich aber verwenden es heutzutage die Cement- und Gypsmüller, sowie die Kalkbrenner neben viel guter Milch.

Das gesuchteste, weil bei der häufigen Krankheit, dem Rheuma, verwendete Thierfett ist das Uramentel = (Murmentel = ahd. muremento, im 9. Jahrhundert muremontano von mus montanus, Bergmaus) oder auch Mankeischmalz (Murmelthierfett von Arctomys marmota). Beim „Kaltvergiftet“ und bei der Gicht (Klauenseuche spottweise hier genannt) wird dasselbe hauptsächlich verwendet; „ein damit handelnder Tiroler warnte sogar einen arthritischen Bauer des Isarthales davor, das Knie mit dem Mankeischmalz gar zu fest zu schmieren, die Knie könnten sich sonst hinten ausbiegen.“ [1]) Es ist sehr bald und leicht dünnflüssig wie Oel und sehr geschmeidig.

---

[1]) Gefällige Mittheilung des Herrn Dr. Roth in Länggries.

Das beim Aussieden der Nattern (s. S. 149) gewonnene Natternschmalz, welches geläutert z. B. in Ellbach bei Tölz theuer verkauft wird, besitzt großes Vertrauen als Heilmittel gegen das Schwinden nach dem Kaltvergiftet, ohne daß dieß durch etwas Anderes begründet wäre, denn durch den früheren Kult des Thieres (s. S. 150). Das Schmalz eines im Frauenbreißiger geschossenen Sau-Igels (das Volk unterscheidet nämlich zwischen Hunds- und Sau-Igel, je nach der Aehnlichkeit des Kopfes mit Hund oder Schwein, Männchen oder Weibchen von Erinaceus europaeus) wird im Kreuze eingerieben, damit es den Leibschaden (Hernie) wieder hineinzieht.

Das von den Kammrädern der Mühle oder von den Pfännlein der Kirchthurm-Glocken und -Uhren abtropfende Oel (früher Thierschmalz oder Butterschmalz, jetzt Maschinenöl) ist das sog. Glocken- oder Pfannlschmalz; beim Reinigen des Uhrwerkes oder der Räder und Pfännlein wird das alte eisenhaltige Oel meist ins Feuer geworfen, weil die Leute glauben, übelwollende Personen (Unholdinen oder Hechsen) könnten mittelst solchen „Schmalzes“ (s. Cap. V) die Mühle behechsen und zu Schaden bringen; nur sehr vertrauten Personen geben sie es; es wird namentlich noch von alten Hebammen und sonstigen „weisen Müllern“ gegen die hier relativ seltene Rachitis angewandt. Das Gems-Inschlitt wird in die Fußsohlen, Strümpfe und Socken geschmiert, um das „Aufgehen“ an den Füßen zu verhindern. Das Hirschinschlitt wird zum Heilen von Excoriationen, offenen Füßen, Intertrigo, wunden Brustwarzen gebraucht und von den Jägern theuer verkauft.

1589 wird das Hirschinschlitt an die herzogl. Hofküche nach München geliefert, welche es aussieden und an den hof-appodeckher abgeben mußte.

Die schwarze Teufels- oder Hechsensalbe s. Capitel V S. 23. „Hechsen und Zauberer tragen den Teufel in einem Büchsel umeinander.“ Sie enthielt (nach

Unger[1]) neben den Rudimenten von Kultgegenständen meist narkotische Kräuter (Cicuta, Conium, Lactuca, Stramonium, Belladonna, Hyoscyamus, Chelidonium ꝛc.) und ihre hypnotische Wirkung erklärt manche Hexerei.

Das Schmalz der Schweine (Sus scrofa) ist hierzulande sehr wenig benützt; der Bauer nimmt lieber das schlechteste Unschlitt anderer Thiere, selbst noch das Bockschmalz, ehe er zur Bereitung einer Salbe Schweinfett verwenden würde; er hat keinen Glauben auf dasselbe; das „Schweinefleisch nimmt die Weihe nicht an“. Das Wildschwein wurde hierzulande noch im 18. Jahrh. gejagt.

Die Inschlittkerze, welche der Wachskerze (in besseren Häusern), dem Inschlittlamperl (lampa, romanisch) oder dem Kienspahne hinter der Beryll-Glas-Kugel folgte und noch 1586 per Bote von München nach Tölz geliefert wurde, wird zu Einreibungen bei Halskrankheiten (auch bei der Ceremonie des Anblaselns werden Kerzen kreuzweise vor den betr. Halskranken gehalten) und bei Brustcatarrhen verwendet.

Die Seife (ahd. seiphâ, sapo, eine altbelgische Erfindung, die schon 807 als eiserner Bestand des Klosters Staffelsee z. Z. Karl d. G. erwähnt wird, auf dessen Musterschwaigen es ebenfalls schon Seifensieder gab) dient nur zu Stuhlzäpfchen bei Verstopfung der Kinder.

Die „schwarze“ Wagenschmiere ist hie und da noch als Wundsalbe zu finden. „Die schwarze Wagenschmiere, so von den Rädern fällt, gibt in den Zeiten der Noth auch eine gute Wundsalben, sie ist allein um ihrer Schlechtigkeit (Einfachheit) verachtet,“ sagt Dr. Minderer in seiner Kriegs-Arzeney (1620).

Das Ochsenmark mit Weingläger gilt als kräftigende Schmiere bei Atrophia infant. Das Hirschmark von den Eisbeinen (Läufen), an der Sonne erwärmt und geschmolzen, dient zum Einölen und Schmieren der Podagra-Füße. Der Fischthran oder Fischschmalz wird vom Volke benützt und vom Weißgerber bezogen, um die Bremmen (Bremsen) zu vertreiben.

---

[1]) Botanische Streifzüge ꝛc. S. 341.

XXIX.

Die giftigen, unheimlichen und im Dunklen kriechenden Thiere.

Die Kröten (hierzulande „Protzen“[1]) genannt, ahd. crota, die Kröte, rana bufo, Unke, früher Basilisk), welche manchem abgelegenen Gebirgsthale den Namen gaben (Unken, Krottenbach, Krottenthal ꝛc.[2]) spielten in früheren Zeiten in der Volks-Medizin eine große Rolle; auch heute ist dieß noch zum Theil der Fall. Die Annahme, daß sie im Herbste giftig seien (Vulpian), hat sich bestätigt; ihre Giftdrüsen liegen auf der Dorsalseite des Rumpfes und der Extremitäten; der auf Reizung stärker secernirte Milchsaft enthält Methyl-Carbyl-Amin. Wegen ihres Giftes gelten sie noch als Mittel, um einen Krankheitsstoff auszutreiben und den Dämon,[3]) der den Kranken plagt, wieder zu bewegen, den bisher „besessenen“ Gegenstand oder Körpertheil zu verlassen und von seinem früheren Giftsitze wieder Gebrauch zu machen; als solche Besessene galten früher die Hysterischen, Epileptischen, die Gelähmten, Geisteskranken, am Schwinden und Lähmung einzelner Theile Leidenden ꝛc. und bei solchen Krankheiten wird die Kröte auch heute noch hierzulande gebraucht. Der Protz soll nicht getödtet werden, sondern muß zum Selbstabsterben gebracht werden oder man schneidet ihm mit einem Frauenthaler den Kopf ab; eine im Frauendreißiger oder am St. Veitstage

---

[1]) Von priosan, zum Bersten aufschwellen.

[2]) Die Nomenklatur der Alpenpflanzen führt auch Krottenwampen und Krottenblätschen auf. In Tirol gelten die Kröten als verwünschte Seelen, die durch ihre Thränen Mitleid einflößen. Die Araber nennen die Kröte auch Giftfrosch.

[3]) Das Züricher Alterthümer-Museum enthält eine Votivgabe für die wahrscheinliche Heilung einer kranken Hand; dieselbe stellt eine bronzene in Eidschwur-Haltung gemachte Hand vor, auf deren Rücken eine Schlange, zwei Frösche und eine Kröte kriechen: die personificirten Krankheits-(Stoffe) Geister, welche die Hand besessen halten; das Ganze stammt aus Avanches (romanische Schweiz) als Gräberfund.

eingefangene Kröte wird, lebendig aufgespießt, zum Selbstabsterben gebracht — noch vor sinkendem Abend hat die absterbende Kröte das Gift der Viehkrankheiten im Stalle an sich gezogen; wenn eine Körperhälfte eines Menschen gelähmt ist, so schneidet man der Kröte mit einem Frauenthaler die entsprechende Extremität ab, näht sie in den irchenen Schwindbeutel ein und trägt diesen Theil des giftigen Thieres, damit das Schwinden verhütet werde, denn der Krankheitsstoff wird vom Thiere angezogen. Der Froschlaich wird über die Augen gelegt beim Leucom.

Die Geburtshelferkröte (Alytes obstetricans, deren Heimath nur West-Europa ist) war in den mittelalterlichen Apotheken officinell; sie wurde getrocknet und verkohlt als Wehen erzeugendes Mittel gegeben. Die Identificirung der Hysterie mit der Kröte („Müttern") s. S. 16, weist auf eine Personificirung der Krankheit in der Kröte hin [1]) (schon im alten Rom sah sich der Arzt Soranus veranlaßt, der Meinung entgegen zu treten, daß die Gebärmutter ein Thier sei).

Der Feuersalamander (Triton igneus, im Persischen heißt Samand = feuerroth) soll das Feuer löschen und im Feuer leben können. „Sam der salamander schon im fewre sich nert und anders nit mag genesen". Der Bergsalamander „Wegnarr" oder „Morakl" (Salamandra maculata) hat wie der vorangegangene ein Gift, dessen Wirkung nach neueren Untersuchungen die sein soll, die Gerinnbarkeit des Blutes zu erhöhen und die rothen Blutkörperchen aufzulösen; sie werden beide amuletartig gegen das Schwinden beim Menschen und gegen das Nachsein der Pferde in Schwindbeuteln umgehängt. Das Harachs-Dachsl (verstümmelte Bezeichnung für die Eidechse (= Eilechse, Gifechse ahd. egidechse, Lacerta viridis und agilis) hat die gleiche Verwendung. Vom Bisse der Eidechsen (Mäuse, Schärrmäuse, Spitzmäuse, Zaunkönige und Wiesel) kommt nach dem Volksglauben das „letze" Euter der

[1]) Ploß l. c. I. S. 123.

Kühe. Die asiatische Königs-Eidechse, welche einen weißen Fleck (Krönungszeichen) auf dem Kopfe hatte, hieß früher Basilisk, welcher Thiername sich in Bayern in „Unk" verwandelte.

Der Basilisk ist nicht selten als Symbol des Krankheiten verschluckenden Dämons in Aderlaßschüsseln eingestempelt. Er ist kein deutsches Wesen, sondern aus dem Morgenlande über Rom in die mittelalterlichen deutschen Klöster gekommen und so volksthümlich geworden; das Volk nahm ihn als Bastard von Kröte und Schlange an.

Das Blindschlechtl, die Blindschleiche (Anguis fragilis) muß ebenfalls im Frauendreißiger gefangen und mit einer Haselruthe (s. Cap. XXII S. 125) getödtet werden; auch von ihr wird der mit einem Frauenthaler abgedrückte Kopf im Schwindbeutel getragen.

Die Natternarten: Ringelnatter (Tropidonotus natrix), Höllen- oder Kupfer-Natter auch Kreuzotter (Pelias Berus L.) und die Atter im Allgemeinen (Natter, ahd. nâtara = Schlange, die im Wasser lebt, natrix, Viperus Bero), sollen im Frauendreißiger, in welcher Zeit sie giftlos werden sollen, „eingetragen" und in einem neuen Topfe durch Hunger und Hitze (als Sitz eines bösen Krankheitsgeistes) zum Selbstabsterben gebracht werden; dann wird sie einem lebendigen Ameisenhaufen zum Skeletiren übergeben (oder in Tölz in der Küche eines Bierbrauers) ausgesotten, wobei die „Atterbeinl" besser erhalten bleiben. Das angeblich fingerdick obenauf schwimmende Atternschmalz wird als Mittel gegen das Schwinden theuer verkauft (s. S. 145). Die zurückgebliebenen Atterbeinl werden an eine Schnur gereiht und als sogen. „Fraisbeterl", d. h. als Abbitte zur Verhütung der Eclampsia = Frais, den zahnenden Kindern um den Hals gehängt. Die abgefallene, faulende (Ammoniak?) Atterhaut wird pulverisirt innerlich genommen oder mittelst Baumöl (ähnlich wie Liniment. volatile) gegen das „Kaltvergiftet" eingerieben; das so fabricirte „Heilöl" verschafft einer Tölzer Familie reichlichen Lebensunterhalt durch den Verkauf und weitgehenden Absatz desselben.

„Es ist Nichts zu dumm,
Es findet doch sein Publikum."

Gegen den Allerbiß hat nach dem Volksglauben der Adambauer von Ried ein unfehlbar sicheres Mittel, das er zu theueren Preisen verkauft.

Die Wasser-Natter tragen nach dem Volksglauben hie und da gelbe Krönel; wer diese kriegt, wird steinreich. (Nach M. Busch[1]) Erinnerung an die Siegfriedsage und an den Ring des Zwerges Andwari in der Edda.)

Das Harmel (Wiesel ahd. harmo), Hermelin, Foetorius Erminea, wird vom gemeinen Manne für giftig gehalten; man soll es ebenfalls nicht tödten; eine Reihe von Sagen[2]) waren früher über dasselbe im Schwange, so z. B. das Wiesel empfange, jungfräulich genug, durch das Ohr und gebäre durch den Mund. „Vom Wiesel angeblasen sein" hieß früher die heimlich Schwangere. Das Harmel beißt die giftigsten Schlangen todt. „Das Wiesel ist ein reines Thier, aber der Basilisk (Unke oder Eidechse?) stirbt von seinem Geruche; der Basilisk (Unk) tödtet den Menschen nur mit seinem Angesicht und andere Thiere mit seinem Athem; das Wiesel aber tödtet den Unk; so nun der Unk todt ist, so stirbt auch das Wiesel.[3]) Das Angesicht ist hier das malocchio. Vergl. was Jean Paul über das Auge und die Wirkung des Blickes sagt im Museum S. 51. (Der böse Blick wurde durch das Amulet der gedoppelten Schlange, am Arme getragen, abzuleiten gesucht im klassischen Alterthume.) Der böse Blick soll insbesonders schaden, wenn er von einer Hechse kommt und auf ein kleines Kind gerichtet ist.

Der Wieselkopf ist ein im Schwindbeutel getragenes Amulet gegen Zahnschmerz, Gicht und Schmerzen überhaupt; das Wieselgebiß wird von Jägern getragen. Das „geselchte" (geräucherte) Harmelfleisch wird gegen das Schwinden und gegen Schlundlähmungen nach Diphtherie gegessen.

Die Schärrmaus und die Spitzmaus gelten den Altgläubigen als giftig; ihre Köpfe sind Amulete. Die Fledermaus liefert ebenfalls ein solches zum Glücksspiel.

---

[1]) Deutscher Volksglaube. II. Aufl. Das Krönlein ist wohl der Rest eines noch nicht abgefallenen Hautstückes von der Häutung her.

[2]) Ueber die Wiesel-Mythen bei anderen Völkern siehe: Hehn Kulturpflanzen und Hausthiere S. 530.

[3]) Schmeller (l. c.).

Das Eichkatzl (Eichöhrchen, Sciurus vulg.) vertritt in der Volksmedizin oft die Stelle des Wiesels; die Verwendung des Hirns vom Eichkatzl s. Cap. XXXII.

Das Steißbein des Edelmarders (Mustela abietum) wird ausgelöst als Amulet gegen Krankheiten (welche?) getragen.

Die Krebse (ahd. chrebaz, der gekerbte) bildeten ebenfalls einen Bestandtheil der mittelalterlichen Apotheken; der Genuß des Krebses ist unter dem Bauernvolke ebensowenig zu finden, wie der des Frosches.

Das schon von Fabricius Holdanus empfohlene Einlegen von Krebsaugen in den Augenbindehautsack zur Auswaschung der Fremdkörper durch den Thränenstrom übt auch unser Volk noch hie und da; auch steckt man Krebse lebendig in Mauslöcher, um durch ihren Verwesungsgeruch die Feldmäuse zu vertreiben. Wenn ein Krebs im Stalle ist, krepirt kein Vieh, sagte ein Bauer am Arzbach. Der faule Krebs mit Bocksblut verrieben oder mit Hasenschmalz wurde früher als eine die Krankheitsgeister per signat. rer. vertreibende Stinksalbe bei Gebärmutterkrebs[1]) eingerieben. Krebsaugen werden auch beim Sodbrennen innerlich genommen.

Das in Aleppo gerade so wie hierzulande gebräuchliche Skurpen-Oel (Skorpionöl) wird seit Alterszeit durch die wälschen Hausirer (Olitätenkrämer) aus Italien in unsere Gegend gebracht; 50 lebende Stücke werden in Baumöl gesteckt und so aufbewahrt; „der Mai-Skurpen ist besser, der gehl in Balsam", d. h. hat mehr riechbares Gift; seine Verwendung findet das Oel beim letzen Euter, bei der Sucht der Kühe und bei Verbrennungen. Der Senner schwört auf die Wirksamkeit dieses Mittels, das sein Bauer ihm, theuer bezahlt, mit auf die Alm gibt.

---

[1]) Schon im 14. Jahrh. hatte der Krebs (cancer) die Bedeutung eines fressenden Geschwürs wegen der Schmerzen wie durch eine Krebsschere veranlaßt.

Die „schwarze“ Hundsschnecke (im Venetianischen 1424 la biesa scudara = Schnecken-Kalter genannt, die je nach dem Standorte ihrer Pflanzennahrung einen mehr oder weniger arrobirenden Schleim secernirt und hierzulande „Hurrer-Schneck“ genannt wird (Arion empiricorum), läßt man über Warzen und Hühneraugen kriechen, auch die Strümpfe werden innen mit dem für ätzend gehaltenen Schleim „des Schnecken“ eingerieben; dann wird dieselbe auf einen Weißdorn aufgespießt und „bis der Mond eingeht“ ist „der Schneck“ vertrocknet und die Warze (und Hühnerauge) weg; so glaubt wenigstens das Volk.

Die Weinbergschnecke (Helix pomatia) bildete 1312 einen Handelsartikel der Flößer auf der Isar, der bei Wolfratshausen mit Zoll belegt wurde.[1])

Das beim Kochen der Weinbergschnecken sich abscheidende Schneckenschmalz, eine fettölige Substanz (Helicin Figuier), wird gegen Lungensucht angewandt; die „schwarze“ Hundsschnecke wird auch wie der Skorpion in Baumöl „destillirt“, bis sie stinken; auch der Regenwurm (Lumbricus vulgaris M.). Eine andere Verwendung des letzteren ist folgende: Man nimmt eine Hand voll Regenwürmer, gibt sie in die Mitte eines Brodteiges und backt sie in dem Brode; beim Oeffnen des Brodes findet man in dem Teige die sogen. Regenwürmer-Schmeer und einige Tropfen goldgelben Oeles. (Kreosot?) Diese Schmeer wird für Kontusionen verwendet. Das nach dem Erkalten des Teiges herausquellende Oel wird den Pferden gegen das Rachsein (Rack = durch Rheuma steif) unters Wasser gemischt gegeben; es schmeckt selbst den Pferden schlecht genug; die Zubereitungsart ist aber jedenfalls ein sehr primitiver Destillationsprozeß.

Die rothen Ameisen (ahd. ambeiz von Anbeißen, Formica rubra) werden in irchene (weißlederne) Säckchen auf

---

[1]) Der „schwarze Hund“ erinnert wohl an den Begleiter der drei Heilräthinen (Nornen). Wer einen schwarzen Schnecken plagt, wird deshalb krank.

der Ofenplatte erwärmt und als heiße Kataplasmen bei schmerzhafter Gicht übergelegt. Die Ameisenbäder werden bei Gelenkrheumatismus häufig benutzt; der in Schnaps selbst destillirte Ameisengeist wird bei Gicht und rheumatischen Lähmungen eingerieben; der Ameisengeist wird ebenfalls in der Weise volksthümlich hergestellt, daß man in einem Leinenbeutelchen gefangene Ameisen mit demselben in einen Brodteig schlägt, diesen backt und die nach dem Backen des Brodes und Aufbrechen desselben in ihm angesammelten Tropfen auffängt nach dem Erkalten des Teiges.

Der Impenstich[1]) als Mittel gegen Podagra ist auch hierzulande bekannt.

Der Maikäfer (Meloe proscarabaeus) wird in Honig erstickt und soll früher ein Mittel gegen die Hundswuth gewesen sein; sie wirken wohl ähnlich, wie die Canthariden. In Mittenwald wurden sie zu Zeiten der Hungersnoth von Kindern gegessen, woran einige verstorben sein sollen.

Die am Morgen Unglück bringende Kreuzspinne und ihr Gewebe gelten an manchen Orten als Fieber-Mittel (Nauseosum?); die „Spinnweb" ist ein jetzt glücklicher Weise seltener werdendes Blutstillungsmittel. Der Spinnenspeichel soll nur im Sommer in der Begattungszeit giftig sein. Der Ohrenhöhler, der thatsächlich bis zum Trommelfell kriecht, höhlt aber sicherlich das Ohr nicht aus und hat auch keine bekannte Verwendung in der Volksmedizin.

Der Hirschschröter (von ahd. scrötan, schneiden, nagen, Lucanus cervus) wird an manchen Orten Deutschlands Waldschratt (ahd. scrato, Waldteufel, Kobold), Feuerkäfer, Schmiedkäfer, auch, weil er auf der dem Donnergotte Thor heiligen Eiche lebt, Donner-Guge genannt; hierzulande vertreibt er nur noch die Schaben.

Die Keller-Asseln (asellus = kleiner Esel, weil grau), „Nasteln" und die Rueßkäfer, Schwaben (Blatta orientalis) sind volksthümliche Diuretika, die in neuester Zeit wieder rationell werden wollen.

---

[1]) Der Imp „angelt" und „stachelt".

XXX.

Das Geflügel.

Der die Dämonen durch sein Geschrei vertreibende Gockel (kok[1]) ist noch auf Marterln und Unglückssäulen zu finden, wie früher auf den Kirchthürmen. Eine weiße Gockelfeder bringt Glück.

Die Eier der „schwarzen“ Hennen, die vom Gründonnerstag auf Charfreitag Nachts vor Sonnenaufgang gelegt werden und nach dem Volksglauben schon im L . . . (cloaca) geweiht sind, sind die sogen. Antlaß-Eier, deren Genuß vor Leibschaden (Hodenbruch) sichern soll.

Treffen sich zwei alte Bekannte nach längerer Zeit wieder, so sagt man: Jetzt hätte ich bald eine schwarze Henne geopfert! Um den Dieb einer Sache herauszubringen, wird eine Henne mit Ruß „schwarz“ gemacht; jeder der Anwesenden soll sie anrühren; rührt sie der Dieb an, dann schreit die schwarzgemachte Henne; der wirkliche Dieb getraut sich nicht, sie anzufassen; dessen Hand nicht schwarz ist, das ist dann der Dieb. — Die schwarzen Hennen sind in Beziehung stehend zu dem Nornenkult; man opferte sie der Todesgöttin Hella.

Der Hühnerdarm „in der guten Milch“ gekocht, wird kolikkranken Kindern auf den Leib gelegt; namentlich schwarze Hennen sollen dabei gut verwendbar sein.[2]) Ueber Taubenblut (s. Cap. XXIII), Taubenkoth, und der Frauenvögel- d. h. der Schwalben-Koth s. S. 177 u. Cap. XXIV.

Der Pfau (ahd. phawo, das Weibchen heißt hier die Pfäwin; der im Indischen „Schlangenfresser“ genannte Vogel kam aus Persien nach Griechenland und Italien), an dessen angebrannten Federn man Epileptische riechen läßt, vertreibt Nattern und Ungeziefer aus dem Hühnerstalle und zieht die Krankheiten des Federviehs an. Die Turteltaube halten sich die Gichtkranken; auch das Rothlauf soll sie anziehen; sie scheint zum alten, roth-

---

[1]) „Der Gockel (coq) stammt aus der Zeit, wo keltische Stämme von Gallien bis zum schwarzen Meere theils sich tummelten, theils sich bereits gelagert hatten.“ Hehn 270.

[2]) Es gibt auch eine Blume, die Hühnerdarm genannt wird (Hungerblüml).

bärtigen Germanen-Gotte Thor in Verbindung gestanden zu sein; die Füße werden roth, wenn sie das Gift an sich gezogen hat, nach dem Volksglauben.

Der Kreuzschnabel (Loxia curvirostra L.) soll die Krankheiten der Menschen, namentlich die Gelbsucht, anziehen, was aber schon Plinius erzählt.

Er soll auch nach der Volkssage von dem Kreuzdornstrauche Dornen zur Krone Christi am Kreuze getragen haben; er war wohl ursprünglich dem rothbärtigen Thor heilig, dessen Hammer oder dessen Rune sein Schnabel vorgestellt haben mag (M. Busch).[1])

Die Augen eines Wiedehopfes sind ein Amulet der Jäger und Bauern, welche dann nicht betrogen werden können; das Gleiche gilt vom Fledermauskopf.

Die Elster (ahd. agalastra, Corvus pica) ist ein Unglücksvogel, der Einem nicht über den Weg fliegen soll; im 14. Jahrh. hießen die Hühneraugen auch „Elsteraugen"; solche zu besitzen, ist jedenfalls ein größeres Unglück, als einer Elster zu begegnen.

Der Kukuk wird in der Volksmedizin nicht verwendet, obwohl er zu den Göttervögeln des deutschen Heidenthums gehörte und manchen Moorgrund und Hügel benannt hat (Guggemoos, Guggenbüchel).

Er ist Prophet; der Kukuksruf ist die Mahnung zum Zählen; so lange er ruft, so alt wird man; man schlägt beim Kukuksrufe an den Geldbeutel, dann geht das Geld nicht aus. Zum Kukuk auch! sagt man, wenn man etwas von sich weg haben will. Das Kukuksspiel der Kinder erinnert an das Verstecken des Kukukeies in andere Nester.

Der beim Falzen (Balzen) in Verzuckungen gerathende Auerhahn (Tetrao urogallus) liefert für die Volksmedizin in seinem Magen nebst Inhalt (meist junge Fichtensprossen), welcher getrocknet und gerieben wird, ein Fraisenpulver auf das Mehlmus des Kindes, das an Eklampsie oder Convulsionen leidet (Mittel einer alten Tölzer Hebamme); die Steine im Auerhahn-Magen werden nach der Farbe der Augen desjenigen, welcher Fremdkörper im Auge hat, gewählt und

---

[1]) Deutscher Volksglauben.

in die Lid-Tasche gelegt; Augenfarbe und Steinfarbe sollen dabei übereinstimmen.[1])

XXXI.

Haar (Flachs), Triurn, Hanf und Papier.

Den Leinsamen (linum) lernten, wie der Name schon andeutet, die Germanen[2]) erst von den Römern. Gespinnste aus Nessel (urtica) kannte übrigens Albertus Magnus noch; die moderne Baumwolle als Wundverband ersetzte früher das Wollgras und die Wolle des Schilfrohrs (Typha latifolia); der Lindenbast, der Lint ist ein uraltes Verbandmittel, dessen Name sogar auf die Baumwoll-Gespinnste überging. — Erst ziemlich spät trugen die Oberländerbauern Gespinnste aus Haar (Flachs); die Kleidungs-Worte Pfaid, Kutte, Küttel, Kotzen deuten alle auf frühere Kleidung mittelst Thierhäuten (cutis) hin, welche durch die Gespinnste aus Thierwolle und später aus Flachs (Haar) verdrängt wurde. Das Leinen-Hemd z. B. ist eine erst mittelalterliche Zuthat zur Kleidung.

In Uebereinstimmung mit dem griech. βαίτη bedeutet Pfaid nach Weigand l. c. III. 374 Hirten- und Bauernkleid von Fellen. Die übrigen Kleidungsstücke heißen Brustfleck (Weste), Schalk (Spenser), Janker (Spenser), Pföseln (Beinstrümpfe, pedulis), Halsen (Hosenträger), Joppe, Fürtuch (Schürze), Mieder (ahd. muoder = Mutter, Bauch).

Das öfters waschbare Leinenhemd ersetzte das früher so allgemein nothwendige Bad. Die öffentlichen Badstuben hörten deshalb allmählig auf; durch die Macht der Gewohnheit erhielten sich aber die privaten bäuerlichen Badstuben noch einige Zeit als „Gesundbadstuben" [3]) für Dunstbäder, welche

---

[1]) Gefäll. Mittheilung des Herrn Oberförsters Laurer in Vorderriß.

[2]) Flachshecheln und Flachsgespinnste kommen bei den Funden der Züricher Pfahlbauten zur Beobachtung.

[3]) Das Altgewohnte galt dem Volke ja auch hiebei als „gesund".

mit der Zunahme des Flachsbaues (gegen Ende des 16. und 17. Jahrh.) in Flachsdörren oder Brechstubenumgewandelt wurden.

Eine Erinnerung aber an die frühere allgemeinere Schafwoll- oder Thierfell-Kleidung (s. S. 159), die als schlechter Wärmeleiter mehr vor Erkältungen sicherte und vielleicht durch die Macht der Gewohnheit und die Herrschaft des Rudimentes länger, wenn auch nur stückweise, getragen wurde, bewahrt noch der volksthümliche Gebrauch von Schaf- oder Katzenfellen auf der Brust (Lungenleidender, Rheumatiker) und das Einhüllen der durch Erkältung („Kaltvergiftet") Erkrankten in ungewaschene und ungerupfte Schafwolle. Das früher allgemein Uebliche wird im Rudimente oft zum „Gesunden" im Gedankengange des Volkes, das dabei „Gesunderhaltendes" in „Gesundmachendes" umdeutet, wie schon erwähnt.

Mit dem Hanf-Werge, das die Seiler hierzulande von auswärts beziehen und verkaufen, weiß das Volk nicht umzugehen, wenn es ein Gespinnst davon machen soll, eine Erinnerung an die historische Thatsache, daß der Hanf nur des Samens (Cannabis sativa) wegen gebaut wurde; noch im 13. Jahrh. ist der Hanfsamen eine fettende Zuspeise des süddeutschen Bauern; er wurde auch bis ins 16. Jahrh. nur in Metzen (d. h. als Frucht) gedient; jetzt findet man den Hanf nur noch als Vogel- oder Hühnerfutter im Garten gezogen und für die Hausmittel. Das Hanfwerg wird getrocknet und mit Zucker-Rauch erwärmt auf rheumatisch afficirte Gelenke gelegt; an Stelle der früher üblichen frischen Hanfkraut- und Hanfsamen-Räucherungen, welche betäubende Wirkung hatten, trat später das Hanfwerg mit Zuckerrauch, das auch auf die schmerzhaften Brüste der Wöchnerinen noch gelegt wird; auch das Hanföl wird eingerieben an diesen Stellen; die Hanfsamenmilch wird gegen Blasenschmerzen und Wassersucht benützt.

Der Flachs (Haar) liefert heute das „rupsene" (d. h. aus bloß gerupftem Flachs-Werge bereitete, rauhere) und das „harwene“ (d. h. aus feinerem Haarwerge, das durch die Hechel von allem gröberen Werge befreit worden ist, bereitete) Hemd (Pfaid) für Männer und „Weibsleute“; letztere tragen wegen der Katamenien oben leinene, unten (vom Nabel abwärts) rupfene Hemden; an Sonn- und Festtagen aber tragen beide Geschlechter das oft blendend weiße Leinenhemd.

1597 erst wird in München ein Leinhösler als Gewerbetreibender erwähnt, d. h. ein Schneider, der Leinenhosen machte; das Leinen war natürlich von den reichen Leuten schon vorher verwendet worden; die linwât gehörte ja zu den kostbaren, angestaunten Gewändern; im Volke hierzulande verbreitete sich die Leinwat allgemeiner erst im Anfange des 16. Jahrhunderts durch die wälschen Hausirer, welche norddeutsche feinere Gespinnste, die an anderen nördlicheren Gegenden schon längst gebräuchlich waren, zurückbrachten.

Das rauhfaserige, rupfene Leinenhemd, das der Bauer unter der Loden-Joppe, Loden-Hose oder dem Lodenküttel trägt, sowie die rupfene blaue oder schwarze Hose setzt eine sehr feste Constitution und Hautenergie voraus; die stärkste Behaarung des Körpers findet sich deshalb bei solchen Bauern, die ein solches „rupfenes“ Hemd oder Hose tragen.

Der Leinsaamen war wie der Hanfsaamen noch um das Jahr 807 eine Speise des freien Herrn; heute, wo „die guten, alten Zeiten“ verschwunden sind, nimmt die Bäuerin zu den Schmalznudeln Waizenmehl Nr. 00 und sieht verächtlich auf das Vogelfutter, den Leinsaamen, der in der Volksmedizin Verwendung findet als Abkochung und Waschung bei Schleimflüssen der Frauen oder bei Hämorrhoidal-Beschwerden als Kataplasma (aufgeweichter Leinölkuchen, „Leinzelten“); das Leinöl wird in der Volksmedizin viel seltener als das ältere, früher durch die wälschen Hausirer importirte Baumöl (s. S. 137), am häufigsten noch bei Verbrennungen II. Grades (mit Eigelb geschlagen) verwendet.

Das Papier ist in der Volksmedizin oft der Ersatz des früher zu Pflasterverbänden benützten Pergamentes; noch häufiger aber nimmt der Bauer dafür das „irchene“, weißgegerbte

Reh-, Gems- oder Schaffell (Alaunleder); das Zuckerhutpapier (s. Cap. XXV S. 136) wird bei Erysipelas übergelegt; auch eine Mischung von Roggenmehl, Pfeffer und Schnaps wird auf dasselbe aufgestrichen und bei Ohrschmerz hinter das betreffende Ohr gelegt.

XXXII.

Thierische Organtheile.

„Bärenhäuter", „Schinderhäuter" sind heute noch volksthümliche Schimpfnamen hierzulande. Als das germanische Barbarenthum das römische Weltreich bedrohte, gingen deutsche Fürsten (Odoaker z. B.) noch in schlechten Häuten einher (vilissimis pellibus coopertus). Die Gothen waren den Römern „pelzstarrende Barbaren, die in der Wildschur und im Schaffelle einhergingen". Der Pelz ward der Schmuck der Krieger und später der reichen Leute.

Selbst auch die Bockshaut war früher zur Kleidung verwendet und aus einer Roßhaut wurden Frauen „köstliche Gewänder" noch in historischen Zeiten, d. h. im frühen Mittelalter gemacht.

Gegenüber der alten Bärenhaut und Schinderhaut oder dem Schaffelle wurden Gewänder, aus Thierwolle gewoben, überall als wesentliches Zeichen des Fortschrittes angesehen.

Das Hemd, das hierzulande vom Bauern, wie erwähnt, Pfaid (Pfoad) genannt wird, hieß bei den Gothen paid, im Griechischen βαίτη und diese Bezeichnungen bedeuteten alle ursprünglich „Fellbekleidung der Hirten".

Der aus Schafwolle gemachte rauhe, nicht gepreßte und nicht geschorene Loden (Kotzen)[1]) mußte vom ca. 16. Jahrhundert ab bis auf unsere Tage allmählich dem Flachs-Gespinnste weichen; doch trägt noch heutigen Tages der Bauer den Schafwoll-Loden.

---

[1]) ahd. chozzo; Kotze, Gelbkotze, Küttel, Kuttel(-fleck) stammen alle von cutis = die Haut (als Bekleidung).

Den Werth dieses schlechten Wärmeleiters als Bekleidungsmittel weiß der Bauer wohl zu schätzen, wenn er meint: „Was für die Kälte gut ist, ist auch für die Hitz gut", d. h. sichert vor Erkältungen in beiden Zeiten.

Empirisch wendet der Bauer die ungewaschene, ungerupfte (früher wurde die Wolle nicht abgeschoren, sondern ausgezupft) Schafwolle an, in nicht beabsichtigter Erinnerung an die die Erkältungen mehr abwehrende frühere Thierhautbekleidung, gegen Rheuma und Gicht; er legt aber auch das „schwarze" Fell der Katzen, der in der deutschen Mythologie[1]) als klug und zauberkundig angesehenen Thiere, welche am Wagen der Freya angespannt waren und welche die Hechsen begleiten, auf die Haut der Brust, des Rückens oder des Kreuzes; die Bäuerin legt den „getragenen" Schafwollstrumpf um den Hals des Kindes bei Angina *rc.* (thierische Wärmelatenz); die „irchene kurze Lederhose verschwindet allmählich aus der Volksthümlichkeit; sie erleichtert das Bergsteigen mehr als die früher in anderen Gegenden üblichen langen Lederhosen; das irchene Schafleder gilt noch als gutes Bettlacken (und Kopfziehen) für Rheumatiker; es wird auch zu den sog. „Schwindbeuteln" als Tasche benützt für die das Schwinden verhüten sollenden Gegenstände (s. S. 39).

Die frühere Thierhaut- und Schafwoll-Gewandung nöthigte das Volk zu häufigeren Schwitz-(Dunst-)Bädern und es ist darum ganz erklärlich, daß bereits die leges Bajuwarior. dieser volksthümlichen, beim Holzblockhause aber wegen Feuers-

---

[1]) Grimm d. Mytholog. 634. Wenn sich eine Katze putzt und schnurrt, kommt noch ein Fremder in's Haus. Mädchen, die die Katzen (Freya's Begleiterinnen) lieben, bekommen einen schönen Mann (von der Ehegöttin Freya); die Männer jedoch, welche Katzen lieben, bleiben ledig. Läßt man Katzenaugen drei Tage im Salzwasser und sechs Tage darauf an der Sonne, so kann man sie in Silber fassen lassen; sie sind dann ein Amulet, das dazu verhilft, besser als Andere sehen zu können.

gefahr etwas bei Seite befindlichen „Badstuben“ schon Erwähnung machten (s. S. 53), mit der leichter waschbaren Leinenkleidung („rupfenes oder harbenes Gewand“ s. Cap. XXXI) hörten die allgemein gebräuchlichen Bäder allmählig ganz auf, weil nun die Kleidung öfter gewechselt und gewaschen werden konnte, wobei nicht zu übersehen ist, daß dieser Kleidungswechsel auch mit einer reichlicheren, besseren und abwechslungsreicheren Ernährungsweise einherging und daß auch die Wohnungsverhältnisse der bäuerlichen Gehöfte in Bezug auf Raum, Licht und Luft sich besserten, wenn auch der Baustyl im Prinzipe der gleiche (etruskische? nach Semper) geblieben war.

Der Balg eines zwischen den beiden Frauentagen „Lichtmeß“ und „Maria Verkündigung“ geschossenen Hasen, in Blut getaucht und aufgelegt, soll Erysipelas vertreiben nach der Meinung der Altgläubigen.

Das Liegen auf einer dickpelzigen Thierhaut (meist Gemshaut oder Rehhaut) wird als Präservativ gegen marastischen Decubitus angesehen; dabei sollen die Haare der Haut nach aufwärts gerichtet sein.

Der Gamsbart (sog. Wachler, von „wähen“) soll Kraft geben und schneidig machen, weßhalb er auch eine Hutzierde der Burschen und Jäger ist.

Die Gemsklaue ist ein Präservativ (Amulet in Ringform) gegen Altersschwäche und Kraftlosigkeit.

Die Hundshaut wird einem eben geschlachteten Hunde kopfüber abgestreift und noch warm über geschwundene oder gelähmte Theile gestülpt.

Ein Lederstreifen dient auch in der Thierheilkunde als Haarseil, dessen Bezeichnung schon andeutet, daß auch Thierhaare dazu verwendet wurden. Pferdehaare drainiren ja die Wunden ganz vorzüglich.

Das Pergament, welches 1249 von den Benediktbeurer Scholaren aus Schafhäuten dargestellt wurde, diente früher zum Auftragen von Pflastern und Salben[1]; später wurde das irchene Schafleder oder bloß Papier genommen.

Die Gemskugeln, d. h. die runden Kugeln im Gemsenmagen, aus Alpenkräutern und dem Geäse bestehend, sind von Lungensüchtigen sehr gesucht.[1])

Gemszähne, rosenkranzartig gefaßt und um den Hals zahnender Kinder gehängt, sollen, wie die Korallenketten, Fraisbeterl und Päonia-Kerne, das Zahnen erleichtern.

Gegeigte Darmsaiten (das frühere Befestigungsmittel für Krankheiten abwehrende Amulete) und das getrocknete Kalbs- (früher Rinds-) Netzl (Amnion) werden (bezw. wurden) oberhalb der krampfhaften Stellen (Waden, Arme, Bauch) umgelegt, damit „der Kramm nicht einschieße". Das Kindsnetz oder die Glückshaube siehe Cap. XLVI, S. 204.

Der Herzdarm des Hirsches (aorta) soll (!) innerlich genommen den beschleunigten Puls reguliren.[1])

Die Hirschschürze des Thieres (vulva), während der Brunftzeit ausgeschnitten und in kleine Stückchen zerschnitten (ca. 3 Stücke), werden von Weibern gegen Unfruchtbarkeit gegessen.[1])

Die Brunftschnur (Saamenstrang) des Hirsches umgebunden hilft für die Lenden (Potenz) und für Kreuzweh.[1]) Der Hirschhoden (Kurz-Wildpret) wird von den Jägern pulverisirt als „Kraftmittel" verwendet; er soll auch leichtes und vermehrtes Harnen machen.[1])

Der Hirschziem (und früher der Steinbockziem) (Fiesel, phallus) ist, wenn der Hirsch im sog. Frauendreißiger, also heutzutage von Wilderern, geschossen wurde, zu Pulver verrieben, noch heute ein Mittel, das gegen Unfruchtbarkeit bei Menschen und Thieren gesucht wird (wie verwendet?).

---

[1]) Gefällige Mittheilungen des kgl. Oberförsters Herrn Lauer in Vorder-Riß.

Die Herzkreuzchen der Gemsen und Hirsche, die Augensteine, Blasensteine, die Gemskugeln, die Blase, Lungen, Herz und Leber von Steinböcken, Gemsen, Hirschen, Wölfen und Füchsen, in Wein gewaschen und im Backofen getrocknet, kaufte der „Leibarzt“ des Erzbischofs von Salzburg zu hohen Preisen für die Hofapotheke 1662—1665 an, wobei auf die Unterscheidung von Bock- und Geisthieren und auf die Zeit des Erlegens im Frauendreißiger großer Werth gelegt wurde. (Kann man sich da noch über den „Volks“-Glauben wundern?) Die Mehrzahl dieser Thiertheile wird noch verwendet.

Das Hirschhornpulver ist das hier tagtäglich sichtbare „Hitzpulver“. Der phosphorsaure Kalk, der in neuester Zeit wieder mehr gewürdigt wird, ist dessen Hauptbestandtheil. Das Hirschhornöl (liqu. ammon. carbon. pyro-oleos.) wird mit Butterschmalz gemischt und eingerieben. Das Hirschunschlitt s. Cap. XXVII. Das Hirschmark aus den „Eisbeinen“ der Füße wird sehr gesucht von Podagra-Kranken.

Der Hirsch ist als Symbol der Lebenskraft und Fruchtbarkeit nicht selten in den Boden der Aderlaßschüsseln eingestempelt.

Der Hasenlauf und das Hasenblut eines am 1. Freitag im März geschossenen Hasen werden verwendet als Mittel gegen die Lumbago (Amulet) und gegen Erysipelas (Einreibung). Die Fuchsgalle und die Fuchsleber, von der schon 1241 der Mönch Konrad von Scheyern sagt: „ad aurium dolorem fel vulpis in aurem cum oleo stillatum mire sanat,“ wirkt stark reizend und abführend und erzeugt gefährliche Diarrhöen.

Die Rindsgalle und
die Schafsgalle werden (allerdings sehr selten) gegen Hornhauttrübungen benutzt.

Die Fuchslunge pulverisirt wird von Lungensüchtigen gegessen.

Die Gemslunge soll gegessen leichten Athem machen.[1])

Das Hirn des braunen oder rothen Eichkatzl wird gegessen, um ein scharfes Gedächtniß zu bekommen.[1]).

Das rothe Eichkatzl ist ein dem rothbärtigen Donnergotte (Eiche) geweihtes Thier.

Die Zunge vom Auerhahn, im Schatten getrocknet, soll als Amulet gegen das „Hinfallet" helfen[1]) (s. Cap. XXX); die Zunge des Adlers ebenso für Husten und Athembeklemmung.

Welch' hohe Meinungen ein Theil der Aerzte des 17. Jahrh. noch von der Heilsamkeit der jetzt ausgerotteten Steinböcke (Capra ibex) hatte, davon ist der Brief eines Doktors der Arzeney-Gelehrheit in München, Maffei, vom J. 1674 Zeuge.

Dieser schreibt: Scrivo a S. A. Rma. come vedrà supplicando gratiarmi di p. curare per suoi cacciatori un caprone silvatico cive p. Stainbockh, intiero levate le budelle, ma le viscere, fegato, milza testicoli, polmoni sani pellecorni intattati. Il sanguine ancore si trasmetto dovendosi seccare in stuffa è al calor di forno n. troppo caldo, massime separato quello concorre alli testicoli, ch'è di sommo vigore alla pietra anco della vesica. *Il sanguine è il pŗpale* però s' avvertisca, che non patisca corrottne dove comparire tutto senza corrotione nel mese di Settembre.

Das Fleisch „schwarzer" Hunde, der Begleiter der Heilräthinen (Nornen) und der Hella, wird Lungensüchtigen und Engbrüstigen empfohlen.

Einen Mauskopf abzubeißen, gilt als Mittel gegen Zahnschmerz.

Den ersten ausgebrochenen oder ausgezogenen eigenen Zahn soll man in ein Mausloch stecken, „dann kriegt man keine Zahnschmerzen mehr," und es erhält die guten Zähne.

---

[1]) Gefällige Mittheilungen des kgl. Oberförsters Herrn Sauter in Vorder-Riß.

Ueber das Roßfleisch[1]) s. Cap. III S. 17. Das Schinderfleisch setzt der Teufel den Hechsen am Walpurgis-Abend vor (das vom Christenthum verbotene Pferdefleisch-Opfer).

Vor ca. 80 Jahren gab der Mairbauer am Steinbach bei Tölz seinem noch gesunden Almvieh die frische „grüne" Lunge eines an Milzbrand (Rauschbrand?) gefallenen Rindes zur Verhütung dieser Krankheit, „und kein Stückl ist nimmer g'fallen," meinte der Senner; „es wird halt auch so eine Impfung oder wie man's heißt, gewesen sein."

XXXIII.

Blut.

Ueber das Blutopfer und die kulturelle Blutentziehung handelte bereits Capitel I.

An Stelle des Blutes[2]) der eigenen Stammgenossen trat das der Kriegsgefangenen, dann das der armen Sünder (s. Scharfrichter S. 62) oder das der Thiere und zwar:

a) Das Ochsenblut, das ja in neuester Zeit wieder einmal als ein Novum in der Medizin empfohlen wird; Sanguis tauri illinitus faciet faciem albam et limpidam (1681); das Blutopfer verschaffte übernatürliche Kräfte, ewige Jugendkraft und Schönheit nach dem Glauben längstvergangener Zeiten; das Rudiment desselben erbte diesen Credit und das balneum animale wird ja heutzulage noch gegen Lähmungsschwäche gebraucht. Blut mit Wein und Honig gemischt war ein germanischer Krafttrunk; heute wird das

b) Taubenblut so gemischt und als Kataplasma bei

---

[1]) 813 wird noch ein „gebändigtes" Roß als Inventar des Klosters Staffelsee aufgeführt; es gab also damals noch wilde Pferde in Oberbayern.

[2]) Der Vertrag mit dem Teufel wird mittelst Blutschrift ausgefertigt.

Podagra — Fußschwäche — gebraucht; das Blut wird aus dem angehackten Flügel einer „jungen“ schwarzen Taube genommen.

Derjenige, der einen Erdspiegel machen will, muß siebenerlei Metall zusammengießen und dann seinen Namen mit Taubenblut auf ein getrocknetes Jungfraupergament (Hymen oder Cutis?) schreiben und ins flüssige Metall werfen; hierauf nimmt man ein Messer, welches noch nicht gebraucht worden ist, und haut damit einer jungen weißen Taube den Kopf ab; ins ausfließende Blut taucht man eine Pfauenfeder, welche mit dem neuen, ungebrauchten Messer zum Schreiben tauglich gemacht worden war, und malt damit auf den gegossenen Erdspiegel einige kabalistische Zeichen; das Erdspiegelmachen geht aber nur, wenn die Sonne durch das Zeichen des Scorpions geht und sieben Tage vor oder nach St. Veit (orientalischen Ursprungs).

c) Das Herzröth von Hasen wird getrocknet und mit Butterschmalz gemischt gegen Rothlauf gebraucht.

d) Das Gamsblut (Röth) wird roh und warm getrunken von Jägern als Mittel gegen Schwäche, Schwindel, Durchfall &c.

An die Stelle des kulturellen Opfers eines unschuldigen Kindes tritt

a) das Blut einer Gebärenden,

b) die Placenta und deren Blutgerinnsel,

c) das Leinlachen, worin eine Frau geboren hat.

An Stelle des kulturellen Opfers einer „reinen Jungfrau“ tritt in Folge der Herrschaft des Rudimentes:

a) das Katamenien-Blut einer reinen unschuldigen Jungfrau, die zum ersten Male ihre menses hat (oft vertraten wahrscheinlich auch Schaamhaare diese Stelle, als das Volk kein Hemd, sondern noch Thierfellkleidung trug); später war es, beziehungsweise ist es noch,

b) das Katamenien-Hemd oder ein Theil des blutigen Hemdstückes oder nur

c) der Hemdsaum allein, welche das sehr kümmerliche Rudiment darstellten;

Hechsenmeister und Abbeterinen operirten meist mit diesen Rudimenten.

In der hierzulande verbreiteten „Geistigen Schildwach“ befindet sich folgendes Mittel vorgeschlagen, im Falle unversehens ein Feuer auskommt: „Dann siehe zu, daß du ein Hemd bekommst von einer Magd, die ihre Zeit darin gehabt oder auch ein Leinlachen, worin eine Frau ein Kind geboren hat, wirf's zusammengewickelt und „stillschweigend“ ins Feuer; es hilft ganz gewiß.“

XXXIV.

Urin und Koth.

Der Harin (Urin) war für den mittelalterlichen Arzt und ist für das heutige Landvolk noch ein diagnostisches Hilfsmittel par excellence. Man sollte nur Mittags oder Morgens „den Brunn[1]) schauen“; ohne die Brunnschau stellte der Physicus des Mittelalters keine Diagnose, und was ein g'rechter „Bauerndoktor“ ist, darf bei diesem Kriterium durchaus nicht gleichgiltig sein; ein solcher Pseudo-Hippokrates kann nach dem Volksglauben aus dem Urine Alter, Geschlecht, Krankheitssitz und selbst die Todesstunde herausdiagnosticiren.

„Si urina mulieris fuerit clara et alba und scheint als ein Pfauenspiegel oder als ein Enterichhals (schillernd) und erscheint ein Antlitz in dem Harn, wie in einem Spiegel, das bedeutet, daß die Frau ist schwanger worden.“ Dieß als Beispiel einer mittelalterlichen Brunnenschau und Schwangerschaftsdiagnose.

Die neueste Medizin[2]) hat in dem Urine des Menschen einen betäubenden und einen die Körperwärme erniedrigenden Giftstoff neben vielen anderen toxischen Stoffen nachgewiesen; kein Wunder also, wenn schon die früheren Aerzte und die

---

[1]) Brunn-ezen (brunzen) ist der noch volksthümliche Ausdruck für „harnen“, pissen.

[2]) Bouchard: Leçons sur les autointoxications dans les maladies 1886.

Volksmedizin den Menschen- und Thier-Urin als Heilmittel versuchten und verwendeten.

Der warme Urin eines 6—7jährigen Knaben mit Theriak gemischt war schon früh ein Mittel gegen das „Darmvergicht“ und gegen das Asthma. Der warme Rinderurin soll heute noch für Magenschmerz und Sodbrennen, sowie gegen das Fieber helfen.

Beim akuten Alkoholismus wird in den Mund des Betrunkenen gepißt, „damit der Schnaps nicht zum Brennen kommt“.[1])

In dem Urine eines Gelbsüchtigen wird Fleisch gesotten; dieses wird dann einem Hunde zum Fressen gegeben; der Hund, der diese materia peccans verzehrt mit dem Fleische, bekommt zwar die Gelbsucht nicht, aber er wird — wann? — sonst sehr launig und krank und dann ist die Gelbsucht weg.

„Item für den stain nimm ain pockch, der 3 jahr alt ist und lass in 4 tag ungeessen und gib im 14 tag epaum (Erdbaum, Epheu) und hach (hänge) in über eine stang auf den bauch 4 tag über ein schaf (Schäffel) und den harm, der von ihm geht, thue dem siechen in ain volpad.“

Dieses mittelalterliche Rezept [2]) sollte per signaturam rerum wirken, da der Urin eines Luchses (felis lynx) und eines Bockes zu einem (Harnsäure-) Stein wird (Harmenstein) nach früherem Volksglauben.

Das „Goldpflaster“ (Menschenkoth, 's Koth) wird mit „der guten Milch“ verrührt zu Kataplasmen benützt; es tödtet den „Wurm im Finger“ und das Gift an Natternbißstellen; das Gleiche gilt vom „Kuhdreck“.

„Kuedreckhwasser ist gut für St. Antoniesplag (Gürtelrose), die löschet das (darum?) gebrannte wasser.“[3])

---

[1]) Gefällige Mittheilung des Herrn Dr. Roth in Länggries.

[2]) Schmeller, bayer. Wörterbuch.

[3]) Schmeller l. c.

Der Pferdekoth, ein früheres Hechsenmittel, wird meist beim Gliedschwamm (Bursitis praepatell. supp.) angewandt.

Der Taubenkoth und der nach dem Volksglauben den Augen gefährliche Schwalbenkoth [1]) wird in „guter Milch" gekocht zum Mittel gegen Hals-Abscesse, Angina, Croup, Diphterie rc.; sie sollen auch das Sprießen des schwachen Barthaares, d. h. des Flaumes, befördern, wie bei den Jungen im Neste.

Die Schwalbe gilt sonst als Glücks- und Muttergottesvogel.

Der Hundskoth (graecum album) spielte bis auf unser Jahrhundert in den Apotheken noch eine Rolle.

Der Aufenthalt in Kuhställen wird Lungensüchtigen empfohlen.

XXXV.

Leichentheile und Gräber.

Rudimentärer Ersatz für das heidnische, kulturelle Menschenopfer sind die Leichentheile; auch die in Wachs eingegossenen Theile einer ägyptischen Mumie bildeten im Mittelalter einen offizinellen Bestand des Apotheken-Inventars (s. Cap. XIX).

An die Stelle des Opfers eines „unschuldigen" Kindes trat die Leiche einer noch nicht entbundenen Frucht, die also ohne Erbsünde und schuldlos war; das Kultopfer der „reinen" Jungfrau wurde durch Leichentheile einer solchen rudimentär ersetzt; das waren sehr gesuchte Gegenstände, um daraus die berüchtigte Hechsen- oder Alles tödtende Teufelssalbe zu bereiten und so sich den Besitz übernatürlicher (teuflischer) Kräfte, Reichthum, Unsterblichkeit, Gesundheit rc. zu verschaffen; der Teufel wurde ja mit der Seele eines „un-

---

[1]) Im benachbarten Tirol heißt es: Wenn die Schwalben sieben Jahre in einem Neste gebrütet haben, so lassen sie darin den Schwalbenstein zurück, der außerordentliche Heilkraft besitzt.

schuldigen“ Kindes, einer „reinen Jungfrau“ entlohnt für solche Dienstleistung und verbindlich gemacht. Nach dem Gesetze der Herrschaft des Rudimentes traten im Laufe der Zeit nur die Theile dieser die Dämonen, Geister und Götter beschwichtigenden oder gewinnenden Opfer und auch dieses Rudiment sank allmählich bis zu einem Gegenstande herab, der mit diesen Leichentheilen bloß noch in Berührung gebracht worden war; z. B. zur Leichen-Nudel (d. h. Nudel, die auf dem Leichentuche ausgebreitet waren,[1]) das Leichenwasch-Wasser (in Steiermark), das Sargholz (desgl.), der Sargnagel, das Leichenbrett, Gottesackererde, die Jagdkugel und die Schlachtmesser ꝛc.

Jäger und Wildschützen hierzulande halten das 2. linke Fingergliedchen eines noch nicht entbundenen, im Mutterleibe abgestorbenen oder durch die Sectio caesarea entfernten Kindes für ein unfehlbares Mittel, sich kugelfest zu machen; auch die Diebe tragen ein solches Amulet bei sich, um unsichtbar stehlen zu können; aus dem Friedhofe auf dem Kreuzbüchel bei Schönegg suchte vor ca. 25 Jahren die alte Spindlerin mit ihrer Dirne zu Sympathiecuren einen Todtenschädel zu bekommen; als dieser Leichentheil im Hause war, begann ein solcher Lärm und Geisterspuk in demselben, bis der Benefiziat von Egling durch Exorcismen denselben einstellte; die Seele des Schädelbesitzers war noch nicht erlöst und ging deshalb als kopfloses Gespenst[2]) (ahd. kaspanst = Teufels-Trugbild) um; gegen 1000 fl. betrug der Schaden im Hause; die glühenden Funken sind sogar den Grasbauern unter die Füße geflogen. (Originalmittheilungen aus Beirawies.)

In der hierzulande sehr verbreiteten „geistigen Schildwach“ werden angerathen folgende unfehlbar sicher wirkende Mittel:

a) Um das Gestohlene wieder zu erhalten.

Die Nägel einer Todtenbahre (oder 3 ungebrauchte Hufnägel), welche mit Armensünderschmalz (Leichenfett) geschmiert sind, werden vor Sonnenaufgang zu einem Birnbaum (S. 125) getragen, wo man dieselben gegen Sonnenaufgang hält und eine Diebsverwünschung spricht; dann muß das Gestohlene wieder zurückkommen.

---

[1]) Schmeller.

[2]) Gegen Gespenster wurde auch vor einigen Jahren von Geistlichen die flagella diaboli (Silene acaulis) aufgehängt.

b) Desgleichen.

Gehe Morgens früh vor Sonnenaufgang zu einer Kranabetstauden und bieg sie mit der linken Hand gegen Sonnenaufgang und sprich: „Wachholderbusch (S. 124), ich thue dich bucken und drucken, bis der Dieb dem N. N. sein gestohlen Gut wieder an sein Ort zurückgebracht hat.“

Dabei mußt du einen Stein nehmen und auf den Busch legen und unter den Stein auf dem Busch eine Hirnschaale von einem Uebelthäter (das Rudiment des Menschenopfers); du mußt aber Achtung geben, wenn der Dieb das Gestohlene wieder gebracht hat, daß du den Stein wieder an seinen ersten Ort trägst und hinlegst, wie er vorher gelegen war, und den Busch wieder losmachest.

c) Feuersnoth zu wenden.

Nimm ein „schwarzes“ Hahn (s. Cap. XXX) aus dem Neste des Morgens oder des Abends, schneide ihm den Hals ab, wirf es auf die Erde, schneide ihm den Magen aus dem Leibe und thue darein; darnach sehe, daß du ein Stück aus einem Hemde bekommst, da ein Mägdlein, die noch eine „reine Jungfrau“ ist, ihre Zeit innen hat (Rudiment des Jungfrauen-Opfers); nimm dann eines Tellers Breit' von dem, da die Zeit (menstruum) am meisten darin ist; diese zwei Stück (d. h. den Magen des schwarzen Hahnes und das Hemdfleckchen) wickle zusammen und gib Achtung, daß du ein Antlaß-Ei (s. S. 208) bekommst; diese drei Stück wickle zusammen mit Wachs; darnach thu es in achtmäßig (den 8. Theil eines Maaßes) Häferl, decke es zu und vergrab es unter der Hausthüre oder Dachtraufe.

Die Leichen wurden früher gewaschen [1]) durch die Seelnonne, um den Geister-Einfluß abzuhalten, auch die Leiche des Selbstmörders kam ins „fließende“ Wasser, z. B. in die Seinsklamm bei Mittenwald, oder sie muß heutzutage 6 Fuß tief unter den Gottesackerboden, denn so weit reicht die Boden-Weihe nicht mehr. Um die auf freiem Felde liegen gebliebenen Leichen, die oft auch in frühesten historischen Zeiten als Jagdtöter benützt wurden, zog man mit dem Schwerte einen Kreis im Boden oder man legte einen Steinkreis, um die bösen Geister zu bannen.

---

[1]) Ueber das Leichenwaschwasser und seine Verwendung im Frankenwalde s. Dr. Flügel (l. c.).

Die Haut der menschlichen Leiche war im Mittelalter ein geburtshülfliches Mittel; die gegerbte Haut wurde als Leibbinde getragen.[1])

Leichenknochen werden hierzulande noch gegen Flöhe und Gewandläuse unter das Kopfkissen gelegt.

Kirchhoferde, in der Christnacht zwischen 12 und 1 Uhr von einem Grabe geholt, wird in einem irchenen Beutel an die Brust der Lungensüchtigen gehängt.

Das Aufstreuen von Kohlen auf die Gräber hat mit dem hygienischen Werthe der Kohle Nichts zu schaffen, sondern ist ein längst gebräuchlicher Gräberschmuck, der sich in den Katakomben von Rom schon vorfindet und in diesen die rudimentäre Erinnerung an den früheren heidnischen Leichenbrand festhielt; also jedenfalls eine aus Italien nach dem südlichen Deutschland gebrachte Sitte.

Auf Gräber pflanzt das Volk, gleichsam auf des Todten Heimstätte, häufig die Hauswurz, die früher Gewitter und Dämonen vom Hause abhalten sollte (s. S. 96).

Um das Fieber zu bannen, wird auch, wie oben S. 170, um das Gestohlene wieder zu erhalten, ein Kranewitt-Strauch gebückt mit der linken Hand gegen Osten (nach vorn); auf den niedergebogenen Busch legt man die Hirnschaale mit ähnlicher Besprechungsformel, wie oben, und darauf den Stein; das Fieber wird dabei als Krankheitsdämon betrachtet, der Kranewitt-Busch (s. S. 124) aber als gutes und wohlthätiges Wesen, und jener Dämon wird durch den Stein an den durch das Menschenopfer (Hirnschaale) gut und günstig gestimmten heiligen Strauch gefesselt, dem das Fieber Nichts anhaben kann.

Wenn man in den Todtenkopf einer Wöchnerin, die noch nicht hervor gesegnet war (s. Cap. XLVI), Nachts 12 Uhr heißes Blei gießt in die Augen hinein, so daß es unten herausläuft, dann kann man mit diesem Blei Kugeln gießen, die sicher treffen.

---

[1]) Ploß „das Weib“.

XXXVI.

Das Salz.

Die Germanen hatten den festwurzelnden religiösen Glauben, daß Salzquellenorte vornehmlich dem Himmel nahe seien und daß Gebete der Sterblichen von den Göttern nirgends näher gehört würden. Die Salzquellen waren nationales Heiligthum und die Priester leiteten die Salzbereitung durch Ausgießen des Salzwassers der Hallquellen über einen Stoß brennender Bäume. Thudichum, Beilage zur Allg. Ztg. 1885 Nr. 146. Das Salz war das erste Frachtgut aus Bayern (Reichenhall[1]) auf der uralten Salzstraße über Aibling und Irschenberg (Salzhueb 1556) an Tölz vorbei nach Schongau und in die Schweiz. Das für die Ernährung so wichtige Salz war schon früh ein gesuchter (s. Hallbrunn, Heilbrunn; Cap. LII), mit Zunahme der vegetabilischen Nahrung immer nothwendigerer, fast geheiligter Gegenstand, der als Symbol der Abhängigkeit und Unterwerfung, des Bündnisses und der Vereinigung schon in den frühesten Kulturzeiten galt; ein Becher mit Wasser, ein großer Löffel, eine Schöpfkelle und eine Hand voll Salz waren uralte Reichnisse des Klosters Schlehdorf an den Bischof von Freising; wer Salz opferte oder darbrachte, bezeugte damit seine Abhängigkeit. Salz zu verschütten, gilt noch als ein Frevel.

Das Salz spielt aber nicht bloß in der Volks-Sitte,[2]) sondern auch in der Volks-Medizin eine Rolle als Sal sacerdotale (Ostersalz), hl. Dreikönigssalz und als profanes Salz.

In eine Schüssel mit Chrysamwasser kommt Salz, das am heiligen Dreikönigstage geweiht wurde; der am Grunde nach und nach sich bildende Salzstein wird wie die früher käufliche Salzscheibe an einem Stricke aufgehängt und beim Gebrauche abgebrockt.

Gebähtes Salz wird in Säckchen heiß aufgelegt gegen Zahnschmerz, Kolik und Blasenschmerzen; Salz ist ein antiseptisches Mittel, das in Wunden eingestreut wird; es ist ein Blutstillungsmittel bei Hämoptoe und Epistaxis: der gesalzene Häring ist ein Volksmittel gegen Magencatarrh (Kater

---

[1]) Das große (reiche) Hall im Gegensatze zum kleinen Hall (Hallein); in Burghausen befand sich die bayer. Salz-Niederlage für Halleiner und Reichenhaller Salz, das auf der Salz-Ach transportirt wurde.

[2]) Siehe Bavaria I, 399 und ff.

oder in Tirol Herzwurm), der kochsalzreiche Urin gegen chronischen Magenverschleimung, stark gesalzenes Rauchfleisch gegen Schlundlähmungen nach Diphtherie, gesalzenes Topfen-Wasser (Molke) als Abführmittel; Salz mit Franzbranntwein bei Contusionen und nach Fracturen.

Der gepulverte Kesselstein des Badewassers von Adelholzen (Badestein) wurde schon 1629 als Wundheilmittel (Badesalz) genommen.

Salz, Eidotter und Essig zu einer Salbe verrieben und letztere aufgelegt, ist neben dem reichlichen Genusse von guter Milch ein Volksmittel gegen den Natternbiß.

Das geweihte Ostersalz gilt dem Bauer als Präservativ gegen Viehkrankheiten, desgleichen das Salz in dem hl. Dreikönigswasser. Kochsalz und Alaun (ahd. der Beizstein) sind die einzigen Salze, die zum Inventar der Volks-Medizin gehören; andere salzig aussehende oder schmeckende Mittel nimmt der hiesige Bauer ohne ärztliche Verordnung nicht ein; er verwendet sie auch nicht anderswie; denn er hat einen gar gewaltigen Respekt vor diesem Inventar-Bestandtheile der lateinischen Küche (Apotheke), welche im Volke als „Gifthülle" verschrieen ist.

Salz, Schwefel und Quecksilber galten jedoch den mittelalterlichen Aerzten als Inbegriff aller Heilkraft; wir reihen deshalb hier am besten an:

XXXVII.

Die Metalle.

Bergwerks- und spurenhafte chemische Kenntnisse verbreiteten im Volke außer den Klosterherren die Bergleute aus dem Venetianischen (Venediger Mannl), die, wie die Köhler[1]) und Salzbereiter ehemals in den Gebirgen

---

[1]) Selbst im Odenwalde kamen wälsche Köhler vor.

herumzogen, um auf Metalle zu schürfen;[1]) die Walhenbüchlein derselben, welche u. A. auch verschiedene Traditionen und Märchen enthielten, standen beim gemeinen Mann (namentlich im Fichtelgebirge) sehr im Credit. Das Volk nannte solche Bücher die schwarzen Büchlein, das Büchlein von der schwarzen Schule; wer solche besitzt, legt sie unter's Kopfkissen (Nicromantia = teuflische Kunst).

Quecksilber, das lebendige (quek-) Silber, das, wie das spanische Grün (Grünspann 1469, viride hispanicum), aus Spanien nach Italien und Deutschland kam, wird nur in der Viehheilkunde „mit Butter" verrieben als Läuse-Salbe verwendet. Das Menning, Mennig (das minium der Römer, Bergzinnober, das ebenfalls aus Spanien kam, wo die Lues zuerst mit Quecksilber curirt wurde), ist ein Bestandtheil mancher sog. Dörrbänder und Baderpflaster.

Messing (von massa, Metallklumpen aus Kupfer und Zinn), wahrscheinlich früher auch aus Spanien bezogen, wird als Feilspähne den süchtigen Hunden eingegeben.

Kupfer-Ringe sind ein Talisman; die Eheringe waren früher beim armen Manne aus Kupfer.

Durch den geweihten Ehering läßt man beim Chalaceon schauen; die Augenwerren wird durch die Weihe des Gegenstandes vertrieben.

Die Eisenfeilspähne,
das Schmiede-Wasser (Eisenoxydhydrat),
der „Schliff" (Schleifwasser),[2])

---

[1]) Man erzählte sich, daß sie eigene Kräuter, wie die Goldwurzel (Lilion Marthagon? = Goldäpfel, Goldball, Goldern, Goldpfandl, Goldwörze) zum Schmelzen brauchten. Prof. Sepp, „Altbayer. Sagenschatz" 44. Am Karwendelgebirge wohnt nach der Sage das Erzfräulein, welches vom Zauberbanne erlöst wird, wenn der feuerspeiende Drache, der sie behütet, getödtet ist.

[2]) Wetzsteine ersetzen öfters die Donnerkeilsteine oder Trudensteine; auch Findlinge oder von der Natur durchlöcherte Kellsteine werden als Trudensteine bezeichnet, die als Amulet gebraucht oder unter die Kopfkissen gegen Trudendruck gelegt werden.

sind Mittel gegen die Unfruchtbarkeit und gelten sonderbarer Weise auch als Abortiva, also aktive und passive Unfruchtbarkeitsmittel.

Das Schmiedwasser („das gestählte Wasser") wird gegen Mundfäule (Scorbut rc.) gebraucht; aber bloß der mit Holzkohle erzeugte Eisen-Zunder hilft, nicht der von Steinkohlen, meint das Volk. Ueber den eisenhaltigen Blutstein s. Cap. XLIX b. und S. 39.

Den Schmiede-Feder-Stahl legt man bloß ins Bett, um nächtliche Wadenkrämpfe zu verhüten; die Reibungen mit demselben sind jedenfalls wirksamer.

Bleierne Kämme werden zum Schwärzen der rothen Haare empfohlen (Schwefelblei). Eine breitgeschlagene oder schon benützte, namentlich aber die aus einem im Frauendreißiger geschossenen Wilde ausgeschnittene Bleikugel wird auf Erysipelas (Glockfeuer) gelegt oder bei abnehmendem Monde auf Ueberbeine fest aufgebunden.

(In Tirol hängen sich die Bauernburschen eine aus der Wunde eines erschossenen Menschen gezogene Blei-Kugel an, um sich kugelfest zu machen.)

Neue Silbermünzen, namentlich Frauenthaler, auf welchen die hl. Maria das Kindl auf der rechten Seite trägt, werden auf blutende oder schwindende Theile gelegt oder gebunden. Goldmünzen, je größer, desto besser, oder Agnus-Dei-Münzen, Benediktus-Kreuzer, werden in einer Pfanne stark erhitzt, in ein Glas Wasser geworfen und der blutenden Frau das letztere eingegeben; die abgeschabten Agnus-Dei-Münzen sollen auch mit Wasser getrunken gegen Zahn- und Augenschmerzen helfen.

Die Zinken einer Mistgabel von einer Hechse werden von Wildschützen abgezwickt und in Büchsen als Kugeln, die unfehlbar treffen, geladen.

Ueber den Erbspiegel s. S. 166. Man soll den Teufel darin erblicken können. (Hypnotismus?)

XXXVIII.

Kataplasmen.

Zum „Aufzeitigen" der Eiße, Pünkel, des Wurmes, der Abscesse und Geschwüre dienen dem Volke vorzugsweise leicht zu erreichende Breie, die eine gewisse natürliche constante Gährung und Wärmerzeugung, damit auch eine Schmerzlinderung durch Wärme-Abgabe des Organes liefern und so eine Beschleunigung des Processes herbeiführen. Solche Gähr-Kataplasmen sind: Lebzeltenteig, Sauerteig, Leinzelten, Sauer-Rahm mit Roggenmehl, Brodrinde, Dampfnudel, das Müsl (der Mehlbrei mit Milch oder Kornschrot mit Milch, Polenta, Plenten).

Als Gemüse, unter welchem später bloß das Pflanzengemüs, der Pflanzenbrei verstanden wurde, kennt der hiesige Bauer nur die Kohlarten Rüben, Dotschen etc. (Schmeller sagt, das spanische mueso Viehfutter, rieche noch nach Gothen, Sueven und Vandalen.) In den germanischen Rechtsalterthümern spielt noch der Brei, Brein, die Rolle des jüngeren Brotes (Lippert, Kulturgesch. I. 588) Die natürliche Gährung des gestandenen Breies beschleunigte man später durch den Zusatz von Bierhefe (Germ).

Schwalben-Nester,
Kuhfladen,[1]) — in der guten Milch gekocht,
Menschenkoth,
geröstete Blätter (Bletschen).

Nichtgährende Kataplasmen sind: Milch, Salz und kalte Butter zu einem Teig verrührt, Erbrasen, Lehm in warmem Wasser angerührt.

XXXIX.

Die Betäubungsmittel.

In den frühesten Zeiten war es natürlich das Methbier, später der Wein und heute ist es ein starker Bierrausch, welche einschläfernd und narkotisirend durch den Alkoholgehalt wirken, namentlich nach einem Warmbade oder

[1]) Fladen = Kuchen.

nach einem starken Aderlasse. Malvasier-Wein nach einem Bade bis zur Trunkenheit, ersetzte unsere moderne Chloroform-Narkose vor der mittelalterlichen Herniotomie; auch starker Collaps durch Brechmittel wurde benützt als Operations-Moment. Eröffnung der Pulsader im Vollbade wird vom Volke als der ruhigste Selbstmord bezeichnet.

Der wildwachsende Hanf- (vielleicht auch der durch die Wälschkrämer hausirte indische oder afrikanische Hanf-) Saamen, den die Skythen bereits als Betäubungsmittel kannten, wurde im Mittelalter dazu verwendet, den Afel (Wundschmerz von der Haut entblößter Stellen, = Abfall) zu vermindern. Der Bilsenkraut-Saamen wurde in den Badstuben auf die Ofenplatte geworfen (mit Zucker), „es macht, daß die Leute mit den Männlein aneinander rennen", d. h. aufgeregt, lustig werden; auch dem Biere wurde der Bilsenkrautsaamen zugesetzt. Den Rauch des Bilsenkrautes und des Saamens an den schmerzenden Zahn zu leiten, wurde schon in einem Arzneibuche der Schule von Salerno gelehrt (Osiander) und blieb lange volksthümlich. (Ueber das Bilsenkraut und sein Oel, siehe weiter Seite 117 und 137.) Der Ersatz des Bierhopfens durch die Herbstzeitlose beruht sicherlich auf der Kenntniß der betäubenden Wirkung der letzteren. Hopfenküssen werden als Schlafmittel gerühmt; auch die häufigen Heublumenbäder (s. Cap. XXII Seite 101) und das Liegen auf frisch eingebrachtem Heu haben eine leicht betäubende Wirkung (mit häufig nachfolgendem Kopfweh). Die Kräuterküßchen, die dem Gaste im Mittelalter ins Bett gelegt wurden, sind eine rudimentäre Erinnerung an das dem Gaste frischgemachte, einschläfernde, frühere Heubett.

Der Lorbeer, der der delphischen Jungfrau die Orakel-Begeisterung verlieh und des Dichters Stirn bekränzte, wurde in hiesige Gegend noch bis vor Kurzem durch die wälschen Hausirer gebracht. Das Loröl, das gegen Ohrschmerzen und bei Kindern als Windsalbe noch benützt wird, ist aus den Blättern dieses Baumes (Lorbaum) bereitet.

Man merkte aber sehr bald, daß die narkotische Wirkung desselben eine sehr geringe war, so daß ad nihilum mit „weniger als Lorbl" übersetzt wurde; das Lorbl war eben eine oft gefälschte Waare, das aber immer noch ein gewisses Vertrauen genießt. „Das Lorbl legt den Hirnschmerz" (1588). „Scordien herba, schreibt der Mönch Conrad von Scheyern 1241, ad nervorum aegritudinem trita cum oleo laurino subacta tollit dolorem." Das hierzulande nicht mehr gebräuchliche Scordienkraut hieß früher auch Lachenkraut, Lachenknoblauch (Gamander); Lâbbi = Arzt.

Der Gartenmohn, Papaver somniferum, liefert den Mohnsamen (grauen und weißen).

Mohn wurde im Zillerthale noch 1784 förmlich angebaut für das Mohnöl. Der Mohnsame war dort nach Schrank ein nothwendiges Ingredienz für die Magschadenspeise (Semmelschnitte in Milch gekocht, darunter Honig gegossen und Mohn- (magn-) Samen darauf gestreut.

Der Mohnkuchen, d. h. mit Mohnsamen bestreuter Kuchen,[1]) und der Garten-Mohnkopfthee werden schreienden Kindern zum Einschläfern gegeben.

Ueber das Mohnöl s. S. 137.

Das Rauchen von Tabak (die oberbayer. Bauern „tranken" früher ein Pfeifferl) ist ein bekanntes Volksmittel gegen Zahnschmerz (s. Cap. XXII S. 119). Das Tabakkauen und Tabakschnupfen kam ja auch auf als Betäubungsmittel, weil man der Pflanze eine heilsame Wirkung „über alle Kräuter" zuschrieb, namentlich bei Asthma, Schwerhörigkeit und Kopfschmerzen.

Der Theriak (Th. anodynum, der seinen Namen von θήρ das Thier hatte, d. h. ein Mittel war, welches von wilden Thieren stammte; es wurde ursprünglich gegen den Biß giftiger Schlangen benützt); der Medicus circumforaneus, der fahrende Arzt oder Medizinmann, bot diese Latwerge dem Volke auf den Jahrmärkten feil; sie enthielt neben 1 Prozent Opium 60 verschiedene Be-

[1]) Mohnkuchen finden sich schon in den Pfahlbauten-Funden am Züricher See vor.

standtheile und wurde meist in griech. Weinen, Zimmtwasser, Honigwasser oder in heißem Thee gelöst verabreicht. Ueber die narkotische Teufels- und Hechsensalbe s. S. 145.

XL.

Antiseptische Mittel.

Das Volk hat empirisch manche Wundsalben und Balsame bevorzugt, deren Werth wir heute den darin enthaltenen antiseptischen Mitteln zuschreiben müssen; so enthalten z. B. verschiedene Wundbalsame Benzoe-Säure oder Terpentin; die verschiedenen Pflaster und Salben in Badersfamilien, als uralte ererbte Heilmittel traditionell fortgeführt, enthalten Colophonium (Terpentin); ein sehr beliebtes Dörrband, das bis zur Dörre getragen werden soll, ist z. B. eine Komposition aus Impenwachs, Kolophonium, Menning, Bolus, Terpentin und Blutstein. — „Hätte ich keinen Listerverband, keinen Sublimat oder Jodoform oder Bor-Verband, ich würde mich mit dem Terpentin behelfen," schreibt Geheimrath von Nußbaum in seinem vortrefflichen antisept. Leitfaden 1887; die Chrysamsalben bestehen aus Weihrauch (Olibanum indicum) und irgend einem Fette (Butterschmalz); der Chrysam galt als Präservativ gegen Pest, Hechsen und Geister. Das Fichtenharz (Baum- oder Tannenpech, Olibanum sylvaticum) verwenden die Senner gerne: „es läßt den Brand nicht zu"; es wird gekaut, um schöne Zähne zu behalten, wie auch das Kaminpech (Caries-Verhinderung); ein uraltes Antiseptikum ist das Wachholderöl (s. Seite 124). Die verschiedenen gerbsäurehaltigen Mittel, die rasche Heilung der Wunde unterm trockenen Schorf machen, sind im Volke schon längst bekannt, z. B. die Galläpfel-Tinte, mit der ein Kapuziner in der Hinter-Riß viele Wunden der im Winter von ärztlicher Hilfe abgeschlossenen Holzhauer behandelte; der

Saft der grünen Sanicula (Schanikel-) Wurzel[1]) (Sanicula europaea und Dentaria enneaphyllos) wirkt zusammenklebend, schorfbildend durch seinen Gerbstoffgehalt; Aehnliches wird auch der Fall sein beim Einstreuen von abgeschabter Schwarzwurzel (Scorzonera) in Wunden. Die schwarze Schale von Scorzonera (Scorzonera = eine Schlangenart in Italien), welche wohlschmeckend ist, war ja schon früh ein heilkräftiges Volksmittel gegen den Schlangenbiß, wie der Theriak. Zu antiseptischen Zwecken wurde früher auch verwendet die Angelica montana (Engelwurz). Ueber die antiseptisch wirkende Minze, Kranewitt und Brennnessel s. Cap. XXII. Der warme Tischler-Leim ist der rascheste Occlusiv-Verband bei kleinen Fingerwunden; ebenso das heißgemachte tropfende Schusterpech, welches bei kleineren Einrissen ungemein rasch heilen soll.

Das Einstreuen von Salz, Kohlenpulver oder Zucker (lauter Antiseptika) in offene Wunden geschieht noch (auch Zuckerpapier wird auf Erysipelas gelegt). — Schäfflerpech ist ein beliebtes Mittel zu Wundpflasterverbänden.

Es ist sicher kein bloßer Zufall, daß viele Antiseptika früher volksthümliche Pestmittel waren; z. B. der Rauch von Wachholder, der Schäfflerrauch, der Weihrauch, die Gerbsäure der Lederer und Gerber, die Citrone, der Essig, der Alcohol, der Thymian ꝛc.

Das Ausbrennen der infizirten Wunden durch das glühende Eisen der Schmiede ist jetzt nur noch in der Thierheilkunde volksthümlich.

XLI.

Abführkuren.

Sie beruhen auf der mittelalterlichen Schul-Anschauung, man müsse „von Zeit zu Zeit“ den Körper entleeren und

[1]) 1682: „Der Schanikel wird um der täglichen Nutzbarkeit, sintemalen er aller Barbierer gemeines Wunderkraut ist, auch in den Gärten gepflanzt, eine Hauptarznei zu frischen Fleischwunden.“

von seinem überflüssigen Ballaste (nach der jetzt noch haftenden humoral-pathologischen Lehre: Schleim, Blut und Galle), dem Krankheitsstoffe, befreien.

So richtig es auch ist, daß der menschliche Körper gegen fremde, abnorme innere und äußere Reize, gegen normal gebildete (aber zu reichlich gewordene oder zurückgehaltene) Stoffwechselgifte und deren Folgezustände ein großes Accomodirungsvermögen besitzt (Bouchard hat z. B. gefunden, daß ein Kilogramm lebenden Blutes in seinem Plasma soviel normales Gift enthält als zur Tödtung von 1250 Gramm lebenden Körperstoffes nöthig ist, so daß der Mensch den „normalen" Gifttod sterben müßte, wenn sein Blut zehnmal mehr giftig wäre, als es im gesunden Zustande ist), so sicher es auch ist, daß durch Abführkuren der Stoffwechsel verändert wird, so gewiß ist es aber auch, daß der menschliche Verdauungs-Tractus durch eine große Eintönigkeit der Nahrung und namentlich bei übermäßiger Zufuhr von schwer verdaulicher pflanzlicher Kost leicht eine gewisse Atonie der Gedärm-Wandungen, eine mangelhafte Sekretion der Verdauungssäfte erfährt, die durch zeitweilig nothwendige Darmreizmittel (Abführmittel, Gewürze, Salze) beseitigt werden; das Volk begeht nur meist einen großen Fehler durch das Uebermaß der dabei gewählten und genommenen Abführmittel und durch die in Fleisch und Blut übergegangene mittelalterliche Vorstellung, daß man jeder anderen, schweren Krankheit hätte durch rechtzeitiges „Einnehmen" (starke Abführmittel) zuvorkommen können. Sicherlich erhält diesen Gebrauch beim Volke Nichts mehr als der für's Geld sichtbare Effekt der Brech- und Abführmittel („Unterschi und Ueberschi") und Nichts kann das Renommée eines beginnenden Arztes langsamer sich entwickeln lassen als die Verordnung eines solchen Mittels ohne sichtbaren oder ohne genügenden Erfolg, „wenns nicht anrührt".

Besonders gegen das „Kaltvergift" und die Gicht gebraucht das Volk die abführenden Maikuren und auch solche, die an chron. Magen-Katarrh oder sonstigen chronischen Uebeln (Asthma, Engbrüstigkeit, Drüsen, Hautausschlägen, Leberanschwellungen &c.) leiden. Wenn viele Tausende im Sommer nach Karlsbad, Marienbad, Kissingen &c. reisen, um durch Salzlösungen (also auf allopathischem Wege) die Anomalien ihrer Konstitution zu beseitigen; sollte das Volk oder die vielen Generationen, die solche Maikuren mit pflanzlichen Mitteln durchführten, ganz und gar irre gegangen sein?

Ueber diese Maikuren s. Cap. XX S. 77 und Cap. XXII S. 99.

Zum „Nachtrinken" nach Abführmitteln nimmt man hierzulande Obstbrühe (süße schwarze Kirschen, Klötzen, Himbeeren &c.).

Nichts fürchtet der Bauer bei hitzigen Krankheiten mehr als die Verstopfung; über Schmerz, Schweiß, Fieber, Appetitlosigkeit &c. setzt er sich mit staunenswerther Gleichgültigkeit oft hinweg, aber zu diesen Symptomen eine Verstopfung — das treibt ihn zum Arzt.

Solche Abführkuren, die im Mittelalter ausschließlich von Aerzten verordnet werden sollten, waren in Bayern schon so volksthümlich geworden, daß man sie „bayerischen Aderlaß" nannte. Reich und Arm nahm einmal ein im Jahre oder zweimal (scilicet zum Laxiren).

Graf Max IV. von Preising, Gutsherr von Reichersbeuern und Sachsenkam, nahm z. B. am 9. Juni 1752 „das Ordinary-Trankl gleich so, ohne mit dem Wiener Ordinary-Laxir-Wasser gemischt (zu sein); ist leicht zu nehmen g'west, hat 4mal operirt", und am 5. Juli desselben Jahres nimmt derselbe wegen einer unruhigen Nacht „die gebrannte (?) (i. e. Magnesia mit) Rhabarber 2mal und hat 9mal operirt, oben und unten gehend, gegen Abend ist's gut gewesen; die Nacht ruhig. Mittags beim Churfürsten wieder an der Tafel gewesen."

(Original-Auszug aus einem Kalender des Grafen).

Als vorübergehend eröffnende Mittel nimmt das Volk die Latwerge (Electuarium, wörtl. ein Ausschleckmittel), namentlich die Windlatwerge (Attichsalse, s. S. 105), die von Tirolern hieher gebracht wird, den Lebkuchen, das gesalzene Topfenwasser &c. Ueber Brechmittel s. Cap. XIII, S. 47 Anm.

XLII.

Der Aderlaß.

Wie schon oben erwähnt, hat sich der Aderlaß[1]) aus den kultuellen Blutentziehungen herausgebildet und wurde empirisch bei anderen Völkern ein Heilmittel in den Händen der Priesterkaste und durch Vermittelung dieser der Aerzte in Griechenland und Italien; von letzteren und vermuthlich von den ärztlichen Schulen zu Salerno und später Padua kam der Aderlaß nach Bayern. Das im 12. Jahrhundert auftretende phliedimä, fliodema ist das griechisch-lateinische[2]) fleotomum (phlebotom), 1469 flyet, heute der Flieten (Aderlaßlanzette). Schon 1187[3]) überließ der Bischof Otto II. von Freising den Zehent von einem Bozener Weinberge mit der Bedingniß an das Kloster Schäftlarn, „daß den Frauen des Klosters bei ihrem Aderlassen solle von dem Weine gereicht werden“.

Der Aderlaß war schon im frühen Mittelalter ein Volksmittel für 386 Siechthümer, das auch jetzt noch im Volke eine allerdings selten noch sichtbare Existenz hat; daß das Volk auf den Ort der Wahl des Aderlasses einen besonderen Werth legte, ist ja natürlich, nachdem die Aerzte selbst für diese Lokalitäten (Arm, Hals, Fuß, unter der Zunge) eigene Instrumente erfunden hatten.

Haupt-Ader, Kopf-Ader, Rosen-Ader, Gift- (Gicht-) Ader ꝛc. haben davon ihren Namen. Der Aderlaß an der Kopf-Ader des Daumens entleert das Blut vom Kopf; die Giftader am Rücken des Fußes soll bei der Gicht eröffnet werden.

Die Indikationen zum Aderlassen waren nicht bloß Krankheiten (wie z. B. Lungenentzündungen bis auf unsere Tage noch mindestens einen Aderlaß erheischten), sondern die Jahreszeiten und die Himmelszeichen. Derjenige, der sich aus Gewohnheit oder in dem volksthümlichen Glauben, daß er sich dadurch vor Krankheiten im Voraus sichern könne, zur Ader lassen wollte, frug natürlich zuerst, ob die richtige

---

1) Unter „Ader“ verstand der Germane und Teutsche einen „Röhrgang für den Lebenssaft“.

2) Aus der arabischen Schule ist keine Benennung volksthümlich geworden; z. B. Syrop, Naphtha, Alcohol.

3) Bavaria I.

Zeit dazu wäre. Nichts kann das Irrationelle des Aderlasses mehr charakterisiren, als die Aderlaßregeln in Volks-Kalendern, z. B. im churpfalz-bayer. Chronik-Kalender d. J. 1784, nach welchen sich das Volk wirklich richtete.

Allgemeine Aderlaßtafel.

Am 1. Tag ist bös, man verliert die Farb. 2. Ist bös, überkommst ein Fieber. 3. Ist bös, fallst in eine böse Krankheit. 4. Ist bös, man stirbt gähling. 5. Ist bös, verschwindet das Blut. 6. Ist gut lassen Blut und Wasser. 7. Ist bös, man verliert den Lust zu der Speis und Trunk. 8. Ist bös, es kränket den Magen. 9. Ist bös, wirst krätzig am Leib. 10. Ist bös, überkommst ein flüssig Angesicht. 11. Ist gut, man gewinnt Lust zum Essen und Trinken. 12. Ist gut, wird geschickt am ganzen Leib. 13. Ist bös, dann es bekräftigt weder Essen noch Trinken. 14. Ist bös, man fallet in Krankheit. 15. Ist gut, dann es bekräftigt auch das Essen und Trinken. 16. Ist bös, und der gefährlichste Tag im ganzen Jahr. 17. Ist gut, und auch der beste Tag im Jahr. 18. Ist gut, und dienet zur Gesundheit. 19. Ist bös, und auch gar besorglich. 20. Ist bös, und thut großen Krankheiten nicht gar leichtlich entrinnen. 21. Ist gut und macht fröhlich. 22. Ist gut, und fliehen alle Krankheiten. 23. Ist gut, nimmt alle schädliche Krankheit, und stärket die Glieder. 24. Ist gut, nimmt alle böse Dämpf hinweg. 25. Ist gut, dann es dienet zur Klug- und Weisheit. 26. Ist gar gut, bist das ganze Jahr versichert vor dem Fieber und Schlag 27. Ist gar bös und zu besorgen, daß man des gähen Todes sterbe. 28. Ist gar gut. 29. Ist bös. 30. Ist auch bös.

Der 100jährige Kalender, für das oberb. Volk thatsächlich noch heute die Weisheits-Quelle vieler Lebenspraxis, schrieb für das 19. (!) Jahrhundert vor:

Im Januar:

In diesem Monat muß sich der Mensch fein warm halten, sich erwärmender Speise und Tranks bedienen, sonderlich guter Gewürze, als Ingwer, Negelein, Muscatnüsse, und dergleichen; auch auf das Essen einen Trank Wein thun, und wo es nicht die Noth erfordert, so soll man sich des Badens, des Aderlassens und Schrepfens enthalten.

Im Februar:

Und weil in diesem Monat sich anfangen viel böse Feuchtigkeit hervor zu thun, welche gemeiniglich das Fieber erregen, als soll man sich auch warm halten, übriges Essen und Trinken, und zwar zu jeder Zeit, meiden; sonderlich aber sind diese Zeit schädlich alle erkaltende und schleimige Speisen, als Fische, Milch und dergleichen; hingegen sind dem Menschen dienlich: erwärmende Speisen und Getränke, auch wird zu dieser Zeit der Honig sehr gelobt. Man mag jetzt wohl baden, schröpfen, aderlassen, arzneien und purgieren.

Im Märzen:

Weil die ganze Natur sich erneuert, so soll der Mensch auch seine Gesundheit in Acht nehmen, und die den Winter über gesammelte böse Feuchtigkeit ausführen, das Wassertrinken meiden; wer es aber trinken muß, der kann es zuvor sieden und wieder kalt werden lassen; süße Speise und Trank auch früh Morgens nüchtern wider die Raute genießen und die Eierschaalen von dem ausgefallenen Geflügel zur Arznei aufheben.

Im Aprillen:

In diesem Monat mag der Mensch zu Ader lassen, oder schrepfen, auch mag er seinen Leib wohl purgieren und baden; Fenchel-Saamen, Bethonien und Bibernell mit Honig vermischt oder in Wein gesotten, genossen, wird für sehr gesund gehalten; hingegen soll man Gewürz, Häring, Pickling, und dergleichen gesalzene Fische meiden.

Im Maien:

Regenwürmer unter den Steinen sammeln, köpfen und das übrige in ein Glas mit Baumöl legen und an die Sonne hängen, hilft vor Gliederschwinden, Rückwehetagen und Schmerzen der Flächsen. Maienwürmer suchen und ins Oel legen, gestriemte und bunte Schnecken im Maithau lesen, in ein Glas mit Salz bestreut legen, an die Sonne setzen, ist zu allen frischen Wunden zu gebrauchen: Item, schwarze Schnecken zur Hornsalbe sammeln. Das Haus mit Gottesfurcht und Gerechtigkeit genau und wohl verwahren.

Alle Thiere in Wäldern, die Vögel unter dem Himmel, und Alles, was nur lebet und webet, freuet sich, darum soll sich der Mensch auch billig erfreuen und seinen Schöpfer rühmen; und weil nun die gesundeste Zeit, als mag man wohl Milch gebrauchen, insonderheit Ziegenmilch, welche abgenommen, schwachen Leuten trefflich nützlich sein soll; von Wermuth und Salbei soll man trinken, auch kann man den Leib reinigen durch Purgieren, Baden und Aderlassen.

Im Brachmonate:

In diesem Monat fangt sich der Sommer an, darum, wer es haben kann, soll sich feuchter, kühlender, leicht verdaulicher Speisen bedienen, auch sich hüten, daß der Magen durch viel und kaltes Trinken nicht allzusehr erfüllet und erkältet werde; Wermuth, Bier oder Wein vor dem Essen getrunken, soll der Leber gesund sein, ingleichen auch die Raute.

Wer kann, bleibe von starker Arbeit, ein Trünklein Branntwein ist gut, worauf sicherer ein Trunk Wasser, Milch oder Wein.

Im Julio oder Heumonate:

Diesen Monat mag sich der Mensch wohl in Acht nehmen, vor hitziger Speise und Trank sich hüten, allerhand kühlende Früchte und Sachen mit Maaß genießen, schleimige Speisen fleißig meiden. Arzneien, purgieren baden und Aderlassen (außer äußerste Noth) unterlassen, auch sich der Unkeuschheit und übriges Schlafen enthalten, auch mit vielen sinnreichen Sorgen und Kummer den Kopf nicht beschweren, indem die Sonne in diesem Monat in das hitzige Zeichen des Löwen seinen Eintritt nimmt und die Hundstage sich anfangen; auch soll man die Pöonienwurzel für die schwere Noth und mancherlei Hauptbeschwerden ausgraben.

Im Augustmonat:

Sonsten soll man auch nicht heiß baden, ohne Noth nicht aderlassen, den Schlaf, Essen und Trinken mäßigen; Kalbfleisch, junge Hühner, Lattig und Pfeben sollen gesund sein.

Im September oder Herbstmonat:

Man soll von den besten Birnen eine Anzahl schälen; im Zucker sieden, abkühlen lassen, mit Zucker überstreuen, und hernach im Backofen fein gelinde abtrocknen. Ist ein vortrefflich Essen, so sich sowohl in die Küche schickt, als auch zur Arznei gehört, absonderlich für alte und schmächtige Leute. Jetzt soll man wiederum den Leib, insbesondere den Magen, Milz und Haupt durch Arzneien, Purgieren und Aderlassen reinigen; den Ueberfluß in allem Obst meiden, hingegen sich der Gäns, Capaunen, Indian und Rebhühner, auch Schnepfen, Fasanen, Crametsvogel, Wachteln und Staren bedienen, die Ziegen- und Schaafsmilch soll auch gesund sein.

Im Oktober oder Weinmonat:

In diesem Monat mag man wohl arzneien, purgieren, aderlassen, baden und schrepfen, süßen Most und Wein, auch Vögel, Fisch und Obst mit Danksagung genießen, jedoch von allzuvielem neuem Most sich hüten, dann solcher den Durchlauf, Stein und die Wassersucht verursacht; beschädiget auch die Leber, Milch und Blasen.

Im November oder Wintermonat:

In diesem Monat dringet die Kälte am stärksten in der Menschen Leiber, und schließt die Schweißlöcher zu; darum ist nicht nützlich, viel zu baden, vielweniger Schweißbad zu brauchen, alle Speisen, so man gebraucht, sollen warm und erwärmend sein, den Leib soll man wohl bewegen durch Arbeit und Spazierengehen, und einen Trank guten alten Wein thun.

Im Dezember oder Christmonat:

Im ganzen Jahr hat der Mensch nicht weniger Geblüt als jetzt; darum soll man nicht zu Aderlassen, es erfordere dann die hohe Noth. Kühlende Speise und Trank soll man jetzt nicht gebrauchen, aber warme, trockene und gebratene Speisen, welche wohl gewürzt nebst einem Trank Wein, wer es haben kann, und nicht schädlich. Auch soll man den Leib von Außen mit gebührlicher Kleidung und warmen Stuben wohl warten, sonderlich Haupt und Brust.

In Ermangelung von Vernunftgründen mußte natürlich der Kalendermacher die Schuld tragen an dem Erfolg oder Nichterfolg des beabsichtigten Aderlasses.

„Im Wolfsmonate Oktober, November sollst du schlagen die Hauptader und leg dich nahe zu den Frauen an die Brust, das sichert vor Frost und bringet Lust.“ „Im Mai blutlassen ist nicht schade und von edlen Wurzeln ein Vollbad, die ziemen wohl deinem Leibe.“

Das sind u. A. einige Aderlaß-Regeln aus früheren Zeiten; noch heute aber glaubt der Dorfbader und seine Kundschaft an das Vorrecht der Tage des Steinbocks, des Löwen und der Waage zum Aderlaß.

Nun wurde der familiäre Aderlaß-Stab und die Aderlaß-Schüssel (das wahrhafte Wappenzeichen[1]) des mittelalterlichen Arztes) hervorgeholt, letztere geputzt und die Unzen-Gläser oder

---

[1]) Aerzte wählten zum Wappenzeichen meist Todtengerippe, Leprosen mit Wunden, den Schlangenstab, Pelikane rc.

-Kännchen eingestellt. Auf dem Boden dieser Aderlaßschüsseln findet sich meist der blutvergießende Pelikan oder Adam und Eva im Sündenfall mit der Umschrift: Ich wart der Infriede (Unfriede) 1588 oder Mariä Empfängniß und Verkündigung mit der Umschrift „Wisthum berathe" (namentlich bei dem Aderlasse der Schwangeren gebräuchlich) ꝛc.

Am Rande sind die guten Aderlaßzeiten in den symbolischen Thierfiguren eingeschlagen, ein Beleg dafür, zu was diese in späteren Zeiten als blanke Putz-Schaalen in die Küche verwiesenen „Schüsseln" gedient hatten, welche im Nationalmuseum zu München, I. Stock, Saal XV 3 und 4 als berühmter Schau-Küchen- (?) Schmuck aufgeführt werden; z. B. der hl. Georg mit dem Drachen (s. S. 38) der Wassermann, der Basilisk (s. S. 149), der fruchtbare Hirsch (s. S. 161) und die oben erwähnten Bilder, welche als Stempel am Boden des Beckens (pelvis) eingeschlagen sind, sprechen neben dem Stern-Thierkreis für die frühere ursprüngliche Verwendung als Aderlaßschüsseln.

Dann kam der Hausbader (sonst ging man auch früher ins Badehaus zum Aderlaß), der in besseren Häusern sogar den Familien-Schnäpper (Flieden) vorfand; er nahm sicher mit aller gewohnten Virtuosität nach Prüfung der Lokalität die Aderlaßverrichtung vor („pecken, picken mit dem Laßeisen"); kam es dem Bader zu kritisch vor, viel Blut zu entziehen, so machte er das sog. „Lußlaßl", d. h. einen kleinen Aderlaß mit wenig Blutabnahme; dann verband er mit seiner obligaten Badersalbe; der Arm wurde in die Schlinge gelegt „in der Ader liegen", und ein rothes Tuch am Arme befestigt als Zeichen dieser gewichtigen Handlung; dann wurde natürlich auch das Blut kritisirt vom Bader und seiner Klientel, sowie die Prognose gestellt.

Am 6 Juli 1752 6 Uhr früh ließ sich z. B. Graf Max IV. von Preising, Gutsherr von Sachsenkam und Reichersbeuern, zu Ader auf dem rechten Fuße. „9 Unzen, das Geblüt durchgehends von guter Consistenz und die letzte Portion von sammetschöner Farbe und Koribus ungeachtet des schon etliche Tage vorher gehabten Catarrhes."[1])

---

[1]) Dieser Original-Eintrag des Grafen in einen Kalender als Muster der volksthümlichen Prognose beim Aderlaß.

Der Verliebte trank[1]) auch gerne das Aderlaßblut seiner Angebeteten; auf jeden Fall verkostete der Bauer sein eigenes Blut, ob es noch den richtigen Geschmack habe.

Nach einem „gesunden" Aderlaß war man

am ersten Tage mäßig,
am zweiten Tage g'fräßig,
am dritten Tage toll
und voll.

Am letzten Tage stellte sich auch der Bader in der Regel zur Nachschau und Verbandabnahme ein und zechte selbstverständlich mit seinem Kunden mit. Auch in Armen-Pfründhäusern und Spitälern erhielt der Arme am Tage dieses „Armen-Seelen-Aderlasses" zweimal Wein, d. h. die Ader wurde „ausgelöscht". 1477 galt die Regel: Wer sich zur Ader gelassen, soll am ersten Tage wenig essen, am zweiten Tage fröhlich sein, am dritten Tage ganz Ruhe haben, am vierten Tage baden und am fünften der Minne pflegen.

Selbst in Manns- und Frauenklöstern war der Aderlaßtag ein Festtag, an welchem Wein extra ordinem gereicht wurde; in Schäftlarn war hiezu ein eigener Weinberg in Bozen bestimmt (vide oben). Der Aderlaß in der Schwangerschaft war bis auf unsere Tage ein allgemein beliebtes Mittel, das jetzt durch die ärztlichen Bemühungen endlich aufhört, dessen lange Existenz uns aber nicht wundern kann, wenn 1726 am 12. November der ganze bayerische Hof zu München einen Galatag hatte, „weil sich die churfürstl. Durchlaucht Amalie zu dero Schwangerschaft zur Ader ließ". [2]) — Ein Bader in Benedictbeuern machte noch vor ca. 30—40 Jahren an einem guten Mai-Aderlaßtag 65 Venäsectionen;

---

[1]) Nicht blos der Geruchsinn scheint also zum Geschlechtssinne in sympathischer Beziehung zu stehen, sondern auch der Geschmacksinn.

[2]) Siehe A. d. H. V. v. O.-B. XXXV. S. 161.

eine Zahl, die die Volksthümlichkeit dieses Mittels zur Genüge bekundet; die Gewohnheits-Aderlasser sind aber immer noch nicht ausgestorben.

XLIII.

Das Schröpfen und Scarificiren.

Das Schröpfen hieß früher auch „Lasseln" (d. h. wenig Blut ablassen); seine medicinische Bezeichnung cucurbitae cruentae, d. h. blutige Kürbisse, spricht dafür, daß in Italien, von woher jedenfalls das Schröpfen mittelst gläserner Laßköpfe kam, der Luftdruck zum Aussaugen der künstlich gesetzten Wunden früher durch Aufsetzen ausgehöhlter und erwärmter Kürbißschaalen bewerkstelligt wurde.

„Der Schröpfkopf gehörte in anderer Form schon ganz uncivilisirten Völkern an und er leistet genau das, was der Medizinmann durch Aussaugen des Krankheitsstoffes bewerkstelligt," sagt Lippert.

Die Hottentotten nehmen ein Kuhhorn, dessen Spitze abgesägt ist; aus dieser Oeffnung ziehen sie durch Saugen die Luft aus; die Neger setzen auch im Munde weich gemachtes Wachs auf die Oeffnung mittelst der Zunge unterm Saugen auf.

Bei uns hieß im Mittelalter der Schröpfkopf auch Schröpf-„Hörnl", was für eine ähnliche Schröpfungsmethode mittelst eines Horns spricht; letzteres wurde über Unschlitt- oder Butterflamme erwärmt; die Butter wurde hiebei als ganz exceptioneller Fall als „Leuchtbutter" wie bei den Romanen verwendet[1]) und in einem dem antiken Lämpchen (lampa ist ja selbst romanischen Ursprungs) nachgebildeten Thongeschirre benützt, wozu der Bauer in der Regel das sog. Schröpfschmalz (Butter) als Geschenk für den Bader mitbrachte.

---

[1]) Ueber den lombardisch-bayerischen Leuchtbutterhandel s. S. 139.

Aus dem Gesagten erhellt zur Genüge, daß die Methode des Schröpfens [1]) aus dem Romanischen (Italien) kam, wie das phlebotom beim Aderlasse; das „Hörnl" wurde dann durch den messingernen, später gläsernen Laßkopf ersetzt und letzterer erst in der neueren Zeit durch die Spiritusflamme erwärmt und darauf die Schröpfenstiebel (Hemmer) aufgesetzt, wobei als Regel galt, daß man nicht auf den Bauch „pecken" sollte; dagegen waren die Wade und der Rücken sehr bevorzugt; „beim abgehenden Freitag hilft das Schröpfen besonders gut," d. h. bei abnehmendem Mond. Das Schröpfen ist auch noch heute ein sehr volksthümliches, rationell gewordenes Mittel, das in der Regel von dem Patienten freiwillig nach 8 Tagen wiederholt wird, das sog. Nachschröpfen.

Das Baunscheidtiren hat nur ganz wenige Anhänger und Freunde, die es namentlich bei Pleurodynieen, Rheumatismen, bei chronischen Eczemen der Füße, Ischias rc. anwenden; besonders volksthümlich ist diese Behandlung aber nicht geworden.

XLIV.

Die Haarseile (Setaceum), Fontanellen und Vesicatore.

Die Haarseile werden nur noch in der Thierheilkunde mittelst Lederstreifen, Kuhhaaren (seta) gezogen. Ihre Benützung war zuerst eine empirische und beruhte ursprünglich auf der Offenerhaltung einer zu Kultzwecken gemachten Wunde und Einlegung eines Objectes, das später zum Schmucke und dann als Schmuckgegenstand einfach getragen wurde an Haaren oder Lederstreifen, die in die Haut eingezogen waren, wo eben die Haut einen solchen Einschnitt erlaubte.

Wurde die Kultwunde durch Asche, Erbsen oder durch

[1]) Weigand leitet das Wort Schröpfen von ahd. scrëfan, ritzen, einschneiden ab; scrëfunga = Einschnitte.

Kugeln aus dem Holze des immergrünen Epheu (s. Seite 11) offen erhalten, so eiterte die Wunde und das Wundsecret, das beständig herabquoll, wurde zur Fontanella (Quellchen, Brünnchen), welche, wie ihr Name andeutet, aus dem Romanischen zu uns kam und noch keine volksthümliche, deutsche Bezeichnung hat. Sie blieb größtentheils ein rationell-ärztliches Mittel, das noch vor wenigen Dezennien angewandt wurde; das Vesicator („Physikator"), aber, „welches alle Feuchtigkeit herauszieht", steht in hohem Ansehen und ist sicher von der rationellen Medizin des heutigen Tages zu wenig geschätzt.

XLV.

Kranken-Diätetik des Volkes.

Die Bayern kannten zur Zeit des Erlasses der leges Bajuwariorum bereits das Sonntags-Fasten, allerdings aus religiösen Gründen, das aber empirisch wieder zu einer Hunger-Diätetik beim Kranken führen mußte. Zu Pestzeiten war auch das Fasten ein halb religiöses, halb volksmedizinisches Mittel.

„Die froh aßen und tranken (in Pestzeiten) und in der Fülle lebten, denen geschah nichts, welche aber sich hungerten, wie die Walchen pflegen, die starben" (Schmeller I., 1132), s. Cap. XLIX k. Am Charfreitag verlangt der Kult und der Brauch, nur ungeschmalzene Wassersuppe zu essen; den Jachenauern, welche gerne schmalzreiche Kost genießen, sagt das Volk aber nach, daß sie an diesem Tage besonders viel Schmalz verzehren, „um des Erlösers Wunden zu salben".

Dem Kranken werden gegenwärtig als Fieberdiät (volksthümliche) gegeben: Obstbrühe (vorzüglich von Schwarzkirschen, die keine oder nur wenig freie Säure enthalten), Wasser-Semmelsuppe, Eiersuppe, Wasser-Brennsuppe (namentlich bei Diarrhoen); Warmbier (Bierwürze mit Eigelb und etwas Zucker), das Käsewasser, ferner Gaismilch, gestöckelte Milch und Buttermilch, das „abgeschreckte“ Wasser[1]) mit oder ohne Fruchtsaft (Himbeeren, Citronen), die Milchsuppe. Bei Wöchnerinnen ist der Chamillen-Thee das obligate Getränke. Die Milchsuppe vermeidet die Wöchnerin und die menstruirende Person, ebenso das Betreten der Milchkammer in manchen Höfen. Reconvalescenten erhalten die bei den Bauern sehr beliebte, aber sehr seltene Maccaroni-Nudelsuppe, den Kaffee, den Semmelschmarren und Fleischsuppe, das Brühfleisch,[2]) Bratwürste (Kalbfleischwürste); dann Musbrei, endlich die Nudel.

Als Ersatz für die theuere Gelatinekapsel nimmt der Bauer zum Einhüllen schlechtschmeckender Medikamente (Pulver) die gekochte Dörrzwetschge.

XLVI.

Weibliches.

Wir wollen hier das anführen, was unter dem Volke des bayerischen Oberlandes früher und jetzt üblich war mit Rücksicht auf Ehe, Coitus, Abortus, Schwangerschaft, Wochenbett, Geburt, Unfruchtbarkeit &c., ohne daß dabei behauptet wird, das Material vollständig erschöpft zu haben. — Zur Erfolgung glücklicher Ehen und Geburten wurden in Oberbayern eigenthümliche Gesichts-Urnen, mit Getreidekörnern gefüllt, geopfert und in Kirchen aufgestellt; 6 solche von Hrn. Hauptmann Arnold (s. S. 14) gefundene bäuerliche Töpferarbeiten sind im Münchener Nationalmuseum zu sehen.

Hölzerne Votivköpfe, welche gegen Kopfweh und für das Heirathen geopfert wurden, fand Herr Hauptmann Arnold in der Colomann-Kapelle bei Oberhochstatt am Chiemsee (17. Jahrh.); die ehemals hölzerne Kapelle ist nicht geweiht, steht aber in ganz besonderer Verehrung beim

---

[1]) Namentlich Wasser, das mit Kohlen aus dem Johannesfeuer abgelöscht, abgeschreckt worden, soll den Lungensüchtigen gut sein.

[2]) Mit der S. 101 angeführten Bemerkung, daß das Kochen in Milch und Essig älter ist, als das Sieden in Wasser stimmt auch überein, daß die Bäurin den Fest- und Krankenbraten mit saurem Milch-Rahm oder mit Essig kochen kann, aber keine Schleimsuppe zu bereiten weiß.

Volke. Die hl. Colomannfigur sollen die Klosterherren von Chiemsee schon öfter in ihr Kloster zu entführen versucht haben, jedoch vergeblich; sie schwamm stets wieder über den See zur Kapelle.

Als Ehevermittler werden im Isarthale der hl. Joseph in der Schloßkapelle zu Hohenburg und der hl. Anton in der Franziskanerkirche zu Tölz von den Mädchen und Wittwen angerufen. Der St. Josephs- und Kathreintag (aber natürlich auch andere Festtage) ist für das junge Volk der sogen. Hab-Tag („an dem man sich gern hat").

„Heunt ist Kathrein,
Hat ein jeder die sein,
Wer's net hat
Mag's net. (Volkslied.)

Die Einladung der Weiber zum Coitus geschieht durch den zwischen dem Mittelfinger der geballten Hand durchgesteckten Daumen, welche Gestikulation früher „die wälsche Feige" genannt wurde.[1])

Der Coitus mit einem Weibe, das die „schwarze" Gelbsucht (s. S. 88) hat, soll nach dem hiesigen Volksglauben geradezu giftig sein; eine Frau des Isarthales, welcher drei Männer starben, wurde vom Volke des Besitzes einer solchen Leber „geziehen".

Reizmittel zum Coitus sollen sein: Kaffee,[2]) Meth und der auf dem Tanzboden aufgestreute Pfeffer.

Ueber die pflanzlichen Aphrodisiaca[3]) haben wir schon im Cap. XXII gesprochen; namentlich waren es früher die Blätter der Raute (Artemisia vulgaris und Art. nitida s. S. 114) ein beliebtes Mittel für leichtere Empfängniß; heute sind es die verschiedenen Wallfahrten nach Birkenstein ꝛc.

---

[1]) Schmeller l. c. I. 693.

[2]) „Das Getränk treibt das Geblüt untereinander und muntert auf" (1782).

[3]) Der Liebestrank hieß früher philtrum.

13*

Im Mittelalter wurden auch männliche Bilder aus Wachs (Wichsmännlein) an der Sonne schmelzen gemacht; durch die Wirkung des Schmelzens galt derjenige, dessen Namen das Wachsfigürlein trug, mit seinem Wesen als magisch an dasselbe gebunden; er sollte, indem er Aehnliches erlitt, wie das Bild, in Liebe entzündet werden.[1]) In den Hechsenprocessen wird den Weibern öfters der Vorwurf gemacht, das Wichsmännlein getröstet und gekränket zu haben „vor Pullieb".

„mit wunderlichen sachen
lör ich sie denne machen
von wachs einen kobold
wil si daz er ihr werde holt
und toeufez in den brunnen
und leg in an die sunnen".

Der Atzmann oder das Wichsmännlein wurde in den Brunnen getauft, um ihn gewissermaßen fruchtbar zu machen. Brunnen und Bäder galten ja von jeher als Mittel gegen Unfruchtbarkeit.

Das bei den Chaldäern schon geübte Uebertragen eines guten oder bösen Wunsches mittelst einer besprochenen oder beschworenen Wachsfigur geschieht noch hierzulande; wenn z. B. der Vater ein Kind seiner Frau nicht als das seinige ansieht, wird eine wächserne Kindsfigur (Wachskindl) unter der Thürschwelle des Ehehauses vergraben; ist das Kind nicht ehelich erzeugt, dann stirbt es ab und man findet später die Kindsbeinlein an der Stelle des Wachskindels. (Mittheilung aus Tölz.)

Gegen Gebärmutter-Koliken werden die verschiedenen Hechsenkräuter (s. S. 107), sowie das Liebstöckel (s. S. 110) angewandt.

Daß unter den Votivbildern (s. S. 16) die Kröte die „Mütter" personificirt, haben wir oben schon erwähnt. Das Volk sagt: „die Bärmutter ist ihm steigend worden." Im Aufkirchener Mirakel heißt es: „die N. N. hat die Bärmutter geschlagen"; im Fürstenfelder Mirakel: Hannsens Bibergers Tochter hat die Bärmutter die ganzen Tage ohne Aufhören geschlagen, bis sie sich mit einer wächsenen Bärmutter allhier verlobte (s. Cap. XXIX).

---

[1]) Ploß: „das Weib".

Die wächserne Gebärmutter ist die hierzulande noch hergestellte und noch geopferte Kröte. Verkohltes Krötenfleisch war früher ein Mittel[1]) gegen Gebärmutterkrebs und Venerie, das sogar ärztlich verordnet wurde.

Daß die Bayern im 7. Jahrhundert bereits die Fruchtabtreibung kannten, lehren uns die leges Bajuwariorum;[2]) auffallender Weise hieß die Abortus-Mole[3]) früher „der lombardisch Bruder“.

Als Fruchtabtreibungs-Mittel gelten heute:

a) Das Mutterkorn (Secale cornutum), im Zillerthale auch Vaterkorn genannt,[4]) erst seit 1721 im Gebrauche; es wurden von den Weibern jedesmal 3 Körner genommen, weil es ein bewährtes (Geheim-?) Mittel gegen das Aufsteigen und Wehthuen der Gebärmutter war; heute wird es außerdem noch gegen die Fliegen benützt;
b) die übrigen schon S. 115 erwähnten pflanzlichen Abortiva;
c) das gestachelte Wasser, Schmied-Wasser s. S. 175;
d) die Eisenfeile;
e) der frische „Schliff“ (Abfall beim Schleifen);
f) schweres Heben.

Fettleibige gelten als unfruchtbar.

Als äußerliches Kennzeichen der Schwangerschaft gilt dem Volke der sog. Weiber-Maulkorb, d. h. der weiße Zahnbund unterm Kiefer. Ueber den Mißbrauch des Aderlasses in der Schwangerschaft s. C. XLII. S.

Es ist hier auch die Gelegenheit gegeben über die „Hefammen“ (Hebammen ahd. hefianna = Hebemutter).

Die Umdeutung dieses ahd. Wortes in hefamm begann schon sehr früh und setzte sich im Mhd. fest; im 12. Jahrh. kommen bereits havammen

---

1) Oefterlen S. 544.
2) VII. 18.
3) Schmeller l. c.
4) Schrank.

in Deutschland vor; das Wort amma ist nach Weigand[1]) durch Einwirkung des Romanischen auch im Hochdeutschen ca. 600 üblich geworden. Die Hebe-Amme soll (nach Grimm[2]) nach der Geburt das Kind auf Befehl des Vaters gehoben haben, womit dieser kraft seines ältesten, väterlichen, Rechtes erklärte, daß er es leben lassen will.

Interessant ist das, was die Edda über das vorhistorische Hebammenwesen der Nordgermanen enthält. (Nach Ploß.)[3]) Im Eddaliede „reitet" eine befreundete Frau, die das Hebammengeschäft kennt und sich demselben durch einen geleisteten *Eid*, wie eine barmherzige Schwester (als „geschworene Hebamme") geweiht hat, eilig zur Gebärenden; hier angekommen, orientirt sie sich mit zwei Fragen über den Sachverhalt und geht dann, ohne Weiteres zu sprechen, zur Beistandsleistung über; *sie setzt sich vor die Kniee der Kreisenden und singt Weisen* (Gebete, *Beschwörungs- und Zauberformeln*), welche die Wirkung haben sollen, die Geburt zu fördern.

Das Wohl und Wehe der Gebärenden ist ja auch bei den Germanen (wie bei allen Naturvölkern) meist von der Gunst einer Geburts-Göttin (Freya, lat. Fräulein) abhängig oder von dem Einflusse böser oder guter Dämonen. Die bösen Dämonen suchte die Schwangere schon von sich abzuwenden durch das Tragen von Amuleten (Jaspis oder Adlerstein, Edelstein) oder von „Bergerunnen", die auf dem Frauengürtel aufgetragen waren, dessen Lösung schon als ein die Geburtshindernisse beseitigender Hilfeact galt.

Fast alles dieß hat sich mit Verschiebung unter christliche Formen noch erhalten; man verlobt sich der hl. Maria im Elend oder am Birkenstein; die Schwangeren oder die Hebammen tragen grüne Amuletsteine am Finger oder am Brustgeschnür; kommt es wirklich zum „Kreisen" (d. h. zu jenem kreisförmigen Wechsel der Stellung und Haltung der Gebärenden, welcher dem Worte „Kreisen" den Begriff gibt), so bezog die Bäuerin früher das separate Heulager, die *Kreisstatt* (Kreischla, wie heutzutage das separate Lager der Sennerin auf der Alm noch heißt), während sie in unseren heutigen besseren Kulturzeiten im Geburtszimmer und Bette ohne Beisein der

---

[1]) l. c. I. 40.

[2]) Grammatik II. 680.

[3]) Ploß „das Weib".

Männer in Gegenwart eines Graulieschens aus dem Dorfe oder einer geschulten Hebamme die Wehen verarbeitet.

Das Lösen des Gürtels hat sich noch im Sonnenwendgürtel (Edelraute, Gürtelkraut), in den Rosenkranzketten des hl. Leonhards, „dem großen Entbinder“, den großen Leonhardsketten hierzulande erhalten als Erinnerungen an den Stärkegürtel der Gribur, Greth (Margareth).[1]) Alte Runnenzettelchen, welche die Kreisenden früherer Zeiten in den Händen behielten, werden heute durch Papierfetzen mit daraufgeschriebenen sinnlosen Buchstaben ersetzt oder durch gedruckte Beschwörungsgebete „die sieben Himmelsriegel“[2]) rc., welche unterm Kopftuche getragen werden.

Die Hebammen, welche 1468 auch „Badmütter“ hießen, waren früher die Meisterinen der schwarzen Schule alter Hechsen und sonstiger abergläubischer Volksheilmittel. Ihre Rolle übernahmen die ältesten und durch eigene Geburten vielfach erfahrenen Mütter des Dorfes oder der Nachbarschaft welche bei längerdauernden Geburten zuerst mit ihren verschiedenen traditionell überkommenen Mitteln sich einstellten und die familiaer ererbten Runnenzettelchen oder sonst „etwas Gedrucktes“ unters Kreuz legten, Reibungen und Salbungen anriethen oder zu einer Verlöbniß am hl. Frauenberge ermunterten.

Unter 63 Weibern im berüchtigten Schongauer Hechsenprocesse (1589) waren drei Hebammen; eine solche Hebamme sagte aus: sie könne ganz leicht den Menschen ohne Teufelssalbe verderben, wenn sie das Kind, ehe es noch auf die Welt gekommen, im Mutterleibe erdrückte.

Die Hebamme, welche bei ihren Lebzeiten ein Kind getödtet hat, muß nach der Sage im nahen Wolfratshausen nach ihrem Tode in schweren Pantoffeln als „Markl-G'schlärf“ „umgehen“; das „Markl-G'schlärf“ kann sich so groß machen, als es will und schaut nicht selten zum Ent-

---

[1]) Im Hennegau wird den Schwangeren sogar unser lieben Frauen Bettstroh (Galium verum) ins Bett gesteckt, um die Geburt zu erleichtern. (Ploß.)

[2]) Siehe S. 35.

sehen der Einwohner den Leuten im 1. Stocke durchs Fenster hinein.[1]) Sie ist eine durch den Papst gebannte „alte Hechse", welche den hl. Nantwein dem Burggrafen von Wolfratshausen verrieth, wofür sie jetzt zur Strafe umgehen muß.[2])

Aelter als der ärztliche Stand war selbstverständlich das Bedürfniß nach Hebammen. Seit 1450 wurden in bayerischen Städten bereits „geschworene" Hebammen als Gemeinhebammen aufgestellt und 1451 bestand bereits in Regensburg eine Hebammen-Ordnung und Hebammen-Prüfung; schon 1547 prüfte der Physikus in Passau die Hebammen und in dem hl. Geistspitale zu München war 1589 die erste deutsche Gebärstube zum Zwecke des Lehrens der Hebammenkunst[3]); 1692 wurden in Berchtesgaden „zwei geschworene verständige Hebammen zu fürfallenden gefährlichen Fällen (bei den viel häufigeren „ungefährlichen" Fällen wird, wie vorher, so auch nachher die Nachbarin oder eine andere weise Frau ausgereicht haben) neu aufgestellt, welche vom fürstl. Landesgerichte und den beiden Bürgermeistern erkiest, vorgestellt und der Besoldung halber kontentirt werden." 1645 gab es auch in Mittenwald 2 Hebammen und 1673 wurde in Tölz bereits ein Kind „todt von der Mutter Kath. Hohenleitner geschnitten", jedenfalls also eine gebärztliche Operation ausgeführt, die früher nur von den wandernden Bruch- und Schnittärzten vorgenommen wurde.

Noch 1721[4]) wurde in gerichtlich medizinischen Fällen

---

[1]) Bavaria I, 313.

[2]) „Die Volksdeutung nennt die german. Göttin Bercht-Holda oft die Wehmutter und deutet den Namen auf eine Hebamme, die einst Kinder in der Nothtaufe auf des Teufels Namen taufte (Heiden), dafür umgehen mußte und später in die Donau gebannt wurde." Freitag in der Zeitschr. d. DÖ. A. V. 1881. S. 183. — Die humanere neuere Gesetzgebung erlaubt jetzt auch dem häßlichsten Weibe mit Beruhigung alt zu werden ohne auf die Stellung einer Hechse Anwartschaft haben zu müssen.

[3]) Oberbayer. Archiv, Prof. Martin.

[4]) Moß l. c.

quoad mulierem auf das Urtheil der Hebammen in Deutschland mehr Gewicht gelegt, als auf das des Arztes.

In Frankreich bestrebte sich schon am Ende des 16. Jahrhunderts Gervais de la Touche durch eine den Königinen, Fürstinen und adeligen Frauen gewidmete Schrift, der männlichen Geburtshilfe mehr Eingang zu verschaffen; ländliche Geburtshelfer nannten sich noch bis in unsere Zeiten herein mit Vorliebe „Accoucheur“.

Männliche Geburtshelfer sind in Bayern in den Städten erst seit dem 17. Jahrh. thätig, auf dem Lande noch viel später; hier blieb das Gebiet der Schwangerschaft, der Geburt und des Wochenbettes bis auf das letzte Jahrhundert ein rein weibliches; der Mann durfte das Geburtszimmer nicht betreten und das stets konservativere Weib erhielt so eine Reihe von kulturgeschichtlich interessanten Volksmitteln gerade durch die Geburtshelferei dieser „Grau-Lieschen“ und sages femmes, deren rohe Empirie mit einem großen Wust von Aberglauben und Firlefanz gepaart war, wenn es sich darum handelte, der Gebärenden auf der Kreisstatt beizuspringen. Zum Glück sind die oberbayerischen Bäuerinen im Allgemeinen mit so günstigen Becken-Neigungs- und Allgemeinverhältnissen ausgestattet, daß sie die überwiegende Mehrzahl ihrer Geburten ohne alle und jede künstliche Nachhilfe irgend welcher Art bethätigten; noch vor ca. 50 Jahren z. B. kamen die Jachenauerinen in hockend-kauernder Stellung nieder; sich in das Bett oder in den früher in Städten so beliebten Gebärstuhl zu begeben, wäre in ihren Augen so viel gewesen, wie die Unmöglichkeit einzugestehen, auf diese den meisten Natur-Völkern eigene „natürliche“ Weise zu entbinden, welche Art des Gebärens durch Alter, Ernährung, Luftgenuß, regelmäßige Arbeit rc. wesentlich erleichtert wurde. Letzteres ein Fingerzeig der Volksmedizin für die verwöhnten Städterinen! Um so größer aber war die Rathlosigkeit der Bäuerinen bei regelwidrigen Geburten. Wenn man die alten Sterbebücher der Pfarreien durchmustert, so fällt sofort die große Anzahl der in puerperio („im Kindbette") Verstorbenen auf. Wenn auch nicht alle solche Fälle dem Wochenbette oder einer unglücklichen Entbindung zuzuschreiben sind, sondern sehr viele „Kindbetterinen" ihr letales Ende durch andere Organ-Anomalien fanden, so ist doch die Zahl dieser unglücklichen Fälle so groß, daß die Erfolge der modernen Geburtshilfe eklatant abstehen von jenen Zeiten.

Nichts hat auf dem Lande mit dem Pfuscherthume und dem Aberglauben früherer Jahrhunderte rascher aufgeräumt als die handgreiflichen Erfolge der Chirurgie und die sichtbaren Resultate der ärztlichen Geburtshilfe unseres Jahrhunderts, deren rationelle Behandlung in Deutschland wieder nur den früher vorgeschritteneren, wissenschaftlichen Kenntnissen des Auslandes, namentlich in Italien und Frankreich zu verdanken war.

Die Lehre von den falschen Kindeslagen z. B. kam relativ sehr spät durch die italienischen medicinischen Werke nach Deutschland und in den Jahren 1306 und 1315 war es erst, daß der Professor Bondinus zu Bologna den ersten weiblichen Körper zergliederte; es war zu jener Zeit, wo in Deutschland Frauen, die Mißgeburten oder mit Feuermalen behaftete Kinder geboren hatten, noch gefoltert wurden, bis sie gestanden, mit dem Teufel gebuhlt und den Scheiterhaufen verdient zu haben.[1])

Man denke sich nun die hilflose Lage der Gebärenden auf dem Lande in früheren Jahrhunderten und man wird das noch heute nachweisbare Andauern von Aberglauben auf diesem Gebiete erklärlich finden; z. B. das in der Hand behalten von Blutsteinen oder Frauenthalern während der Geburt, um sich vor Ueberlaufen des Herzblutes (Blutungen) zu sichern (s. Cap. XLIX b), das Abschaben eines Frauenthalers und Einnehmen des Geschabsels, um schwere Entbindungen zu erleichtern 2c. 2c.

---

[1]) Ploß l. c.

Die „Nachgeburt“ (secundinae) hieß früher, d. h. vor dem 17. Jahrhundert, hierzulande „Unrein“[1]). Die Schwangeren und Wöchnerinen galten ehedem ebenfalls als „unrein“; das hierzulande noch übliche „Hervorsegnen“, „Fürasegna“, der Wöchnerin beim ersten Ausgange in die Kirche ist ein Ueberbleibsel aus altgermanischer Zeit, das mit der Meinung zusammenhängt, die Wöchnerin müsse erst durch die priesterliche Weihe für „gereinigt“ erklärt werden.

„Das Unrein (Nachgeburt, Wochenbett) soll fließen über neun Stein, dann wird sie rein (die Wöchnerin) in neun Tagen.“

„Zum Schutze vor eingebildeten Gefahren legte vielleicht die öffentliche Meinung der Frau[2]) eine primitive, individuelle Quarantaine als erste Maßregel der Sanitätspflege auf.“[3]) Die Nachgeburt wurde meistens in's „fließende“ Wasser geworfen; heutzulage wird sie vergraben und zwar sehr oft unter der Diele des Stallbodens, um sie dem Hechseneinflusse zu entziehen. Das Anstemmen des Stiels der Mus-Pfanne an die Seite des Unterleibes soll das gefürchtete Anwachsen der Nachgeburt verursachen; die Hebammen wissen aber noch viele andere Gründe für diese Anomalie anzugeben.

Daß die Nachgeburt in früheren Zeiten ein Rudiment des kulturellen Kindesopfers war, haben wir schon früher erwähnt; die Nachgeburt einer Erst-Gebärenden war ja in Deutschland im Mittelalter sogar officinell[4]) und ist noch in manchen von Bayern besiedelten Gegenden (Tirol, Steiermark) ein medicinisches Volksmittel (s. S. 24).

---

[1]) Bei den Pferden heißt sie noch „'s Säuber, d'Schön'.“

[2]) Wenn man heutzulage den Hebammen bei wiederholtem Auftreten des „Puerperalfiebers“ die Ausübung des Berufes auf Wochen sistirt, hatte die Volksmeinung Unrecht, wenn sie Frauen nach der Entbindung eine Art von Quarantäne auferlegte?

[3]) Ploß l. c. II. 466.

[4]) Most: Encyclopädie der Volks-Medizin (1843) S. 502.

Das Kinds-Netz (Eihaut, amnion, das Gewebe der Nornen, das die alten Deutschen „das Wehmutter-Häutlein" nannten) war noch 1589 ein Mittel, womit die vermeintlichen Hechsen in Oberbayern operirten; an seine Stelle traten später Kalbsnetze, gegeigte Darmseiten, Stricke rc., welche um den Leib oder um die Waden gelegt werden, „damit der Krampf nicht einschieße". Das Kindsnetz galt den Vorfahren als Glückshaube, das man den Kindern als Amulet um den Hals hing, nachdem man es in ein „schwarzes Band" eingenäht hatte (Zahnhalsband ist das heutige Rudiment desselben).

Zu solchen Wundsegen wird das Kindsnetzl, daraus eines auf die Welt gekommen ist, gebraucht und am Leib getragen,[1]) sagt ein altes Buch.

Das Kinds-Netzl war das ursprünglichste und nächste Befestigungsmittel für das Glücksamulet, welches die Mutter dem Kinde umhing und mit welchem es das letztere vor Krankheitsdämonen sichern wollte; das Amulet und sein Anhängeband haben heute beide ihre Bestimmung unabhängig von einander.

Im „Kindlbett" (Wochenbett) soll die Wöchnerin in 6 Wochen (also im abnorm langen Wochenbette, Puerperalfieber?) einen Eimer wegschwitzen, jedenfalls ein Ueberbleibsel der früheren volksthümlichen Reinigungs-Therapie; starke Schweiße sind ja auch heute noch ein gutes Prognostikon beim Puerperalfieber. —

Im Wochenbette sollen die Haare der Entbundenen mit einem „schwarzen" Bande gebunden werden, sonst fallen sie aus. Stirbt eine Wöchnerin am Kindbettfieber, so folgen bald einige andere nach: sie sterben „am zusammengeronnenen Blute" und werden als Leichen von den sog. „tragenden" Jungfrauen zu Grabe getragen, welche auch die Todtenmesse für sie lesen lassen. Die Altgläubigen meinen auch, daß die Kindbetterinen sterben, wenn in der Weihnacht[2]) die Gräber

[1]) Schmeller l. c.

[2]) Geht der Wind recht in der Weihnacht, dann geräth das Obst gut und der Wind, der in der Weihnacht weht, hat das ganze Jahr das Vorrecht.

nicht mit Schnee zugedeckt sind. Auf die schwangeren Frauen, Kindbetterinen und Kinds-Säugammen nimmt schon die bayer. Malefiz-Prozeß-Ordnung (III, 9. Art. 1689) Rücksicht, da diese nicht torquirt werden durften. Ueber den Todtenkopf einer Kindlbetterin s. S. 172.

Um die Kindlbetterin vor dem Truden-Einfluß zu sichern, wickelt man um die Handgelenke und um den Eßlöffel derselben Wachslichterstreifen.

An einigen Orten Oberbayerns halten sich die Hebammen Ziegenböcke, deren Barthaare ganz besonders gegen die Trud helfen sollen (s. S. 29).

XLVII.

Das Kind.

Der hierzulande äußerst seltene Kindermord wird vom oberbayerischen Volke in der Sage äußerst strenge bestraft; eine Natter springt der Mutter an den Hals, bleibt hängen und beißt sich ein, bis sie den letzten Lebenssaft der unnatürlichen Mutter ausgesogen hat; dann erst ist der Tod des Kindes gerächt.[1])

Kindsaussetzungen kommen dagegen hie und da vor.

Ca. 60% der Neugeborenen werden von den Müttern (im Bezirk Tölz) selbst gestillt; sonst vertritt die „Tule" (ahd. tuta = weibliche Brust), d. h. die Saugflasche, die Mutterbrust.

Die Kindswärterin, das Kinds-Mensch, die „Kindsin", wacht natürlich über die verschiedenen bei Geburt und Taufe sonst üblichen Gebräuche[2]) (das „Weisel", die Gotti-Geschenke, Gotten-g'wandl, Gottenhembl, Gottenlöffel, das Besprengen mit dem Weih-Brunnen, Johannes-Wasser, Chrysam-Wasser); sie läßt die Kinder „vom Blomberg" oder „auf der Isar" kommen.

[1]) Bavaria I, 313.

[2]) S. Bavaria I, 409. Got, Gotti = geistlicher Vater.

Die „Falsche" ist, wie das Wort „Amme" aus dem Altromanischen in's Deutsche übergegangen (la fascia). Die Falsche wurde früher nicht um das Kind, sondern über das in der niederen Wiege liegende Kind gesteckt unter Benützung der an der Seite der Wiege angebrachten Oeffnungen zum Durchstecken der Falsche.

Ueber das Stubbpulver „Gstubb" (s. Cap. XXII S. 108.

Im Mairegen gedeihen die Kinder gut und wachsen stark, meinen die Mütter, die es wünschen.

Wenn eine Mutter durch den Kaiserschnitt oder durch die Sektion von ihrem Kinde entbunden wird, so macht nach dem hiesigen Volksglauben — ein rührender Zug im Volksgemüthe — selbst die todte Mutter noch einmal die Augen auf, um das Kind anzuschauen.

Ein Kind, welches „die Hep" nicht hatte, soll (oder muß) nach dem Volksglauben später die Bräune bekommen, welche Ueberzeugung so fest wurzelt, daß beim diphterietranken Kinde oft ausdrücklich von Seite der Eltern versichert wird, daß das Kind die Hep' „ganz richtig" gehabt hat; wie lange wird dieser Glaube noch haften?

Die Hasenscharte soll von dem Verschauen der Mutter an einem häßlichen Menschen verursacht sein.

„Brüchige Kinder" zog man früher durch Erdlöcher oder einen Holzspalt; diese an manchen Orten Bayerns noch geübte Methode stellt eine auf urzeitlichen Anschauungen beruhende Wiedergeburt vor durch den Schooß der Mutter Erde; eine verbesserte Auflage des Kindes soll das Resultat sein.

Das Angewachsensein des Zungenbändchens, das früher vom Volke so häufig als Ursache des Stotterns und Lallens[1]) angesehen wurde, ist durch die besser geschulten

---

[1]) Ueber die Sprache-Anomalien der Schulkinder d. Bez. Tölz. Zeitschrift für Anthropologie 1886.

Hebammen der Neuzeit seltener der Grund mütterlicher Besorgniß; die neueren Hebammen lassen sich auch nicht mehr mit Schnaps oder Bier regaliren bei ihrem verantwortungsvollen Berufe, wie es früher gebräuchlich war während und namentlich nach der Geburt (Kindsschmaus). Wechselbälge und verkrüppelte Kinder, Trotteln, Lappen, Lallen ꝛc. entstehen durch Hechseneinfluß, Bezauberung oder den bösen Blick, nach der (allerdings immer seltener werdenden) Anschauung aller Mütterchen; es sind dieß die Beschrei-, Vermeint- und Verneidkinder. Ueber die Kinder-Amulete (Frais-Beterl, Skapulierfleckl ꝛc.) war schon in früheren Capiteln gesprochen.

Die erste oberbayerische Findelstube wurde 1498 zur Verhütung des in den Städten häufigeren Kindsmordes im Bürgerspitale zu München eingerichtet.

Waisenhäuser waren eingerichtet u. A. in Länggries (v. Hörwart'sches Waiselhaus), in Reichersbeuern (v. Preysing'sches Waiselhaus 1749) in München ꝛc.

XLVIII.

Männliches.

Daß die Castration (der Thiere) keine deutsche Erfindung ist, geht schon aus dem Namen dieser Operation hervor und auch aus den Benennungen der so verstümmelten Thiere (Wallach, wälscher Hahn). Die Castration des Widders (Hammels) mittelst Schnitt ist hierzulande erst seit dem Ende des 18. Jahrh. bekannt und geübt; verschnittene Pferde lernte das mittlere und westliche Europa aus der Wallachei und aus Ungarn kennen, weshalb ein solches Pferd im Französischen cheval hongre heißt.[1] Die Germanen lernten die Castration für Viehzucht-Zwecke von den Nachbarvölkern; sie wurde zuerst durch Zertrümmerung des Hodens (eine noch zur Zeit Karls d. Gr. geübte Strafe bei Männern) mittelst Steinen, dann durch Umschnürung mittelst Stricken, spät erst durch den weniger gefährlichen Schnitt (Schnittärzte) ausgeführt.

---

[1]) Weigand l. c.

Die Männer, welche am längsten im Bette liegen bleiben, sind die Pfingstlümmel, Pfingsthammel; die Männer haben auf Pfingsten ihren Tag, die Weiber am Palmsonntag; der Pfingsthammel, im Schwarzwald, erhält in seinen Beutel Eier zum Geschenke.

Die Bruchschneider des Mittelalters hatten bereits die Ueberzeugung, daß der günstige Ausgang der Operation zum Theil von der Schnelligkeit der Ausführung derselben abhinge (cfr. Laparotomie); sie nahmen deshalb auf den im Bruchsacke liegenden Hoden oder Samenstrang wenig Rücksicht, die wohl oft genug in den Bereich des Messerschnittes gefallen sind; aus jener Zeit der wandernden Schnitt- und Bruchärzte stammt wohl auch der Volksglaube, daß „brüchige" Männer impotent seien; ein Bursche, der wegen „Leibschadens" von „der" Militär frei geworden, hatte bei den Mädchen seines Dorfes manches Vorurtheil zu überwinden.

Aus der Zeit der fahrenden Schnittärzte stammt auch die Verwendung der Scharnikel-Wurzel (s. Cap. XXII) zu einer mittelst Butterschmalz bereiteten Bruchsalbe, die diese Aerzte auflegten auf die Wunde nach der Herniotomie; das Volk aber legte der Salbe größere Wirksamkeit bei und ihr Heilwerth hat sich deshalb noch im Volke erhalten.

Der Tag der Freya,[1]) (der Freitag), der germanischen Göttin der Liebe, der Gebärenden, der Fruchtbarkeit und der schönen Jahreszeit, lebt in der Erinnerung im Volke noch fort; die Antlaß-Eier, d. h. in der Charfreitag-Nacht gelegte Eier, „die der Henne schon in der cloaca („im L . . .") geweiht sind", bewahren nach dem Volksglauben den, der sie ißt, vor Leibschaden; solche geweihte Eier schenkte die Hausmutter besonders dem Hausvater oder den Mannsten, d. h. den Mannsleuten des Hauses, oder sie schlug sie in die

---

[1]) M. Busch l. c. S. 75.

[2]) Eigentlich Tag der Fria oder Frigg, der Gemahlin Wodans, die vielfach in Freya übergeht. — Es gibt Landleute, die absolut am Charfreitag Waizen bauen.

Teigfiguren des Osterbrodes ein, mit dessen Genuß das belebende Element in Wirksamkeit treten sollte. — Die Häringsseele, d. h. die sog. Seele (Luftblase) des fruchtbaren Heerfisches, am Charfreitag gegessen, war ein Mittel gegen Impotenz und Lumbago; der Hasenlauf eines am 1. Freitag im März geschossenen Hasen desgleichen. — Am sog. „Viehfreitag" im Juli wird der Segen für das Gedeihen und die Fruchtbarkeit des Viehes hierzulande ausgesprochen.

Die männliche Potenz zu steigern, werden folgende Mittel gerathen: Eier, Sellerie und Krebse; namentlich aber die Ostereier, Osteras-Eier (Osterhaas nach Kleinpaul,[1]) d. h. die am Ostersonntage am geweihten Osterfeuer gesottenen Eier, die Sinnbilder des neu beginnenden Naturlebens.

XLIX.

Die verschiedenen Krankheiten und ihre Mittel.

Obwohl wir im Bisherigen schon die einzelnen Volks-Mittel zum größten Theile aufgeführt haben, erübrigt es uns doch noch, auch auf einzelne Krankheiten besonders einzugehen.

a) Scharbock (Skorbut).

Der Name dieser Krankheit tritt erst im 16. Jahrhundert auf; sie muß nach den verschiedenen Volksmitteln, die gegen sie empfohlen werden, früher häufiger gewesen sein, vermuthlich wegen der Eintönigkeit der schweren, salzarmen und weniger gewürzreichen[2]) Kost in früheren Zeiten. Das Schmiedewasser, der scharfe Bitterstoff im Safte des Scharbockkräutls (Ficaria ranunculoides), der Borrh, der Sauerampfer, die Kresse,

---

[1]) „Mythologische Verschiebungen" in der Beilage z. Allg. Ztg 1887, Nr. 243.

[2]) In dem Gewürzmangel liegt auch der Grund, warum früher manchen „Gewürzen" eine Heilwirkung zugeschrieben wurde, die wir heutzutage kaum anerkennen.

die Hefe, das Bier ꝛc. sind vom Volke empfohlene Mittel gegen dieses Leiden, das aber wahrscheinlich oft mit Syphilis verwechselt worden ist.

b) Blutungen.

Blutungen hören nicht selten sondern oft von selbst auf. Das Abbeten mittelst aus dem Heidenthume entnommener Sprüche wird also auch nach dem Grunde: post hoc, ergo propter hoc [1]), öfters geholfen haben (s. Cap. VIII). Gegenreize bei Blutungen sind: das Abschnüren des kleinen Fingers der betr. blutenden Nasenseite und Hochhalten desselben, kalte Uebergießung des Nackens bei Epistasis; Kochsalz-Lösungen, die bei der Cholera zur Belebung des Kreislaufes injicirt werden, nimmt das Volk innerlich bei Hämoploe; in blutende Wunden streut man aufsaugende Pulver, die das Blut gerinnen machen (Semen lycopodii, den Staubpilz-Puder, Kohlenpulver ꝛc.), oder man legt ein engmaschiges Gewebe auf (Zunderschwamm, Spinnengewebe) oder man übt einen Druck aus durch geweihte Münzen (namentlich neue werden bevorzugt; alte Münzen werden wegen der Blattern gefürchtet). Daß man die Blutungen auch durch Talisman und sonstige derartige Mittel zu verhüten und zu beseitigen versucht, ist natürlich selbstverständlich; dahin gehört: das Tragen eines Frauenthalers, das Halten eines Blutsteines, [2]) das Trinken des eigenen Aderlaßblutes oder des Absudes der Eichenmistel (s. S. 128 und S. 217), der Absud einer Goldmünze ꝛc.

Je größer die Goldmünze, desto besser; sie wird in einer Pfanne stark erhitzt, darauf in ein Glas Wasser geworfen und dieses dem Kranken zum Trinken gegeben. (Mittheilung aus Hechenberg.)

Das Wirksamste aller Volksmittel in dieser Richtung (d. h. gegen Blutungen) ist das Einstreuen von Alaunpulver

---

[1]) Mittel derart sind auch hierzulande das Verbrennen eines Leinwandfleckchens, auf welches 3 Tropfen Blutes des Blutenden gefallen sind.

[2]) Röthel, Thoneisenstein, Lapis sanguinalis, Lapis haematites.

und (wenn auch weniger empfehlenswerth) das Eingießen von Galläpfeltinte (Gerbsäure), weil sie gleichzeitig Antiseptika sind; außerdem werden auch zum Blutstillen benützt die wolligen Kolbenhaare des Moos- oder Schilfrohrs[1]) (Typha latifolia) (wie Penghawar Djambi) und die Blätter der Günsel (Ajuga consolida, gonsol (ida), günsel, auch Walh-Wurz früher genannt).

c) Wassersucht.[2])

Wir haben schon in Capitel XXII. S. 105 die pflanzlichen Mittel, die gegen Wassersucht angewandt werden, größtentheils angeführt, z. B. Schwarzkirschenwasser, Kranawittbeeren und -Gipfel, Sommerroggen, Kleesamen, Anis, Hagebutten (Hölschebölsch), Meerzwiebeln, Hanfsamen, Petersilie 2c. 2c.

Von sogen. Sympathiemitteln ist zu erwähnen: Man kocht[3]) mit dem Urine des Kranken (die materia peccans) ein Muesl, bindet dasselbe in einen Tuchlappen und hängt diesen in das „rinnende" Wasser, das die Geister scheuen und das die schadhaften Stoffe ausschwemmt, oder man schneidet in den Baum oder gräbt in die Erde ein Loch, in welches man den Krankheitsstoff versteckt. Nach dem Volksglauben geht dann dieser auf den Baum, den Boden 2c. über und verschmilzt und verschwindet in dessen Lebenskraft.

d) Die Gelbsucht.

Dieses Krankheitssymptom war bis auf die neueste Zeit eine harte Nuß für die Aerzte, solange noch das logische

---

¹) Es steckt meist hinter dem Haus-Kruzifixe.

²) Ahd. wazirsuhtig, wazzarsuht.

³) Mit dem Urin des Kranken kocht man auch ein geschenktes Ei (die gekauften sind ja meist verhexht) hart und vergräbt dasselbe in einem Ameisenhaufen; je größer der Ameisenhaufen, desto rascher verschwindet alsdann das Fieber.

Denken allein das Scheidewasser bildete, um aus dem Erze der Beobachtung am Krankenbette das Edelmetall der medizinischen Erkenntniß zu trennen; die Galle, der hippokratische Kardinalsaft, der Helmont'sche Lebensbalsam, das Paracelsus'sche Unkraut im thierischen Haushalt ist die Ursache der Gelbsucht und alle diese Anschauungen der Alten spucken noch da und dort im Volke und damit auch die alten Heilmethoden.

„Hat sich die Galle ausgegossen", so sind natürlich die Pfuscher und die „guten" Freunde sofort mit einer Reihe von Mitteln zur Hand, um die „verstopfte Leber" wieder frei zu machen. Eine lebende Schleihe oder eine „Schwarz"-Nase wird auf den Bauch des Patienten gebunden; sie muß sich auf demselben zu Tod zappeln; wird der Fisch roth, so ist die Gelbsucht weg; der „schwarze" Fisch zieht die Gelbsucht (Krankheitsstoff) an; auch der „schwarze" Hund, der den icterischen Harn trinkt, übernimmt den Krankheitsstoff; an Stelle des Harns wird auch das mit icterischem Harn befleckte Hemd oder ein abgerissenes Stück desselben genommen, ohne ein Wort zu reden und ungesehen in's Feuer[1]) geworfen unter Anrufung „der drei höchsten Namen"; auch das sogenannte Loretto-Glöckchen[2]) wird an einer Schnur über der Leber aufgehangen; in der Hand des Sympathie-Kurirers läutet es über der kranken Stelle (Leber oder sonst wo) am stärksten; es wird dann nach einem geliehenen oder geschenkten fremden Gegenstand am Körper des Kranken gesucht (Nadel, Blumen, Kleider); dieß ist der vermittelnde Gegenstand, der den Einfluß der Unholdin, Hexe übertragen hatte. Drei Tage darf nun der Kranke

[1]) Feuer ist eine Schutzwehr gegen die Krankheits-Geister; ebenso Lärm und Gepolter. Das Glockengeläute bei Gewittern ist ein bedeutsamer Rest jener Uebung.

[2]) Das Glöckchen von Loretto (Santa casa) scheint durch Wallfahrer hieher gebracht worden zu sein.

nichts mehr ausleihen; die erste Person, die nach diesen drei Tagen kommt, um etwas zu borgen, das ist die Person, „die's angethan hat", die die Gelbsucht veranlaßt hat.

Namentlich ist es die schwarze Gelbsucht, die dem Volke besonders imponirt (s. Cap. XXI S. 88). Aderlaß, Abführmittel, Fußbäder ꝛc. dürfen natürlicher Weise bei der volksthümlichen Behandlung dieses Krankheits-Symptomes nicht fehlen, wobei der icterische Harn dem Kranken das Beunruhigendste ist.

e) Augenkrankheiten.

Es gibt wohl kaum ein kaltes, frisches Brünnlein an oder in einer Kapelle in unserem Gebiete, das nicht einen Ruf als „gutes Augenwasser"[1]) hätte, welche Berühmtheit durch die besseren Augenärzte des 19. Jahrh. immer mehr abnimmt; das Taufbrunnenwasser von Fischbach, dem ältesten zu Heilzwecken verwendeten Wasser, bis zum Wasser von Lourdes, alle haben sie bei Augenkrankheiten zu Heilversuchen gedient, namentlich bei der sogen. Gelbsucht der Kinder (Blenorrhoea neonatorum) und beim Staar der alten Leute; gegen Bindehaut-Katarrh nimmt das Volk den in guter Milch gekochten Hohlerschwamm; auch die „Bletschen" (s. S. 102) werden übergelegt; die in der guten Milch gekochten Schwalbennester werden bei Katarakt der Augen angewandt. Um Fremdkörper aus den Augen zu entfernen, wird Tabak geschnupft oder ein Krebsauge[2]) eingelegt.

---

[1]) Eine Quelle nördlich von Traunstein war im Anfange des 17. Jahrhunderts besonders besucht von Augenkranken, welche „Steinl in den Augen" hatten. Der Glaube an die Heilkraft der Quelle hat sich aber im Volke ganz verloren.

[2]) Schon von Fabricius Hildanus empfohlen. T. Geiger nahm gepulverte Perlen gegen Hornhautgeschwüre; „wer erinnert sich da nicht der Calomel-Wirkung?" (v. Kerschensteiner.) Die gleichmäßig runde Form der Krebsaugen hält die Lidschlag-Reibung etwas mehr ab.

Gegen das Schielen der Kinder ist das alte Heilmittel, durchlöcherte Wälschnußschaalen vor die Augen zu binden, früher im Gebrauche gewesen; die sichtbaren Resultate der Schieloperation hat dieses Volksmittel nahezu beseitigt.

Gegen die scrophulösen Augenkrankheiten wird ein Ohr-Ring eingehängt (s. Cap. X. S. 38).

Bei geschwollenen Augenlidern (Blepharitis ciliaris) wird Eigelb mit Bleizucker abgerührt umgelegt, auch frisches Fleisch als Ueberschlag verwendet.

Die Verwendung von Thiergalle (Fuchs, Fisch) bei Hornhauttrübungen, welche Dr. Flügel (l. c. S. 61) als wirksam erklärt, findet, wenn auch selten, auch hier noch statt; desgleichen wird für das gleiche Leiden ein Schwindbeutel umgehängt: 3 Aeugerln vom Hollunder, 3 Gerstenkörner und 3 Stückchen der Felbwurz.

f) Beinbrüche.

Die „Beinbruch-Einrichter" sind die schlimmste Sorte von Pfuschern; ihre Kunst (?) besteht darin, durch forcirte Streckung und Beugung mit Drehung der gebrochenen Gliedmassen die Zerreißung der Weichtheile (Muskel, Beinhaut) noch größer zu machen und durch die größere Gewebslücke den Organismus zu stärkerer Reaction reichlicherer Callus-Bildung anzuregen. Die Ursache des Bedürfnisses ist nach dem Pflüger'schen Gesetze auch die Ursache zur Befriedigung des Bedürfnisses (durch stärkere Callus-Brücke). Dem Volke ist natürlich das nach dieser gefährlichen Einrichtung aufgelegte Pflaster des Pfuschers (Dörrband) das wichtigste. Als solche Beinbruchpflaster hatten früher einen Ruf: das Euphorbium-Pflaster, das antiseptische Wirkung hatte bei komplicirten Beinbrüchen und Beinfraß, und das Emplastrum solare.[1])

[1]) „Euphorbium est gumma cujusdam arboris und ist gut, wenn einem der Waden abgeschlagen wurde; es macht neues Fleisch und einen ganzen Wadel und ein gutes Hosenbein."

In einer Marktordnung für die Propstei Berchtesgaden 1628 ist geboten: „Gleichwie verboten ist, fremde Aerzte und Bader ohne Erlaubniß der Obrigkeit hereinzubringen, also und um so viel mehr werden alle Brunnenschauer, Freller und Frellerinen (Pfuscher), die der Profession nicht seind und keine obrigkeitliche Erlaubniß haben, in Krankheiten, offenen Schäden und was sonst für Kuren es betreffen mag, gänzlich abgeschafft (leider niemals durchführbar) und sollen dieselben hinfüran nit allein nebst Hinwegnahme ihrer Schmierbereien, sondern auch die Patienten oder welche sie dazu verleiten, empfindlich bestraft werden.“

Nach Beinbrüchen benützt das Volk das balneum animale, das warme Blutbad, Einreibungen mit Franzbranntwein mit und ohne Salz, Arnikageist, Tröbernbäder, Ameisengeist ꝛc.

g) Nervenkrankheiten.

Diese Krankheiten, von den Aerzten früherer Jahrhunderte fast gänzlich unverstanden und deshalb auch meist erfolglos behandelt, wurden und werden zum Theil noch vom Volke aufgefaßt als Störungen des Organismus, herbeigeführt durch Dämonen-Einflüsse; bei ihrer volksthümlichen Behandlung hat sich am längsten auch die in früheren Kulturepochen übliche Beschwichtigung und Beseitigung dieses Dämons durch die schon besprochenen Mittel erhalten; die Vorstellung, daß man durch einen zweiten Tod, namentlich eines „unschuldigen“ Kindes, einer „reinen“ Jungfrau den Geist (den unruhigen Geist früher Gestorbener) beruhigen könne (eine im Kannibalismus des Urmenschen wurzelnde Vorstellung),¹) hat sich im Volke gegenwärtig nur mehr in Rudimenten erhalten. An Stelle des unschuldigen, lebenden Kindes traten im Laufe der Zeiten: das todte Kind, das noch nicht geborene Kind, die Placenta, das Kinds-Netz, das Fingerchen der Kindsleiche; an Stelle der reinen Jungfrau tritt das erste Menstruationsblut, das Hemd, der Finger der Leiche; an Stelle des Menschenopfers tritt:

¹) Andree wies nach, daß der Cannibalismus einst die ganze Welt erfüllte.

das Menschen- und Thierblut, das Blut Hingerichteter, Leichentheile, Hirnschaale, Galgenstrick, Gottesackererde, Sargholz, Leichenwaschwasser rc.

Die von solchen Nervenkrankheiten (Eklampsie, Epilepsie, Tetanus, Veitstanz, Hysterie, Lähmungen, „Schwinden“, Geisteskrankheiten rc.) Befallenen waren nach den früheren Anschauungen gepeinigt durch die Unruhe eines nach Seelen (Ueberlebender) gierigen Geistes (früher Gestorbener); dieser Geist konnte erst beruhigt werden durch beschwichtigende Opfer oder durch Geister austreibende Mittel, z. B. durch noch kräftigere Geister (Exorcismus, Salbung, Hostieneintheilung) oder sonstige die Geister vertreibende Handtirungen: Brennen, Geruch (Hechsenkräuter), Lärm (Loretto-Glöckchen) rc.

Dieses vorausgeschickt werden uns die gegen oben aufgeführte Krankheiten angegebenen Volksmittel verständlicher; z. B. das Blut eines Hingerichteten war durch das ganze Mittelalter Deutschlands, ja selbst bei den Römern (Areläus, Tertullian) ein Mittel gegen die Epilepsie; das Blut dreier unschuldiger Knaben forderte 1492 ein Zauberarzt, um den Papst Innocenz VIII. zu heilen; die Kinder starben, der Papst auch, der Arzt aber entkam.[1]) Der Alles beseligende und kräftigende Göttertrunk rohen, warmen Blutes mußte nach den früheren Vorstellungen sicher auch die Quälgeister beruhigen. Die Germanen setzten an die Stelle des Blutes ihrer Stammgenossen das der Kriegsgefangenen, die christlichen Deutschen das Blut der Thiere (Gemsröth, Steinbockröth, Taubenblut, Ochsenblut), Kalbs-Nachgeburt, frisches rohes Fleisch, das balneum animale, die warme Hundshaut; die Nachgeburt ist jetzt wohl in richtig verwalteten Gegenden mit guten Hebammen verschwunden als rudimentärer Ersatz des Kindes-Opfers. Vor mehreren Dezennien aber war dieselbe noch ein Volksmittel, wie jetzt noch in Steiermark; aber ein das

[1]) Reumont (Lippert, Kulturgeschichte).

Thieropferblut ersetzender Brauch, der jetzt noch geübt ist, ist das balneum animale; der gelähmte oder schwindende Theil wird in's „G'wanip", d. h. den hohlen, mit Gedärmen noch erfüllten Leib eines eben geschlachteten Thieres (Ochs, Schaf) gesteckt und einige Zeit darin behalten. Das Beseligende, Belebende, Kräftige des warmen Blutes, das Leben (anima, animale) selbst sollte gewissermaßen per respirationem insensibilem in den gelähmten Theil gelangen. (Die betr. Theile werden durch ein solches balneum animale stark aufgeweicht und die Haut wie die der Wäscherinen stark runzelig.) Ueber die Hundshaut s. Cap. XXXII. Man opferte auch Tauben den Schicksals-Göttern; Taubenblut und Schwalbennestasche, warmes rohes Taubenfleisch sind ja noch heute ein Volksmittel gegen Epilepsie u. A.

Geisterdertreiber sind besonders St. Veit und St. Valentin, die beiden Exorcisten, die an Stelle der germanischen Gottheiten oder des griechisch-römischen Apollo's getreten sind. Die dem Gotte Thor heilige Eiche, die darauf schmarotzende Mistel,[1]) Viscum album, und der darauf lebende Hirschschrötter sind Mittel gegen die Epilepsie, das schon die Druiden[2]) gaben, um den Menschen Kraft und Fruchtbarkeit zu verleihen; die göttliche Eiche verleiht der auf ihr schmarotzenden Mistel eine solche Kraft, daß der vom Körper des Kranken Besitz ergreifende Geist diesen, den besessenen, verläßt, wenn man ihn in Berührung bringt mit der Eichenmistel.

Einzelne Amulete sind nach dem Volksglauben im Stande, den Krankheits-Geist besonders zu verlocken, aus dem Besessenen herauszufahren und wieder Besitz zu ergreifen von seinem früheren unheimlichen, giftigen Platze; z. B. die Natter

---

[1]) Welcher Mensch unter 7 Jahren ist, ißt derselbige die Mistel, so berührt ihn der Vollent (Teufel, fallende Sucht) nimmermehr. (Schmeller L 715.) Ueber die Mistel s. S. 210 und 128.

[2]) Hahn, Dissertatio de medicina Germ. veterum.

(Fraisbeterl, Schwindbeutel rc. Capitel XXIX), das Harmel, die Kröte, Blindschleiche, Maus rc.

Gegen das Schwinden (Schwindsucht) soll auch das Tragen eines „irchenen Schwindbeutels", der gefüllt sein muß mit Schwindholz, der Schwindwurz und Gottesackererde, helfen.

Weitere die Geister verscheuchende Mittel sind andere Amulete (grüne Steine, Korallenketten, Frauenthaler), *geweihte Gegenstände*, z. B. ewiges Lichtöl (bei der epileptischen Aura zu nehmen.

In einigen Gegenden Bayerns und Oesterreichs wird auch gegen *Kopfschmerzen* und *Augenübel* benützt das Tragen eiserner Reife von etwa 20 Ctm. Durchmesser, die man während der Messe in den Wolfgangs-Kapellen auf den Kopf legt, und das Herumgehen um den Opferaltar nebst der erforderlichen Geldspende.

Ferner „*schwarze*" *Tücher* über den Kopf des Epileptischen zu werfen, und *das Brennen* der Epileptischen mittelst Brenneisen.

Das Brennen mit dem Eisen nahm bereits H. Boerhave vor als Mittel der rationellen Medizin.

Er beseitigte eine unter den Kindern einer Armen-Anstalt in Harlem überhand nehmende, durch psychische Ansteckung verbreitete Epilepsie dadurch, daß er *Gluthpfannen* und Brenneisen in's Zimmer setzen ließ und den Kindern mit der Anwendung des Glüheisens drohte. — In Bengalen brennt man die Stirnhaut der Epileptischen mit einem glühenden Metallknopf bis auf den Knochen. — Der Mönch Konrad von Scheyern schreibt 1241: ad capitis dolorem . . . . incenditur sic (unter Hinweis auf eine Abbildung im Texte des Buches) cum cauterio rotundo, in capite vero cum lato.

Eine volksthümlich neue Art der Brennung aber war die von den Klostermönchen von Tegernsee eingeführte Brennung der Epileptischen mit Brillenglas (*Brennglas*), welche durch nachfolgende Urkunde aus dem Jahre 1452 bezeugt ist, die der Verfasser der Güte des Herrn Oberamtsrichters Wessinger in Miesbach verdankt. Da dieselbe ein kulturgeschichtlicher Beitrag zur Volksmedizin des bayer. Oberlandes ist, so lassen wir sie nachfolgen.

De lapide epilepticorum et ejusdem usu (1452).

Quia circa ustionem epilepticorum in hoc loco cum lapide berillo [1]) a retroactis longis temporibus practicatam quibusdam dubius vehemens et scrupulus inerat, si licita foret, super quo et saepius Doctores tam theologi quam physici sed et aldii sapientes et litterati consulti inter se et in suis responsis diversi [2]) fuere, quapropter ad tempus hujusmodi fuit practica suspensa nec non penitibus [3]) intermissa.

Venit anno D[ni.] MCCCCLII Reverendissimus in Christo Pater Dominus Nicolaus Tit. S. Petri ad Vincula Cardinalis et Apostolicae Sedis legatus vir in omni arte [4]) et scientia eruditissimus, in praesenti per triduum loco personaliter constitutus, desuper interrogatus et consultus respondit, quod ustio jam dicta foret omnino licita et sine conscientiae scrupulo fieri posset et debeat cuilibet patienti, docens nihilominus ex physicis et naturalibus ad talismodi ustionem cum lapide praenominato curationis effectum naturaliter consequi. Insuper et merita Sanctorum juxta devotionem fidelium et fidem devotorum naturam effectus patrocinarii dubium vel indecens non esse. Suasit denique ne ad cujuslibet errantis conscientiae dictamen si aliud

---

[1]) Das Brennen geschah auch bei Asthma, Asphyxie, Amaurose; nach Osiander's Angabe will sogar ein Augenarzt mit dem Brennspiegel einen Staar geheilt haben; lapis berillus = B'rillglas (Adamas) wird auch den Mondsüchtigen empfohlen. Die Indianer am Orinocco lassen den Epileptischen grüne Amazonensteine in Wunden einheilen; grüne Steine sind Amulete hierzulande gegen Zahnfraisen; der Berillstein ist ebenfalls grün.

[2]) Anmerkung in dem Original: De adustione lapidis Responsio Thomae Hasselpach et Johannis Keck ad limina St. Quirini an sit licita vel non? J 10 Ms. in Bibliotheca (zu Tegernsee).

[3]) Dieses Verbot und die Gewissensskrupel der Mönche sprechen für den heidnischen Ursprung des Gebrauches, Epileptische zu brennen.

[4]) Die ars bezieht sich hier wohl auf die Glasmacherei und Gießerkunst.

nihil obstiterit, usus practicus obmitteretur iterum ne ritus hujusmodi fratribus fiat onerosa aut vitae regulari ut cunque praejudicialis non a fratribus neque intra loca conventualia sed alibi opportunius loco et tempore nec non a personis quibus hoc congruit, fieri debebit. Praeterea sunt informandi patientes quod hujus ustio ignis nihil divinum aut miraculosum in se contineat nec curationem inde sequentem novo Dei aut Sancti miraculo attribuant sed lapidis „virtus naturalis" exponatu reisdem nihilominus Deum et Sanctos in suis operibus glorificent et laudent qui opere naturae medicante vel prout volunt aegrotos possunt salvare.

Sunt etiam qui sanantur exhortandi ad gratitudinem reddendam Deo et Sancto Quirino[1]) et ad aliquot Pater noster quotidie vel certis diebus dicendum. Similiter et qui minime sanantur quatenus Deo et Sancto permaneant devoti ac in puritate vitae deserviant spe bona misericordiam praestullantes hic et in futuro.

Anno domini MD (1500) die assumtionis Mariae, quando Dns Hainricus Abbas modernus fuit confirmatus in Frisinga Dominus egregius et reverendus in Christo Pater pro tunc Vicarius generalis Ecclesiae praedictae Frisingensis, dictus Dominus Doctor Johannes Schrennck in praesentia praedicti nostri Abbatis nec non sine Prioris Augustinii atque fratris Chrysogoni[2]) publice permisit atque approbavit usum crystallis[3]) seu berilli pro cura infirmorum caduco morbo patientium, dicens esse licitum et naturalem

---

[1]) St. Quirin wurde zu Tegernsee verehrt; sein Blut wird noch in einem kelchartigen Gefäße aufbewahrt.

[2]) Es ist dies sehr wahrscheinlich der nämliche Frater Chrysogonus, welcher im libellus medicinalis des Klosters Tegernsee 1497 als ein großer Chirurg bezeichnet wird. (H. D., Archiv v. Oberbayern I.)

[3]) Durchsichtige und geschliffene Gläser galten für Krystall oder Edelstein damals: Beryll = ein edelstein, gestalt als glas oder eyse (Weigand I. 238).

dummodo fiat prout determinatur immediatae supra in responsione Domini Nicolai Cardinalis de Cusa.

Dieses Original ist sicher ein Hinweis, wie man früher in Klöstern Heilmittel machte; wenn es auch nicht mit Worten direkt ausgesprochen ist, so läßt es sich doch zwischen den Zeilen lesen, daß die Mönche des Klosters begründete Zweifel hatten, ob man ein (wahrscheinlich in der Kloster-Glashütte erzeugtes) Brennglas[1]) als „Heilmittel" verkaufen dürfe. Vielleicht hatte auch das Tragen und Beschauen des glänzenden Berylsteines eine hypnotisirende, die epileptischen Anfälle hindernde Wirkung.

Die weiteren Mittel gegen Krämpfe, Convulsionen ꝛc. sind die „stark riechenden" Hechsenkräuter (s. Cap. XXII S. 107); einem von hysterischen Krämpfen geplagten Bauernmädchen rieth u. A. ein sogen. Bauerndoktor, sie solle vor Mitternacht ihren Urin lassen in ein Geschirr und dabei drei „Vater unser" sagen, so wird sich ihr die Hechse, welche Schuld an ihren Krämpfen sei, zeigen.

Gegen die Frais der Kinder wird der „Fraisbrief" dem Kranken 3 mal vorgelesen, dann auf die Brust gelegt „bis sich's ändern thut, zum Leben oder Sterben"; mit dem Fraisbriefe können 77 Fraisformen getödtet werden nach der Angabe des Verfertigers desselben.

h) Hautkrankheiten.

Wir haben schon oben in Cap. XXI S. 91 die verschiedenen volksthümlichen Bezeichnungen der Hautkrankheiten angeführt und auch in den andern Capiteln die dagegen angewandten Mittel angegeben. Ergänzend wollen wir noch hinzufügen: Zum Erhalten des schönen Haut-Teints, „zum Schönwerden", benützen Mädchen und Frauen Weidenblüh-Wasser,

[1]) Mit dem Brennglas wurde am Charsamstage das hl. Feuer am Lichte der Sonne entzündet in Freising (Urkunden bei Geiss bezeugen dieß. Prof. Sepp).

Hauswurz-Saft, Märzenschneewasser, Lavendelblühwasser,[1] Liebstöckl;[2] für Sommerflecken (Mörl) und Leberflecken (meist chloasma uterinum) den Wälschnußsaft und Hauswurzsaft; der „Wolf" (intertrigo, 1768 „die Verwundung postreitender Leute") wird mit Hirschunschlitt behandelt. Die Excoriationen der Gerber werden mit Citronensaft, Spitzwegerichsaft ꝛc. antiseptisch behandelt. Hühneraugen mit Kataplasmen von Zwelschken, Wegwartwurzeln (Cichorium Intybus), schwarzem Schneckenschleim, schwarzer Seife und Baumöl; der „Baumhackel" (eczema) mit Backschmalz; die „g'frörte Haut" (Congelatio I. Grades) mit Erdbeeren (s. S. 121), mit warmem Tischlerleim; das Antonifeuer, die Antoniplag mit Kuhdreckwasser, das das Feuer löschen soll. Verbrennungen der Haut behandelt man mit Leinöl und Kalkwasser, Lilienöl; gegen den Impen- und „Wepsen"stich legt man Erdrasen (Wasen) und den Wasser-Münzaufguß über; gegen Läuse werden benützt: Waschungen mit Sefelbaumwasser, Frauenmantelthee, Kartoffel-Sudwasser; gegen Warzen[3]) helfen eine Reihe von sog. Sympathie-Mitteln (Vergraben eines Bindfadens unter der Dachtraufe; in den Bindfaden sind so viele Knöpfe gemacht, als Warzen vorhanden sind ꝛc. ꝛc.); ferner die verschiedenen Warzenkräuter: Wolfsmilch (Euphorb. cyparissias), Daphne mezereum (Seidel-

[1]) Diese Blumen gaben aber nicht bloß ein Cosmeticum, sondern 1682 auch ein „angenehmes herzerquickendes Schlagwasser, welches sonderlich in den Mund genommen, den Wehetag des Zahnens stillen und den ausgemattelen Kopf, sonderlich derjenigen, so studieren, stärket."

[2]) „Das Frauenzimmer liebt für anderen um vielerlei Ursachen willen auch dieses Gewächs, sonderlich aber darum, weil es soll schöne und klare Angesichter machen; denn sie nehmen entweder die Blätter oder die Wurzeln und heben solche Wasser zu einer Schminke das ganze Jahr über auf.

[3]) Das schon im ahd. vorkommende Wort warza kommt nach Weigand (l. c. IV 1054) mit dem lateinischen: verruca aus einer Wurzel; die Warze ist demnach eine der ältesten Bezeichnungen für solche Hautveränderungen. Einen lesenswerthen Artikel über Warzen brachte der „Sammler" 1887 Nr. 136.

bast), Chelidonium majus (Schöllkraut, Warzenkraut) und die verschiedenen Sedum-Arten; diese enthalten alle einen ätzenden, beizenden Saft; andere lassen die Schnecke darüber kriechen ꝛc. Die in die Haut eingezogenen Fremdkörper[1]) muß man verbrennen, vergraben oder in den Abort werfen nach dem Volksglauben; den Baumhackl (s. S. 91) bekommt man, wenn man Wasser mit den sog. Wasserschnacken trinkt.

Es ist hier die beste Gelegenheit zum Uebergang auf eine Hautkrankheit, die im Mittelalter sehr viel häufiger war und jetzt im bayerischen Oberlande gänzlich verschwunden ist, die

i) Lepra,

der Aussatz, ahd. misalsuhti, d. h. miesalig, maserig gefleckte Sucht.

Schon 1168 werden Leprosi in gemeinschaftlicher Pflege zu Kelheim erwähnt. Riezler[2]) findet dieser Krankheit erste Erwähnung in Bayern im Anfange des 12. Jahrhunderts; der letzte Herzog von Steiermark starb daran. Die Sage läßt auch die Kaiserin Beatrix, die Gemahlin Friedrichs, durch den Gebrauch der Corbinians-Quelle zu Weihenstephan von ihrem Aussatze befreit werden.

Die Aussätzigen[3]) wurden im frühesten Mittelalter unter einer Art von Leichengeleite aus der Stadt hinausgeführt und in Hütten (Siechenhütten, Leprosenhäuser, die sich nach und nach zu Siechendörfern[4]) entwickelten) untergebracht. Man hieß deßhalb die Leprosen auch „Sondersiechen", „Feldsiechen", „Ausgemärklen", „Ausmärkinger", d. h. aus der Mark-Ge-

---

[1]) Schreiner und Schuster leiden am häufigsten hier zu Lande an Panaritium.

[2]) Geschichte Bayerns.

[3]) Sie hießen auch Lazári, daher auch unser jetziges Lazareth.

[4]) Sie lagen meist an Bächen (Siechenbächen), in welchen sich die Leprosen baden konnten, oder bei hl. Heilquellen; bei Moosburg hatten sie sich z. B. am Helfenbrunn gesiedelt; auch bei Tölz ist ein solcher Siechenbach mit dem Reste des Badehauses.

nossenschaft Ausgeschiedene (1455), Bezeichnungen, die alle an die alte Sitte erinnern, unheilbare Kranke, wenn sie der Sippe zur Last geworden, zu verstoßen und zurückzulassen; in die Siechenhütten wurden sie eingesperrt, ohne daß man ihnen weitere Hülfe bot; erst seit dem Entstehen von Leprosenhäusern durch die christlichen Orden während und nach den Kreuzzügen war ihr Loos ein weniger grausames; solche Leprosenhäuser bestanden für die Sondersiechen: 1166 ein Siechenhaus zu Straßbach bei Indersdorf, wohin die Klosterbrüder von J. die Lauge zum Reinigen der Siechen in Flaschen (Krügen?) trugen; 1168 in Kelheim; 1316 zu München am Gasteige; 1326 wurde in Burghausen ein domus leprosorum für die Sondersiechen gestiftet. „Wann wir viel Presten und mancherlei Ungemach in unserer Stadt vor den Häusern und Thüren hätten und auch litten von den Siechen und armen Leuten, die auf der Straße starben und todt lagen, nun hat der ehrsame Mann, Herr Friedrich der Mauthner dazu Burghausen die Presten und mancherlei Ungemach an den Siechen und armen Leuten manigen Tag her mitsammt uns gehabt und erlitten und hat ein Spital in unserer Vorstadt zu Burghausen gestiftet." An allen Sonntagen mußten die beiden Spitalpriester bei der Thüre des Hauses, worin die Armen und Schwachen lagen, stehen und verkünden und mit gegen sie gewandtem Angesicht ihnen die Feste verkünden;[1]) 1347 in Laufen; 1409 in Schwabing,[2]) 1435 in Traunstein, 1510 in Aibling, vor 1540 in Tölz, 1576 in Reichenhall, nach 1629 in Geisenfeld. „Die mit dem Gebrechen des Aussatzes durch Gottes Gewalt Geplagten" (1435) sagten sich so von der Gesammtheit der übrigen Menschen weg und übergaben sich und meist auch ihr ganzes Gut dem Siechenhause. Ueber die Hausordnung in einem solchen, z. B. im Gasteigspitale zu München, ent-

[1]) Geschichte der Stadt Burghausen von Dr. Huber 1862.
[2]) 1482 auch eine Stube „für die sondersiechen Kindlein".

hält das oberbayerische histor. Vereins-Archiv, XIII S. 74, nähere Aufschlüsse; da dieselbe auch für die ländlichen Siechenhäuser als Muster gedient haben dürfte, so wollen wir das allgemein Interessante daraus hier folgen lassen.

Die Leprosen hatten einen Hausmeister und eine Hausmeisterin, unter deren Vorsitz sie alle Wochen ein sog. Capitel (Berathung) halten, um ihre Haus-Angelegenheiten selbst zu ordnen. Wer nicht beten konnte, wurde nicht aufgenommen (obwohl man es dem Verstoßenen auch noch hätte im Siechenhause lehren können). Die Ungehorsamen mußten auf den Knieen beten oder auf dem Erdboden essen vor den Uebrigen oder fasten bei Wasser und Brod. Die Leprosen trugen schwarze oder graue, schlichte Kleidung, die auf der Achsel offen und vorne unterm Kinn geschlossen war; um den Hals trugen sie ein Klöpferl (Glöckchen), damit Jedermann wußte, daß dies ein Siecher sei; am Gürtel hatten sie das Brodmesser hängen, sie durften aber sonst keine Waffen tragen, mit Niemandem in der Stadt in Berührung kommen, nicht tanzen, nicht singen oder springen, noch heirathen; wer heirathen wollte, mußte aus dem Siechenhause hinaus ohne Anspruch auf Rückkehr. Wenn ein Siecher starb, hatte er Anspruch auf 30tägige Trauer.

1588 traten bereits Zweifel an der Aechtheit der Leprosisfälle auf und in Burghausen bezeugte J. Seibl, art. lib. phil. et med. Doctor, der hochlöbl. Fürstl. Regierung zu Burghausen bestellter Physikus, in einem eigenen „Aussatz-Briefe“, daß eines Botens Wittwe mit dem rechten Aussatz verhafft und infizirt sei und empfiehlt diese den Leprosen-Anstalten und Siechenhäusern,[1]) zur Absonderung. Als Leprosen nahm man später auch alle an Elephantiasis, Ulcera varicosa crur. ꝛc. Leidenden an; als die Leprakranken

---

[1]) Auch Bürgerspitäler und Bruderhäuser (1498 in Tölz, 1521 in Burghausen).

immer weniger wurden, wurden aus den meisten Leprosenhäusern Pfründehäuser oder sie gingen ganz ein.

Unter den früheren Volkskrankheiten nimmt die erste Rolle ein

i) die Pest (Pestilenz), [1])

unter welcher das Volk jede seuchenartige Menschenkrankheit verstand, während die Aerzte nur die orientalische Beulenpest damit meinten. Die verschiedenen volksthümlichen Bezeichnungen lassen einige Schlüsse auf die Symptome ziehen, unter welchen diese Krankheit auftrat.

Meichelbeck (Chronicon Benedictopuranum) erwähnt 1611 die Pest als Anthrax, bubo, carbunculus und in vielen Pfarrbüchern Oberbayerns ist sie als morbus hungaricus (1633 und 34), 1746 in Murnau als febris maligna oder ungarische Krankheit bezeichnet; man nahm damals an, daß sie ihre Heimath in Ungarn habe, von wo sie durch den Verkehr der Schiffsleute und Flößer ins bayerische Oberland gebracht worden wäre. „Das hitzige Fieber hat die N. N. angefallen und 4 Wochen lang war sie von der ungarischen Krankheit dermaßen bestritten und eingenommen worden, daß sie mehrmals wüthend von 6 starken Männern hart konnte gehalten werden" (1660); „ein gutes Kopfpulver gegen die ungarische Krankheit" (1609); „das feurige ungarische Fieber" (1679); „das Hauptweh oder die ungarische Krankheit" (1612); „die ungarische Pest"; an anderen Orten hieß sie „das wilde Kopfweh" (1631), „das hitzige Fieber mit Lendenbeulen", „die böse Krankheit", „die Sucht", die leidige Infektionssucht", „die leidige Sucht der Pest" (pestis 1571), „schwarze Bräune" 1571, „die Pestilenz", „das große Sterben" (1642); „daß dich die Drüs!" war im 16. und 17. Jahrhundert eine Anwünschung; „der gache Tod", „der schwarze

[1]) Im ersten Viertel des 14. Jahrhunderts hieß die Krankheit „Pestilenz"; der Name „Pest" trat erst in der 2. Hälfte des 16. Jahrhunderts auf. (Weigand.)

Tod", „die löblichen Läufe des gemeinen Sterbens" (1496), „Sterbensläuf", „der Sterb", der „Sterb an den Drüsen oder Blattern" (15. Jahrh.), „das gemeine Leutsterben", „das Sterbat" (1535), „die Fallsucht", „die Frais" (plötzliche apoplectiforme Pesttodesfälle), auch „die schelmische Krankheit" wurde sie genannt. 1648—50 wird sie in Burghausen hitziges Fieber mit Pedeken, 1634 das umgehende Kopfweh oder die leidige Sucht genannt. Bei der Pestepidemie in München traten zuerst große Flecken auf; es folgte darauf Raserei, wobei die Befallenen vor Kopfschmerz mit dem Haupte gegen die Wand rannten. Quitzmann [1]) vermuthet in der 1611 zu Flinsbach bestandenen Pest Petechialtyphus; Meichelbeck [2]) aber bezeichnet eine gleichzeitig bei Benedictbeuren bestandene Epidemie ausdrücklich als Bubonenpest; der Petechialtyphus (Petelschen, Pedeken) kommt im bayerischen Oberlande erst später zur Beobachtung.

Es ist nicht Zweck dieser Zeilen, auf die ärztliche Auffassung der Krankheitssymptome näher einzugehen, aber lehrreich mag es vielleicht sein, zu sehen und zu erfahren, wie die Noth des Kampfes um das Leben alle Rücksicht auf die idealen Seiten des menschlichen Lebens bei Seite setzt und wie das Volk sich gegen das Eindringen und die Weiterverbreitung der Pestkrankheit wehrt.

Da die ordentlichen Begräbnißplätze im Mittelalter meist inmitten der dichtbewohnten Ortschaften lagen, so wurde bei Strafe des Galgens die Regierungs-Verordnung erlassen, die Leichen in eigene Pestfriedhöfe (Leule-Acker, Pestacker 1960) zu bringen (Pestilenzlöcher, Pestanger); diese auszustecken war darum eine der ersten Aufgaben der Gemeinden; dann wurden große tiefe Gruben gegraben; diese nicht eingeweihten Begräbnißplätze hieß man auch Esels-Gräber (daher sehr oft an

[1]) H. Vereins-Archiv von Oberbayern XXXI. (Urkundl. Geschichte von Flinsbach.)

[2]) Vide oben.

den Pestfriedhöfen die Sage von einem Manne haftet, der die Pestleichen auf einem Esel hinausschaffte; (Esel gab es aber in Oberbayern im 17. Jahrhundert nicht); es waren meist eigene Todtenführer oder Träger, nicht selten auch gleichzeitig als Krankenwärter aufgestellt, deren Pferde mit Glocken versehen waren; wenn die Landleute das Fuhrwerk kommen hörten, das auch Nachts mit Umgehung der seuchenfreien Orte (z. B. Peuting) fuhr, riefen sie dem Führer und man lud die Pest-Leichen auf (Beuerberg); auch Scheintodte wurden dabei eingelegt in den Todtenwagen; die Leichen waren meist in weiße Leinwand genäht durch die „Todten-Einmacher" (Burghausen); in den Städten (München z. B.) waren die Räder des Todtenführerwagens mit Filz beschlagen, damit das nächtliche Fahren desselben in den Straßen weniger Schrecken verursachte. Erst spät (1650) wurden die Leichen durch zwei Männer geputzt und mit Rauch geräuchert. Da die Todesfälle durch die Pest auch bei Straßengängern erfolgten, so lagen die Pestleichen auch auf den Straßen herum, noch mehr Leichen aber lagen wegen Mangel an Todlengräbern unbeerdigt viele Tage, ja Wochen lang in den Häusern. Wo eine Familie ganz ausgestorben war, wurde das Haus gerichtlich gesperrt durch bezahlte Männer (20 Kreuzer). Das Volk beschuldigte auch die von Leiche zu Leiche herumstreifenden Hunde der Pestverschleppung (Geißach); meist aber war es die geringe Beachtung der mit den Pestkranken und Leichen in Berührung gewesenen Objecte (Betten, Wäsche, Stroh, Kleider ꝛc.), welche die Pest verbreiten half.

Alle diese Objecte sollten verbrannt werden; kleinere isolirt stehende Pesthäuser aus Holz wurden ganz eingeäschert; die Kranken isolirt, die Häuser mit Corbon-Wachen umstellt, die Ortschaft selbst durch Thorschluß (bei Städten) oder durch bewaffnete Wachen (Infections-Wachen) gegen Zuwandernde gesichert; die Isolirung geschah an manchen Orten auch durch Verbringung der Inficirten in eigene Pest- oder Siechenhäuser (Hohenrain u. A.); manchmal (Benedictbeuren) erhielten die Isolirten auch eigene Krankenwärter; die Speisen wurden von Nachbarsleuten gekocht und in Städten oder eingeschlossenen Ortschaften durchs Fenster gereicht, auf dem Lande aber ins Freie gestellt, ebenso die hl. Hostien durch die Seelsorger auf weißleinene, bedeckte Tische gelegt, von wo sie die Kranken holten; auch die Medikamente wurden so ausgeliefert an dieselben. Die Taufe der Kinder der Inficirten und Isolirten fand im Freien statt, wohin die Neugeborenen auf Kissen durch die Angehörigen gebracht wurden (Geissach); eigentliche Pestärzte gab es nur in den Städten. 1647 gab es in Burghausen einen eigenen Prechenbader (= Pestarzt), Hieronymus Riedl von Schrobenhausen. Man fürchtete die Pestleichen mehr als die Pestkranken, so daß die Hast, die Leichen schnell zu beerdigen (z. B. in Beuerberg), fast zur Beerdigung Scheintodter führte. Manche sperrten sich in Stuben monatelang ein, wo sie sich von Brot und Dörrobst ernährten. Alles, was den inficirten Ort verlassen konnte, floh.[1]) — Das Nächste, was erfolgte, war der allgemeine Schrei des Volkes nach Hilfe — die Pestpatrone, vor Allem St. Rochus, der legendenhafte Christophorus, St. Sebastian, St. Kosmas und Damian, die Aerzte waren, wurden angerufen, Sebastianskreuze und Amulete getragen, der Wein aus Rochusbechern (Steinbockhorn) getrunken; übergroße Christophbilder an die Wandflächen der Häuser gemalt (Tölz u. A.); wer St. Christoph erblickte, war vor dem gähen Tod oder der Pest geschützt; darum malte man ihn in Riesengestalt. Die Angst vor der Pest war so groß, daß Hallucinationen, Sehen von schwarzen Gestalten, schwarzen Hunden, der drei Fräulein mit dem Pestpfeil ꝛc. bei der übrigen nicht befallenen Bevölkerung sich einstellten. Nachts wandelte das Volk mit brennenden Lichtern und Processionen zu den althergebrachten

[1]) 1632 flüchteten sich 30 Elisabethinerinen vom hl. Geistspitale in München nach Tölz und später mit ihrem Beichtvater nach Tirol; manche flüchteten sich in Lohgerbereien, welche nach dem Volksglauben vor der Pest schützten.

Hilfkapellen; man schleppte Kreuze auf die Kirchbüchel der Pestpatroninen. Sagenhafte Vögel und Thiere (Lintwurm = Drachenwurm) wurden gesehen und haben sich seitdem in Volkstraditionen erhalten.

Die Pest wird personifizirt unter dem Bilde der Schicksalsgöttin als eine schreckliche Alte mit einer Rolle (oder Buch), auf welcher die Namen der ihr Verfallenen verzeichnet stehen; eine andere zerschneidet den Lebensfaden, die dritte kehrt die Todten mit dem Besen hinaus. Dr. Freytag, Zeitschrift d. d. A. V. 1881 S. 204.

Lange Pfeile, an die Hausthüren geheftet, oder Strohwische bezeichneten am Eingange in die Dorfgassen die verpesteten Orte. Mißjahre, schlechte Münze, unerhörte Theuerung brachten den Verkehr ins Stocken. Vor dem Gifthauche der Seuche, dem Hunger und Elend flohen die Bewohner in die Wälder des Gebirges — umsonst. Mit Grasbüscheln im Munde lagen die Leichen haufenweise hinter den Zäunen und oft gebrach es an Lebenden, um die Todten zu begraben. 1634—35, 1648, 1649, 1652 stehen besonders als Pestjahre in den Annalen der bayer. Alpenländer,[1]) wo das Volk noch erzählt, daß elternlose, kleine Kinder verhungert vorgefunden wurden und der ihnen durch's Fenster hineingeworfene Brotlaib die blutigen Spuren der in das Brot eingebohrten Finger-Nägel gezeigt habe.

Die Wachholder-Räucherungen in den Contumaz-Häusern („Rauchhäusern") jener Zeiten haben sich in den Spitälern bis auf unsere Tage erhalten. Der Volksglaube läßt auch die Schäffler vor der Pest mehr gesichert sein wegen ihrer Handtirungen beim Ausräuchern der Fässer. Als eigentliche Pestmittel galten:

a) der Theriac anodynum als Stimulans, Diaphoreticum und Sedativum; er wurde in heißem Thee oder Wein gegeben (s. S. 179).

b) Die Heilkraft des Pimpernell (Bibernell) (s. S. 94)

---

[1]) v. Hormayr, Goldene Chronik von Hohenschwangau.

wurde selbst durch übernatürliche Erscheinungen dem Volke gepriesen.[1])

„Eberwurz und Bibernell,
Doch die sag' ich nicht so schnell."

Prof. Sepp „Altb. Sagenschatz".

Der Waldmensch (Salvantsch), von Wein berauscht, verräth diese Pestmittel dem Bauer.

c) Meichelbeck in seinem Chronicon Benedictopur., welcher das Entstehen einer Pestepidemie in Pesenbach bei Kochel schildert, berichtet, daß vom Abte von Benedictbeuren solche Mittel gegen die Pest gegeben wurden, „welche die Heftigkeit der Krankheit vertreiben oder vom Körper den Infektions-Stoff abschließen und abscheiden sollen." (Welche? dieses verschweigt Meichelbeck.)

d) Auch der Alkohol (Branntwein) war ein Mittel gegen die Pest (auch beim Schlangen-Gift).

e) Als die Wache des schwedischen Feldmarschalls Gustav Horn, welcher in Burghausen gefangen lag, von der Pest inficirt wurde, hatte der General große Angst und der Kurfürst Max I. von Bayern schickte ihm den Dr. Seelmann: „Er solle allen möglichen Fleiß und Eifer gebrauchen, weshalb nicht gemeine, sondern „köstliche und sonderbare Medikamente sammt einer Instruktion, wie man sie gegen die Pest gebraucht, zu appliciren sind." Ein Aderlaß beendigte als allerdings sonderbares Pestmittel diese ärztliche Sendung. Ueberhaupt war der Aderlaß ein ganz häufiges Mittel gegen die Pest; die Balbirer aber wollten öfters nicht mehr zu den Kranken gehen und ihnen zur Ader lassen; Burghausen stellte deshalb 1552 den Meister Hans Gerpeckh, Belldarzt, für wöchentlich 1 Gulden auf. 1585 erhielt Meister Peter, der Barbierer, dieselbe Bezahlung, „daß er den (en) so an der erschröcklichen Sucht, der Pest, kranth gelegen, (zur Ader) gelassen hat."

---

[1]) Bavaria I. 318.

Daß gegen die Pest prophylaktisch auch vom Volke versucht wurden: Engelwurzel, Meisterwurz, die Schwarzwurz (Scorzonera)[1]) ꝛc., ist vielleicht erwähnenswerth.

Die köstlichen Mittel, die einem Fugger gegen die Pest verordnet wurden, kosteten nach von Kerschensteiner[2]) 22 bis 23 Mark, eine für die damalige Zeit enorme, nur einem Fugger mögliche Auslage.

Das gemeine, arme Volk begnügte sich nur damit (1463), saure Rüben und Sauerkraut zu vermeiden, die Pestpatrone anzurufen, die Bäder häufiger zu besuchen oder zu fliehen, den Verkehr mit den Pestkranken aufzugeben, zu fasten und im Erkrankungsfalle sich in das Schicksal zu ergeben.

Wie schon im Capitel XLV Seite 193 erwähnt, fastete das Volk nach wälscher Sitte und gegen den Rath der Ärzte in Pestzeiten. Noch heute aber lebt diese schlechte prophylaktische Maßregel im Volke fort, indem es der Altgläubigen noch viele gibt, die am Tage des großen Pestpatrons (Sebastian, 20. Januar) freiwillig fasten, bis am Abend die Sterne aufgehen.

L.

Krankenanstalten.

Die mittelbare Folge der häufigen Pestepidemien war die Entstehung und Stiftung neuer und vieler Siechenhäuser, Gebrechenhäuser, Seelenhäuser, Pesthäuser, die die Vorläufer der späteren Krankenhäuser wurden; sie waren schon sehr früh in den Städten und Klöstern zu finden, verbreiteten sich aber erst durch diese verheerenden Seuchen des 13. und 14. Jahrhunderts theilweise unter der Fürsorge der verschiedenen Orden (Barfüßer; deutsche Ordens-Ritter ꝛc.) auch auf dem Lande.

Zwischen 1017—1250 ist in Tegernsee bereits ein (Fremden-)

---

[1]) „Für böse Luft zu grassirenden Pestzeiten und allerhand Gifte, item für die Ohnmacht in Zucker eingemacht“ (1682).

[2]) Münch. Med. Wochenschr. 1886, S. 136.

Hospital erwähnt; 1258 das hl. Geistspital in München; im 13. und 14. Jahrh. auch solche in Landsberg, Freising, Ingolstadt, Landshut, Passau, 1280 ein Pfründespital in Geisenfeld, vor 1246 ein Spital in Murnau; 1289 bestand ein Xenodochium für arme Kranke in Benediktbeuern, das vor 1412 in ein Klosterspital verwandelt und 1678 erweitert wurde (pharmocopolia mit Bader und Scherer), 1326 ein Spital mit 6 Krankenwärterinen in Burghausen, 1328 ein Spital zu Weilheim, 1359 in Aichach, 1385 ein Siechenhaus zu Buren, 1389 ein Spital zu Reichenhall, 1421 zu Rain am Lech, 1425 in Neuölling; um 1426 beauftragten auch die herzogl. Kloster-Visitatoren den Abt Kaspar in Tegernsee ernstlich, daß zur besseren Ausübung der Krankenpflege ein passendes Haus (infirmaria domus) mit den nöthigen Bedürfnissen und Geräthen sich immer dort befinde, zur Verfügung gestellt und eingerichtet werde.[1]) 1456 Spital zu Schongau; 1470 ein Brechenhaus zu Tölz; 1496 ein Schifferspital in Laufen; 1552 ein Bruderhaus-Spital in Miesbach; 1565 ein Spital zu Weichs bei Dachau; 1607 ein Siechenhaus zu Kuchel bei Grassau; 1636 ein Brechenhaus in Traunstein und Dachau 2c. 2c.

LI.

Volksseuchen in Oberbayern.[2])

1257 ein Seuche in Laufen; (1344 Pest in Tirol); 1348 Pest in Schlehdorf, Rain a./L.; 1349 Pest in Laufen und Paring; 1352 Pest in Rain a./L., 1462 Seuche in Laufen; 1463 Ruhr mit pestartigem Fieber in München (Lindwurmsagen); 1470 9jährige große

---

[1]) A. d. H. V. v. Oberbayern (Weßinger) 1885.

[2]) Zusammengestellt nach den Bänden des Archiv d. hist. Ver. für Oberbayern, den Pfarrbüchern des Isarwinkels und einer Reihe von Lokalchroniken.

Sterblichkeit in Mittenwald; 1482 Seuche in Laufen. 1492 bis 94 größere Sterblichkeit in Traunstein; 1495 pestartige Seuche in Laufen („die tödtlichen Läufe des gemeinen Sterbens"); 1498 Pest in Fürstenfeldbruck; 1506—1515 Pest in München; 1517 desgl. in München und Laufen (1518); 1522 Pest in Beuerberg; 1562 Seuche in Laufen; 1564 Pest in Reichenhall, Aibling und Laufen; 1569 Pest in Laufen; 1571 pestartige Krankheit in Salzburg, Burghausen und Traunstein, „schwarze Bräune" (2015 Personen starben in Laufen und Umgebung). Pest in Siegsdorf; 1572 pestartige Seuche in Laufen und München; 1575 eine endemische Krankheit unter den Mönchen des Klosters Benediktbeuern; 1582 und 83 Pest in Laufen; 1585 in Burghausen, ebenso 1592 bis 97; 1610 Pest in Flinsbach, Tegerndorf und St. Margreth bei Rosenheim; 1611 ansteckende Krankheiten in Tirol (die bayerischen Güter wurden deshalb in Mittenwald angehalten); Pest in Pessenbach bei Kochel; 1610—13 Pest in Brannenburg, Holzhausen und Flinsbach; 1613—17 pestartige Krankheiten in Laufen; 1618 in München; 1625 in Laufen; 1627 morbus hungaricus in Tölz; 1628 Pest in München; 1629 in Laufen; 1630 in Holzkirchen und Kaufering; 1631 in Oberammergau; 1632 Pest in München, Holzkirchen; 1632 bis 34 Pest in Erpfting bei Landsberg, auf der Au bei Traunstein; in Burghausen eine herrschende bösartige Krankheit; 1633 Pest in Bichel, Buchen, morbus hungaricus in Tölz, Pest in Holzkirchen, Gmund, Parsberg, Miesbach, Pähl, Kaufering, Vorberg bei Traunstein; 1634 Beuerberg, Grünwald, Tegernsee, Gmund, Schmiedham, Trostberg, Peuling, Teunting, Traunstein, Rain a. L., Reichenhall, Bogenhausen, „ungarische Pest" in Geisenfeld, Aibling, Tölz, Wackersberg, München, Traunstein; 1638 Pest in München, Traunstein, Miesbach und Holzkirchen; 1631—36 Pest in Höhenrain; 1634—35 rothe Ruhr und ungarische Krankheit in der Pfarrei Feichl, Pest in Irschenberg, Neukirchen, Feldkirchen, Au, Niklasreut und Umgebung; 1636 Pest in Traunstein; 1635 Dysenterie in Pähl und Erling; 1634—39 „hitziges Fieber mit Beulen in den Lenden“ in Laufen; 1643—52 ansteckende Krankheiten in Mittenwald; 1646 Pest in Peuting; 1648 Pest in Teunting, Traunstein, Haslach, Siegsdorf; 1648 die rothe Ruhr in Burghausen, ebenso hitziges Fieber mit Petelen; 1649 Pest in München, Teunting, Traunstein, Rain a. L., Laufen („Beulenpest“), Siegsdorf; 1650 Pest in Eching bei Gräfenberg, Traunstein, Burghausen, Siegsdorf; 1652 Pest in Schongau und Landsberg; 1685 Petechialtyphus in Aibling, durch die ungarischen Stuck-Knechte (Artillerie) eingeschleppt; 1686—94 Ruhr in Länggries[1]); 1699 eine pestartige Krankheit in Länggries; 1694—96 „ansteckende Krankheiten“ und „sehr gefährliche Zeiten“ in Aibling; 1703—5 Ruhr in Länggries und Tölz; 1712—13 Ruhr im Isarwinkel; 1713—14 ansteckende Krankheiten in Burghausen[2]); 1713 Petechialtyphus in Mittenwald; 1713 Pest (?) in Regensburg, Landau a. I., Teisendorf, Teunting; 1715—33 Ruhr im Isarwinkel; 1728—36 Pest (?) in Oberschondorf bei Gräfenberg; 1741 Petechialtyphus im Isarwinkel, „Padagus“ (Petechus) genannt; 1746 febris maligna oder ungarische Krankheit in Murnau; 1759—61 Ruhr im Isarwinkel; 1766 Typhus abd. in Mittenwald; 1767—72 Ruhr in Mittenwald, im Isarwinkel und Holzkirchen; 1803 Ruhr im Isarwinkel; 1814 Gelbfieber (?) in Mittenwald.

Das Thema der Volks-Medizin können wir nicht beschließen, ohne noch auf ein Capitel Rücksicht zu nehmen: es sind dieß:

---

[1]) Gefällige Mittheilung des Herrn Dr. Roth in Länggries.

[2]) Die Tändlerläden wurden geschlossen, der Tandl-Kauf und Verkauf bei Lebensstrafe verboten, Contumaz-Haus errichtet, Briefe und Pässe geräuchert, 2 Tragsessel angeschafft, der Victualienmarkt außer die Stadt verlegt, das infizirte Kapuzinerkloster gesperrt.

LII.

Die Mineral- und Wildbäder.

Den ersten Anstoß zur Benützung der Mineralquellen gab wohl in unserer Gegend die Schürfung nach Erz- und Salzadern. Tales aquae, quales terrae per quas fluunt. Das Venediger Männchen, die wälschen Schürfer, welche ausgestattet mit besseren geologischen Kenntnissen bald hier bald dort nach Silberadern und Salzquellen (Hallen) oder nach einem versunkenen Bergwerke suchten, waren es vor Allem, die auf die Verschiedenheit der Wasserquellen aufmerksam machten; dann werden auch die besser unterrichteten Klosterherren von Benediktbeuern und Tegernsee etc. nach solchen „Hallbrunnen" gesucht haben, und Meichelbeck's Chronik von Benediktbeuern schildert in der That, daß 1159 der Abt von Benediktbeuern von einer Fons salis (Hallbrunn) bei Heilbrunn Kenntniß erhalten habe und hier auf Salz nachgraben ließ; man fand auch in der Tiefe von vier Klaftern nebst der salzig schmeckenden Quelle: 1) caementum humana industria ex calce, et arena constructum; ein so tiefer Cementbau in jener Zeit konnte nur aus einer vorbayerischen Zeit stammen. Steinbauten waren um die Zeit der Hunneneinfälle[1]) sehr selten und fast alle nur in Städten[2]) und ein Kapellenbau verlangte sicherlich keine vier Klafter tiefe Fundamentbauten; auch nach der Auffindung wurde wieder kein Steinbau über der Quelle aufgeführt, sondern bloß eine Holzhütte errichtet.

2) Instrumenta quaedam fabrilia (Schmiedewerkzeuge).

3) Globos sapphirinos (saphirgrüne Kugeln).

---

[1]) Die Anwohner meinten damals, 1159 nämlich, der Bau stamme aus der Hunnenzeit; die Hunnen hätten hier eine Capelle zerstört.

[2]) Riezler, Gesch. Bayerns S. 137. Noch heute sind es die romanischen Südtiroler, welche die Bauernhäuser mauern, während die „da—igen" Einheimischen bloß zimmern können; selbst Burgen waren zur Zeit der Ungarnkriege nur aus Holz gebaut.

4) Vasorum retinacula (Geschirrtrümmer).

5) Id genus plura alia.

Das Ganze war jedenfalls so auffallender Natur, daß es einer eigenen Notiz im Benediktbeurer Klosterarchive werth schien. Wer denkt hier nicht sofort an einen vorgeschichtlichen Fund? Hier an der Stelle eines uralten Saumweges, der von Reichenhall längs des Gebirges über Irschenberg (Salzhueb) und Tölz (Buchberg) an Heilbrunn vorbei als Salzweg zum Bodensee führte als Vorläufer der späteren Staats-Salzstraße (s. S. 173).

Fons salis = Hallbrunn, das später vielleicht in Heilbrunn umgeändert wurde, aber vom Volke noch so gesprochen wird; das Wort heilen = sanare ist wohl erst im späteren Mittelalter üblich; der Zweck des Brunnengrabens war nicht das Suchen nach einer heilsamen Quelle, sondern nach einer Salz- oder Hallquelle. Auch ein Hufeisen ältester Form wurde an diesem Salzsaumwege gefunden. Ueber die sonstigen Notizen bezüglich Heilbrunn vide Oberb. hist. Vereinsblatt 1. IV. 1896 v. Häutle

Ueber den ersten Kurgast von Heilbrunn verdanken wir dem Tölzer Lokal-Geschichtsforscher Herrn geistl. Rath Westermayr folgende Mittheilung: „Ein Benediktbeurer Zeitgenosse des Abtes Walther (1138—1168) berichtet, daß in seinen Tagen, also 1160 (cc.) ein Mann aus Richersburrin (Reichersbeuern bei Tölz) der erste gewesen sei, der in der Quelle zu Heilbrunn Genesung gefunden habe; derselbe legte elend den Weg über Tölz zum Gesundbrunnen auf zwei Krücken zurück; nach seinem Gebrauche jedoch sei er völlig hergestellt worden und habe zum Beweise dessen anstatt seiner Krücken eine Hacke und eine Schaufel nach Hause getragen.“[1])

Das Volk legte sofort dem Brunnengebrauche eine Reihe von Indikationen zu; zuerst half er gegen Würmer, Grillen und Insekten[2]); dann half das Wasser gegen das „Schwinden“ und

---

[1]) Pez. anecdota III. 654.

[2]) Die zur Zeit der Fellbekleidung auffälligste Wirkung eines Bades war jedenfalls die Reinigung von Ungeziefer.

für Frauenleiden¹) aller Art, für den Milcheinschuß der Kühe; in neuester Zeit sogar für den Cretinismus. Den eigentlichen rationell-medizinischen Werth der Quelle hat Malachias Geiger²) der churfürstlichen Hauptstadt München Medicus, 1636 zuerst hervorgehoben.

Von einigem Interesse dürfte es auch sein, daß nicht wenige angesehene Gäste, welche den heilprunn gebrauchten, in Tölz ihre Wohnung genommen haben. 1586 die Gräfin zu Schwarzburg; im Monate Mai 1586 kam auch ein abgesandter Kammer-Fourier des Erzherzogs Ferdinand von Oesterreich, welcher sich erkundigen mußte, „um die Gelegenheit der Unterbringung im Markte Tölz zur Badung des Heilprunn.“³)

Die schlechten räumlichen Verhältnisse an Ort und Stelle und der Uebergang des Eigenthums der Quelle an einen Tölzer Bürger, von dem sie das Kloster Benediktbeuern wieder erwarb, nachdem die Erben des Dr. Panthaleon Brunner, des Leibarztes des Herzogs Wilhelm IV. von Bayern, „den Heilprunn und das Wildbad“ an einen gewissen Gilg und dieser an einen M. Baumgartner in Tölz überlassen hatten, mögen wohl den Aufenthalt der Kurgäste in Tölz erklären. 1697 erst wurde ein curator balnei, ein klösterlicher Bademeister, in Heilbrunn aufgestellt.

Von einer weiteren Besprechung jener Mineralbäder von Oberbayern, welche in die balneo-therapeutischen Mittel der rationellen Medizin aufgenommen sind, wie Reichenhall, Krankenheil, Kohlgrub ꝛc., kann hier abgesehen werden.

Die Wildbäder (Akratothermen, d. h. ungemischte Warmwasser nennt sie die moderne Balneologie) wurden vom

¹) „Die Frauen, die gerne fruchtbar weren, die sollen des Badens nicht entbehrn. Ist auch gut für lahme Glieder, hilft's einmal nicht, so kommt nur wieder!“ (1571.)

²) Vide v. Kerschensteiner in der Münch. Med. Wochenschrift 1886, Seite 121.

³) Siehe Chronik von Tölz.

Volke früher benützt als Bäder, „Badl", im Gegensatze zu den verschiedenen hl. Brunnen, die nur zu Waschungen oder zum Trinken gebraucht wurden, und zum Unterschiede gegenüber den natürlichen und gemachten Bädern in den mittelalterlichen Badehäusern, weil im Freien befindliche (Wild-) Bäder; oft knüpft sich auch an dieselben die Volkssage, daß das kranke Wild seine verletzten Theile in dem Wildwasser gebadet habe und so gesundet sei; ein anticipirter Darwinismus.

Eines der frühesten Wildbäder ist wohl Pfäffers, welches schon 1038 bekannt gewesen und 1242 benützt worden sein soll. Thermen waren überhaupt als göttliche Quellen in hohem Ansehen schon bei den Germanen, die den religiösen Glauben hatten, daß man den Göttern nirgends näher sei als an diesen heißen Quellen, die aber in Oberbayern gänzlich fehlen.

Solche Gesund- und Wildbrünnl, deren chemische Bestandtheile für den Werth des späteren Wildbades ganz irrelevant waren, waren in nicht wenigen Fällen schon vor ihrer „Wildbad-Stellung" Gegenstand volksthümlicher Verehrung (s. Cap. XIII S. 46); die Klosterherren zur Zeit des üppigen Klosterlebens im 15. und 16. Jahrh. waren es, welche hierzulande die Wildbäder aufsuchten und dann in der Nähe ihrer Klöster selbst Wildbäder einrichteten, sie also als Bäder volksthümlich machten. Fürsten und Fürstinen, dann reiche Bürger folgten nach; das Bauernvolk aber (namentlich in Tirol) hat ebenfalls seine „Badl" sich erhalten.

Seit 1308 ist bereits das Wildbad Adelholzen[1]) bekannt; es gehörte zum Dome von Salzburg, von wo aus es auch sehr besucht worden zu sein scheint. Der „Trifons" Adlholzianus antipodagricus (1629) half nach damaliger Anschauung für Räudige und Schäbige, Bergsucht (eine Species der Lungen-

[1]) Andlholzen (Nanda?), Anlesbuch bei Tölz heißt richtiger Nandesbuch; die an einer Buche verehrte heidnische Göttin Nanda. Der Sage nach geht wie Gastein auch Andlholzen auf die heidnische Zeit zurück. Sein Kaltwasser wurde aber in diesen Zeiten sicher niemals zu Bädern benützt.

sucht), bei phantastischen Einbildungen und „unnatürlichen“ Geschwülsten, „heilte auch Wunden für sich selbsten sammt den Primbsen (gepulverte Badestein, Badesalz) ohne alle Wundarzenei“.

„Alle diese Krankheiten und noch viele andere,
Die mildert es und heilt es bald,
So man anderst rechte Ordnung halt
In Speis, Trank, mäßig, nicht zu viel,
Ueberfluß es gar nicht leiden will.
So will es auch mit Gelegenheit
Haben seine rechte Badezeit.
Zu Erholung eines jed' Gesund
Hundert vier und zwanzig Stund'“. (1584.)

Das einzelne Bad kostete 3 Kreuzer; ein Bader als Badmeister war 1584 schon aufgestellt. 1695 war es den Kurgästen in Adelholzen verboten, an Sonn- oder Feiertagen zu baden.

Der Lebensannehmlichkeiten an solchen mittelalterlichen Bädern waren so viele, daß man eigene „Bad-Liedl“ ersann und selbst Karlsbad zu einem „Freßbadl“ gemacht wurde. 1480 reisten Geistliche und 1565 auch der Kammerdiener des Abtes des Klosters Indersdorf ins Wildbad Gastein und Pfeffers; 1576—78 besuchte Herzog Albrecht IV. das Wildbad in Württemberg, wohin man schon 1376 eine „Badereise“ unternahm.

Das bekannteste Wildbad unserer Gegend ist das Bad Kreut (Gereut = Greut), dessen Brunnen an einer schon 1184 erbauten Leonhardskapelle 1544 als „Bad“ auf der P. Dax'schen Karte eingetragen ist (zum Pad). 1511 war es zum Bade eingerichtet worden und hatte 1523 bereits einen Badmeister vom Kloster Tegernsee, dessen Klosterherren das Wildbad besonders gerne besuchten, wie die vom nahen Georgenberg das Wildbad am untern Stege bei Achenkirchen frequentirten.

1525 wird auch das Wildbad Empfing erwähnt, das 1556 ebenfalls einen Badmeister hatte; es gehörte der Stadt Traunstein, welche dasselbe als Concurrenz des Bades Adelholzen zu einem öffentlichen Bade 1574 machen wollte, da es nach dem Ausspruche der Münchener Aerzte (Leibärzte des Herzogs) Dr. Ginsinger und Faber namentlich für alle

Arten von „Flüßen" helfe; „Krämpfige dagegen sowie Hartbeinige oder gar solche, die kontrakte Glieder hätten, sollten das Baden im Empfinger Wildbad unterlassen".

Man badete 124 Stunden und zwar

am	1. Tag	Vormittags 1 Std.	Nachmittags 1 Std.
„	2. „	„ 1½ „	„ 1½ „
„	3.—10. „	„ 2 „	„ 2 „
„	11. „	„ 3 „	„ 2 „
„	12.—20. „	„ 5 „	„ 5 „
„	21.—28. „	„ 4 „	„ 4 „
„	29. „	„ 3 „	„ 3 „
„	30. „	„ 2 „	„ 2 „

Dabei mußte eine gewisse Diät beobachtet werden; getrunken wurde das Wasser nicht; nach dem Bade mußte der Kurgast in's Bett und außerdem fleißig spazieren gehen. Das Bad kostete 2 Kreuzer.

Zu den Wildbädern gehörte auch der sog. „Geisbrunnen" am Buchberg bei Tölz, wohin die Herzogin Mar. Jacobäa ca. 1530 kam; es gefiel ihr auf dem Buchberge, wo eine schwefelwasserstoffhaltige Quelle existirt haben soll, so gut, daß sie diese zu Bädern gebrauchen und sich zu dem Zwecke ein Haus beim Reichardl am Buchberg bauen wollte; da aber das dort existirende Gut dem Abt Heinrich V. von Tegernsee gehörte, so schrieb die Herzogin an diesen und vermochte ihn, ihr seinen Besitz tauschweise zu überlassen. (Manuscript im oberbayr. Vereinsarchiv.[1])

Die Quelle ist nicht mehr auffindbar.

[1]) Gefällige Mittheilung des geistl. Rathes Westermayer.

Der Verfasser dieser kleinen Studie kann sie nicht beenden, ohne die Worte zu citiren, mit welchen Dr. V. Fossel, k. k. Bezirksarzt und Sanitätsrath in Graz, in seiner trefflichen „Volksmedizin und medizinischer Aberglaube in Steiermark" seine Einleitung beschließt:

„Wenn auch einst die Volksmedizin die Quelle aller Heilkunde geworden und mit dieser durch Jahrhunderte in Fühlung und Berührung getreten ist, so hat sie doch ihre eigenen Wege genommen und mehr und mehr an belebender Befruchtung durch die Schule eingebüßt. Vollends heute, wo die Medizin als Wissenschaft zu ungeahntem Fortschritte und segensreichem Gedeihen sich entfaltet, tritt jene bescheiden zurück, um aber desto sorglicher im Stillen gepflegt und geübt zu werden."

Gerade der auf dem Lande thätige Arzt kann z. B. heute von diesem Standpunkte aus am meisten beobachten, welch' segensreichen Einfluß die von ihm bethätigte rationelle Antiseptik auf das Denken und Handeln des Volkes in medizinischen Fällen schon hat (größere Reinlichkeit, Seltenheit der verschleppten Fälle, raschere Inanspruchnahme der ärztlichen Hilfe, mehr Vertrauen auf den Arzt und größeres Pflicht- und Verantwortungsgefühl des Letzteren) und jeder Praktiker wird mit dem Verfasser übereinstimmen, daß kein Anderer rascher und erfolgreicher in Wort und That diese Wohlthat der Menschheit verallgemeinert und dem Volke zugänglich gemacht hat als Geheimrath von Nußbaum — ein wahres monumentum aere perennius —; einen solchen Hochmeister in der rationellen Volksmedizin zu seinen Mitbürgern rechnen zu dürfen, darauf wird Oberbayern stets stolz sein dürfen.

Sollte mit dieser Arbeit ein kleiner Beitrag zur bayerischen Landeskunde geliefert worden sein, so wäre der Zweck derselben erfüllt; sollte aber den geehrten Herren Collegen dieser kleine Rückblick auf den lokalen Entwickelungsgang medizinischen Denkens von der heute errungenen Höhe der Wissenschaft aus einiges Interesse erweckt haben, so wäre dieß für den Verfasser der befriedigendste Lohn.

Allen Beitragspendern freundlichsten Dank!

Der Verfasser.

Ergänzungen und Berichtigungen.

Seite 7, Zeile 2 von unten, lies Bokte-Lama.

„ 51. 1270 schenkte der Bürger Heinrich von Burghausen, der Lateiner (i. e. der Wälsche) genannt, zwei Badstuben daselbst dem Kloster Raitenhaslach; 1332 eine Badstube vor dem Spitalthore zu Burghausen, 1448 Bad bei der Zagelau beim Nieder-Thor zu Burghausen. 1590 gestattete die Regierung zu Burghausen, daß die Bader nur 4 mal in der Woche ein Bad richten durften, was bis dahin täglich hatte geschehen müssen. 1580 Badhaus zu Murnau, das der herzogl. Pfleger besichtigen wollte, welche Aufsicht die Gemeinde aber nicht zuließ.

Seite 71, Zeile 7 von oben. Max Emanuel war die Ausgabe der bayer. Land- und Polizei-Ordnung von Dr. Kaiser im Jahre 1691 gewidmet worden; von 1649 aber unter Kurfürst Maximilian I. († 1651) datirt dessen erste Dedicatio.

Seite 79, unter 6. April: Pumpermetten (nicht am 21. Dezbr.).

„ 133, Zeile 8 von oben lies 9. Jahrhundert.

„ 129. (Wein.) An den Ufern der Isar wurde im 8. Jahrhundert schon Wein gebaut (s. Gastmähler und Trinkgelage der Deutschen von Dr. Specht 1887 S. 43).

Seite 170. Anmerkung 2. „von Geistlichen“ ist zu deliniren.

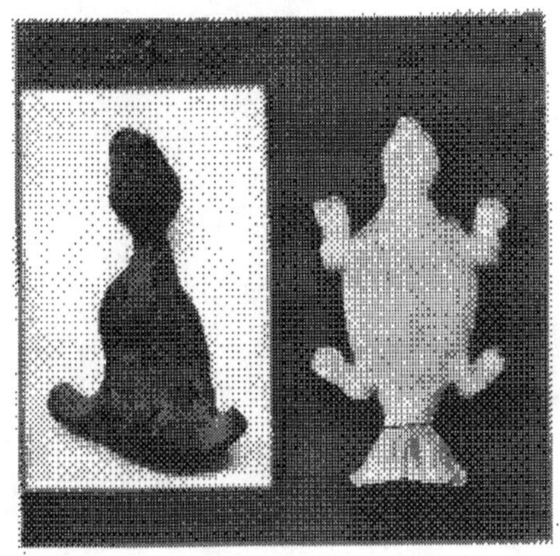

A. Abbildung einer in Tölz käuflichen „Mueter“-Kröte aus Wachs (die schwarzpunktierte Linie deutet den zum Aufstellen dieses Votiv-Bildes dienenden Ansatz an).

B. Abbildung eines Kröten-Amulets aus dem Grabe eines römischen Provincialen bei Säubersdorf, Oberpfalz. Die oberen Extremitäten der zum Anhängen benutzten Thonfigur sind durch den Gebrauch des Tragens abgewetzt. Das Original befindet sich im histor. Museum zu Tölz.

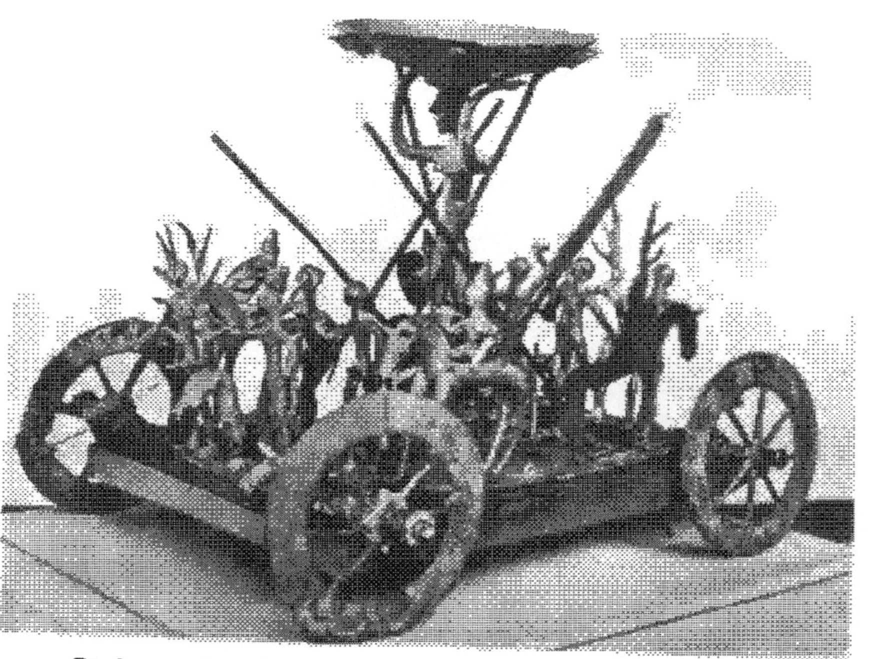

Der bronzene **Judenburger Votiv=Opfer=Wagen** im hist. Museum zu Graz. Die bronzenen, keltischen Figuren gleichen vollkommen den eisernen Thier- und Menschengestalten, wie sie in Bayern und Oesterreich in Leonhard-, Wolfgang-, Oswald-, Kummerniß-Kapellen vom Landvolke noch heute bei Thier- und Menschenkrankheiten geopfert werden.

www.ingramcontent.com/pod-product-compliance
Lightning Source LLC
Chambersburg PA
CBHW021522210326
41599CB00012B/1354
9783741173851